筋骨疾病的诊治

主编　赵文海　赵长伟　罗宗键　李振华

科　学　出　版　社
北　京

内 容 简 介

经过一个多世纪的传承发展,天池伤科流派成为北派中医骨伤界的代表学术流派之一。本书将天池伤科流派对于筋骨疾病诊疗经验及理伤治骨的精华均融入进行阐述,充分体现了"辨病与辨证、手法与药物并重"的诊疗特点。全书从筋伤、骨病两个方面展示了天池伤科流派在筋骨疾病诊疗过程中的诊疗思想及特色诊疗技术。

本书可供中医药研究人员、临床工作者、学生及广大中医爱好者阅读、参考。

图书在版编目(CIP)数据

筋骨疾病的诊治 / 赵文海等主编. -- 北京:科学出版社,2024. 5
ISBN 978-7-03-078431-5

Ⅰ. ①筋… Ⅱ. ①赵… Ⅲ. ①筋膜疾病—诊疗 Ⅳ. ①R686.3

中国国家版本馆 CIP 数据核字(2024)第 082765 号

责任编辑:郭海燕 白会想 / 责任校对:邹慧卿
责任印制:徐晓晨 / 封面设计:蓝正设计

科 学 出 版 社 出版
北京东黄城根北街 16 号
邮政编码:100717
http://www.sciencep.com

北京九州迅驰传媒文化有限公司印刷
科学出版社发行 各地新华书店经销
*

2024 年 5 月第 一 版 开本:787×1092 1/16
2025 年 1 月第二次印刷 印张:14 1/2
字数:380 000
定价:**98.00 元**
(如有印装质量问题,我社负责调换)

本书编委会

主　　编　　赵文海　赵长伟　罗宗键　李振华

副主编　　蔡文君　段长伟　冯长卓　李　海

　　　　　　工胜军　杨春辉　周晓玲　庄世伟

　　　　　　邹艳平

编　　委　　（按姓氏汉语拼音排序）

　　　　　　蔡文君　蔡雨良　陈　莹　成　宇

　　　　　　崔镇海　丁　琳　丁　爽　段长伟

　　　　　　冯长卓　龚　庆　黄丹奇　姜丽丽

　　　　　　雷群辉　雷雨擎　李　海　李振华

　　　　　　刘　浪　刘斌石　刘玉欢　罗宗键

　　　　　　莫易方　牛靖宇　欧阳文斯　王国臣

　　　　　　王胜军　王彦鹏　杨春辉　姚宇丹

　　　　　　张炳华　张银珍　赵长华　赵长伟

　　　　　　赵文海　郑　超　钟　岩　周晓玲

　　　　　　庄世伟　邹艳平

目　录

筋　伤　篇

骨 病 篇

筋 伤 篇

第一章 筋伤绪论

各种暴力或慢性劳损等原因所造成筋的损伤，统称为筋伤。筋的范围是比较广泛的，主要是指皮下组织、筋膜、肌肉、肌腱、韧带、关节囊、关节软骨盘、椎间盘、腱鞘、神经、血管等组织。筋伤是伤科最常见的疾病，骨骼与筋两者之间关系十分密切，而且互相影响。"伤筋动骨"说明筋伤会影响骨骼，筋伤不一定伴有骨折、脱位，但是骨折、脱位一般均伴随有不同程度的筋伤。

一、病因病机

筋伤的病因较复杂，但归纳起来分为外因和内因两大类。

1. 外因

外因包括直接外力、间接外力和慢性劳损，是筋伤的主要致病因素。外来暴力直接打击或冲撞肢体局部，如棍棒打击、撞压碾轧等引起直接受损部位皮下组织、肌肉、肌腱等软组织的急性损伤。若外来暴力远离作用部位，传导力也会引起筋的损伤，如肌肉急骤、强烈而不协调地收缩和牵拉，也可造成肌肉、肌腱、韧带的撕裂或断裂。若长期、单调和反复的动作，作用于人体某一部位可引起筋肉积劳成伤，劳损性筋伤好发于多动关节及负重部位，例如肩部、肘部、手部、膝部、腰部在日常频繁的劳作中，局部活动过度，而导致筋肉疲劳与损伤。

2. 内因

内因是指影响筋伤的人体内部因素。筋伤常与身体素质、生理特点和病理因素有十分密切的关系。体质的强弱和筋伤的发生有密切关系，体质强壮，气血旺盛，肝肾充实，筋骨则强盛，承受外界的暴力和风寒湿邪侵袭的能力就强，因此也就不易发生筋伤；而体弱多病，气血虚弱，肝肾不足，筋骨则痿软，承受外界暴力和风寒湿邪侵袭的能力就弱，则易发生筋伤。筋伤发病与年龄和解剖结构有关，不同的年龄，筋伤的好发部位和发生率不同，儿童筋骨发育不全，易发生扭伤，例如小儿好发髋关节暂时性滑膜炎等；青壮年活动和运动多，易造成筋的扭挫伤、撕裂伤等；中老年易出现劳损性、退行性疾病，例如多发生颈椎病、腰椎病、肩周炎等。解剖结构对筋伤的影响有两个方面：一是解剖结构正常，承受外力的能力就强，因而也就不易造成筋伤；反之解剖结构异常，承受外力的能力也就相应减弱，因而也就比解剖结构正常者容易发生筋伤，例如腰骶部如果有先天性畸形，局部解剖结构先天异常者容易造成腰部扭伤。二是人体解剖结构本身的强弱对筋伤的影响，人体解剖结构有强弱之分，有些部位的解剖结构较强，不易损伤；有些部位的解剖结构较弱，就容易损伤。例如髋关节，骨质结构和周围韧带等组织都较强大，因此不是较强大的暴力就不易造成髋关节部位的筋伤。而有些部位的解剖结构较弱，其损伤机会也就较多，例如肩关节是全身活动范围最大的关节，其关节盂浅而小，关节周围韧带也较薄弱，因此损伤的机会也就比其他部位多。人体组织的病变与筋伤的发生亦有密切关系，内分泌代谢功能障碍、骨关节疾病等均可引起筋的病变。

二、分类

1. 根据不同的暴力形式分类

根据不同的暴力形式分类，筋伤可分为扭伤、挫伤和碾伤。

（1）扭伤：系指间接暴力使肢体和关节突然发生超出正常生理范围的活动，外力远离损伤部发病却在关节周围，其关节及关节周围的筋膜、肌肉、肌腱、韧带、软骨盘等过度扭曲、牵拉，引起损伤、撕裂、断裂或错位。

（2）挫伤：系指直接暴力打击或跌仆撞击、重物挤压等作用于人体，引起该处皮下、筋膜、肌肉、肌腱等组织损伤。挫伤症状以直接受损部位皮下或深部组织损伤为主，轻则局部血肿、瘀血，重则肌肉、肌腱断裂，关节错位或神经、血管严重损伤。

（3）碾伤：系指由于钝性物体的推移或旋转挤压肢体，造成以皮下及深部组织为主的严重损伤，往往导致皮下组织、筋膜、肌腱、肌肉组织与神经、血管俱伤，且易造成局部的感染和坏死。

2. 根据筋伤的病理变化分类

根据筋伤的病理变化分类，筋伤可分为瘀血凝滞、筋位异常和筋断裂。

（1）瘀血凝滞：系指外力作用于肢体，造成筋膜、肌肉、韧带的络脉受伤，血离脉道，瘀血凝结、停滞，但无筋膜、肌肉、韧带的断裂，或虽有微小的撕裂，但不至于引起严重的功能障碍。

（2）筋位异常：系指外力作用于肢体，造成筋歪、筋翻、错缝等，局部可有瘀肿，仔细地触摸可发现肌腱、韧带等位置有改变。

（3）筋断裂：系指外力作用于肢体，造成肌肉、肌腱、韧带的断裂，伤后导致肢体严重的功能障碍和明显的局部疼痛、肿胀、瘀斑、畸形等临床表现。

3. 根据筋伤的病程分类

根据筋伤的病程分类，筋伤可分为急性筋伤和慢性筋伤。

（1）急性筋伤：亦称新伤，系由突然暴力所引起的、一般不超过2周的新鲜的筋损伤。急性筋伤的特点，一般有明显的外伤史，局部疼痛、肿胀、血肿及瘀斑、功能障碍等症状较明显。若患者体质素健，治疗及时，可不致进入慢性阶段。

（2）慢性筋伤：亦称陈伤，系由急性筋伤失治或治疗不当、不彻底，超过2周的筋损伤。若筋伤断裂系老弱患者，或劳损性筋伤，日久可出现肌肉僵凝、肌力柔弱、局部苍白浮肿等慢性筋伤症状。

三、临床表现与诊断

筋伤的主要症状是疼痛、瘀肿和功能障碍。

1. 筋伤初期

肢体受到急性损伤后，受伤处由于创伤反应致使气血瘀滞，脉络不通，而产生局部的剧烈疼痛。神经挫伤后则有麻木感或电灼样放射性剧痛。局部脉络受损，血溢脉外，伤后迅速肿胀，出现瘀斑，其肿胀程度与外力的大小和损伤的程度有关，在3天内瘀聚凝结。由于疼痛和肿胀，肌肉、肌腱、神经断裂，关节内软骨板破裂，而出现不同程度的功能障碍。

2. 筋伤中期

受伤3~4天后，瘀血渐化，肿胀开始消退，瘀斑转为青紫，皮肤温热，疼痛渐减。至伤后 10～14 天，筋伤轻者，可获康复；筋伤重者，肿胀消退亦较显著，疼痛明显减轻，功能部分恢复。

3. 筋伤后期

重症筋伤 2 周以后，瘀肿大部分消退，瘀斑转为黄褐色，疼痛渐不明显，功能轻度障碍。此种残余症状约经 3～5 周全部消失，功能亦可恢复。少数患者恢复期长，如神经损伤等，或余肿残存，或硬结如块、疼痛隐约、动作欠利，迁延更多时日，最后可成为慢性筋伤。

慢性筋伤的症状则缺乏典型的演变过程，因患病部位不同，劳损的组织结构不同，可有各不相同的症状。或隐痛，或酸楚，或肿胀，或功能障碍，症状常因劳累或受风寒湿邪而加重，必须根据不同部位的特殊症状进行辨证分析。

无论是急性还是慢性筋伤，要仔细确定主要的压痛点，压痛部位往往就是损伤所在部位，在慢性筋伤患者尤为重要。同时要注意检查关节活动功能情况以及关节有无异常活动，对于严重筋伤患者，必要时可做 X 线检查，以排除骨折和脱位。

急性筋伤尚需与风湿肿痛、湿热流注等相鉴别。风湿肿痛多无明显的外伤史，局部红肿而无青紫、全身发热等；湿热流注则有较重的全身症状，如发热、汗出而热不解、神疲纳呆等。局部应注意有无波动感，结合理化检查等，可明确诊断。

慢性筋伤还应与骨痨、骨肿瘤等骨关节疾病相鉴别。虽然通过 X 线片可观察到疾病的骨骼病变，但某些骨关节疾病病程进展缓慢，微肿疼痛，症状轻，骨骼尚未出现明显病变，往往难于早期明确诊断。应对全身情况、局部症状及理化检查等全面考虑，争取早期明确诊断。

四、并发症

筋伤除了可产生局部症状外，在早期或晚期常会引起各种并发症。临床上要全面、仔细地检查，注意筋伤并发症的发生，及时预防其发展，治疗时一并处理，否则将会影响关节的功能康复。筋伤常见的并发症有以下几种：

1. 小骨片撕脱

小骨片撕脱多由间接暴力所造成，由于附着于关节骨突的肌腱骤然强烈地收缩，而发生骨质的撕脱骨折。

2. 神经损伤

根据肢体运动、感觉功能丧失范围，肌肉有无明显萎缩等，可大致判定神经损伤部位和程度。

3. 损伤性骨化

损伤性骨化多因关节部严重的扭挫伤，损伤了关节附近的骨膜，软组织内血肿与骨膜下血肿互相影响，若治疗不当、手法粗暴等，致使血肿吸收差，产生血肿机化、骨膜下骨化、关节周围组织钙化和骨化的病理过程，导致关节功能障碍。X 线片显示不均匀的骨化阴影，多见于肘关节。

4. 关节内游离体

关节内的软骨损伤，软骨脱落、钙化而形成游离体，常随关节的伸屈活动而发生位置的改变，多发生于膝关节。

5. 骨性关节炎

关节部位的筋伤，早期处理不当，后期关节软骨面发生退行性改变，承重失衡，出现关节疼痛、功能障碍。

五、治疗

筋伤的治疗应以辨证论治为基础，要严格贯彻调理气血、筋骨并重、标本兼治、内外结合的治疗原则。既要注意局部损伤的变化，又要重视脏腑、气血的盛衰；既要注意内服药物的治疗，又要重视外用药物的运用；并以八纲辨证和经络、脏腑、气血等辨证为治疗依据，根据损伤的虚实、久暂、轻重或缓急等具体情况，而选择应用不同的治疗方法。

1. 理筋手法

理筋手法是治疗筋伤的最主要方法。它是医者（术者）运用手指、掌、腕、臂的劲力直接作用于患者的损伤部位，通过各种手法的技巧及其力量以调节机体的生理、病理变化，达到治病疗伤、强壮身体的治疗目的。手法治疗的原理和作用归纳起来有活血化瘀、消肿止痛、整复错位、调正骨缝、消除狭窄、舒筋活络、松解粘连、软化瘢痕、滑利关节、温经散寒、调和气血等。

在运用理筋手法治疗筋伤时要掌握其适应证、禁忌证、基本原则和注意事项。

手法适用于：急性筋伤、慢性筋伤、劳损性筋伤；关节错缝、关节半脱位、滑膜嵌顿；创伤后关节僵硬、粘连及组织挛缩；骨关节炎引起的肢体疼痛、活动不利等。

手法禁忌用于：诊断尚不明确的急性脊柱损伤伴有脊髓症状患者；急性筋伤局部肿胀严重的患者；有严重心、脑、肺疾患的患者；有出血倾向的血液病患者；可疑或已明确诊断有骨关节、软组织肿瘤的患者；骨关节感染性疾病（骨髓炎、骨结核等）的患者；妊娠期妇女；传染性皮肤病及精神病不能合作的患者等。

选用手法要以筋伤的主症为主，同时顾及兼症。骨折、脱位、筋伤者，应先治疗骨折、脱位，而后治疗筋伤。新伤手法操作宜轻，陈伤手法宜较重。急性筋伤要求手法稳、妥、准，一次手法成功，避免增加损伤，减少患者痛苦。

手法要求先轻后重，轻时不宜虚浮，重时切忌粗暴；活动范围由小到大，速度先慢后快；手法均匀、柔和、持久、深透有力，自始至终贯彻稳、准、巧的原则，即在临床运用时要充分把握手法的连续性、节律性、自然性及时间与力度，还须将各点有机地紧密联系起来，不可断然分开。

2. 药物治疗

应从整体着眼，辨病与辨证相结合，将筋伤发生、发展、转归的连续性及阶段性与三期辨证分治用药结合起来。

（1）内服药物

1）筋伤初期：气血瘀滞较甚，肿痛明显，治宜活血化瘀、行气止痛。多选桃红四物汤、复元活血汤、血府逐瘀汤、云南白药、七厘散、柴胡疏肝散等。

2）筋伤中期：患部肿痛初步消退，但筋脉拘急并未完全消除，治宜舒筋活血、和营止痛。多选舒筋活血汤、和营止痛汤、定痛和血汤、补筋丸等。

3）筋伤后期及慢性筋伤：因损伤日久，而耗损气血，肝肾亏虚，又常兼风寒湿邪侵袭，局部疼痛乏力，活动功能障碍，阴雨天则症状加重，或有肌肉萎缩，麻木不仁，治宜养血和络，补益肝肾，强壮筋骨，祛风宣痹为主。多选大活络丹、小活络丹、独活寄生汤、补肾壮筋汤、麻桂温经汤等。

（2）外用药物：筋伤初、中期宜消瘀退肿、理气止痛，常用药膏有三色敷药、定痛散等；红热较明显者，宜消瘀清热、解毒退肿，可外敷四黄散、清营退肿膏等；症状较轻者，可用跌打万花油、茴香酒等搽擦局部，以舒筋活血。

筋伤后期及慢性伤筋疼痛持续不愈、活动功能欠利者,以活血止痛为主,用宝珍膏、万应宝珍膏等;若患处苍白不温,肌筋肿硬拘挛,可用熏洗方煎汤熏洗患肢,有温经止痛、滑利关节的作用,常用的熏洗方有四肢损伤洗方、八仙逍遥汤、海桐皮汤等;陈伤隐痛及风寒痹痛可用蒸熟的药物在患处做腾熨,有温经散寒、祛风止痛作用,常用方如腾药、熨风散等。

3. 针灸治疗

损伤初期一般多"以痛为腧"取穴与邻近部位取穴相结合,以泻法为主,留针 5～10min,可收到止痛、消肿、舒筋等功效;损伤中、后期与慢性劳损者主要是"以痛为腧"取穴与循经取穴相结合,对症施治,用平补平泻法,或补法,可收到消肿止痛、舒筋活络等功效,促使血脉通畅,肌肉、关节的功能恢复正常;对于损伤后期而有风寒湿邪者,可在针刺后加用艾灸、拔火罐等以温经止痛,其疗效更佳。

4. 固定治疗

大多数筋伤通过手法、药物治疗和适当的休息,不用固定就可治愈,只是一些比较严重的筋伤,如肌腱韧带的断裂伤等应给予必要的固定,让损伤的组织有一个静止舒适的休息位置,以防止损伤的加重,解除痉挛,减轻疼痛,为筋伤的修复创造有利的条件。常用的固定方法有绷带固定法、弹力绷带固定法、胶布固定法、纸板固定法、木夹板固定法和石膏固定法。

5. 练功活动

练功活动又称功能锻炼,是治疗筋伤不可缺少的重要组成部分,是加速损伤愈合过程,防止肌肉萎缩、关节粘连和骨质疏松,帮助肢体恢复正常功能活动的一项重要步骤。患者应在医生的指导下进行积极、有效的功能活动锻炼。

治疗筋伤疾病,目的是恢复其功能。除了理筋手法、内外用药等治疗外,要重视调养和护理,掌握各种调护知识和技能。治疗筋伤,要避免对筋伤愈合的不利因素,利用其有利因素,指导患者进行正确调养,预防并发症,积极进行循序渐进的功能锻炼,使之尽快康复。

第二章　颈部筋伤

第一节　颈部扭挫伤

颈部扭挫伤是常见的颈部筋伤,有时可能合并颈椎骨折或脱位,甚至损伤颈部脊髓。

一、病因病机

祖国医学认为,人体的皮肉筋骨,气血津液,脏腑经络是互相联系的。如筋骨萎弱无力,则易受外力作用而引起皮肉筋骨损伤。当颈部猛然扭闪,搬重物或攀高等用力过猛时,可使颈部筋肉受到过度牵拉,而发生扭挫伤。

在日常生活中,颈部突然前屈后伸,如快速行驶的车辆骤然刹车,使乘客头颈猛然前屈后伸,或频繁进行颈部屈伸活动均可导致颈部筋络损伤。因为颈部的屈伸活动依靠头夹肌、肩胛提肌、斜方肌和颈部的筋膜与韧带组织来完成,当颈部突然屈伸时,肌肉可在其起点或肌腹处出现纤维撕裂。抑或从高处坠下,头先着地,伤及颈部可致颈部扭挫。

二、诊断与鉴别诊断

(一)临床表现

患者多有明显的损伤史。伤后颈部疼痛,有负重感,疼痛可向肩背部放射。颈部活动受限,以旋转侧屈受限明显,故患者不敢活动颈部。在痛处可摸及肌肉痉挛。局部可轻度肿胀,压痛。个别患者可出现头痛、头胀、手臂麻痛等症状。

(二)诊断

1)患者有明显的损伤史。
2)伤后颈部疼痛,有负重感,疼痛可向肩背部放射。
3)颈部活动受限,以旋转侧屈受限明显,故患者不敢活动颈部。在痛处可摸及肌肉痉挛。
4)局部可轻度肿胀、压痛。个别患者可出现头痛、头胀等症状。
5)本证损伤力较小,多无神经根刺激症状。
6)X线片无明显异常改变。

(三)鉴别诊断

本病须与项背部筋膜炎鉴别。项背部筋膜炎又称项背纤维组织炎或肌肉风湿病,通常是指筋膜、肌肉、肌腱和韧带等软组织的病变,引起项背部疼痛、僵硬、运动受限和软弱无力等症状。常累及胸锁乳突肌、肩胛提肌等。与轻微外伤、劳累、受凉有关。多无明确的外伤史。

三、治疗

颈部扭挫伤的治疗目标是舒筋活血，消肿止痛，防止颈部软组织产生粘连及挛缩，鼓励患者多活动头颈部。主要的治疗方法有：

（一）中药疗法

1. 中药内治法

中药内治法根据颈部扭挫伤的症状、体征及舌苔脉象，分早、中、后三期辨证论治。

（1）早期：急性筋伤后，气血瘀滞，肿痛较重，治宜活血化瘀，消肿止痛，常用的法则有活血化瘀、通络止痛法。如有瘀而化热则采用清热凉血法，但要注意勿寒凉太过。

1）活血化瘀、通络止痛法：此法为伤科中最常用的方法，除单独应用之外，还常与其他治法同时使用，凡是气滞血瘀，肿痛并见之病，均可应用此法。临证常用的方剂有身痛逐瘀汤、复元活血汤、加味芍药汤等方。临证时可根据损伤部位、性质的不同，或重于活血，或重于行气，或活血与行气并重灵活选用。

2）清热凉血法：对于因跌仆损伤而引起的热毒蕴结于内，血液错经妄行，或因火毒内攻，壅聚成热之证，则应采用此法。常用方剂有犀角地黄汤、清营汤等。

（2）中期：对于急性筋伤经初期治疗后，病情减轻，但症状没有全部消除时，即可用中期治法，一般在损伤2～3周后。可以分为和营止痛、舒筋活络两法。

1）和营止痛法：适用于损伤后血瘀气滞，肿痛未消，而继用攻下之法又恐损伤正气者。此法常用方剂有和营止痛汤、定痛和血汤、七厘散等方。

2）舒筋活络法：适用肿痛稳定后，瘀血凝滞，筋膜粘连者。常用活血药和祛风通络药配治，以治兼有风湿，筋络发生拘挛、强直，关节屈伸不利等症。常用方剂有舒筋活血汤、舒筋汤、蠲痹汤等方。

（3）后期：急性筋伤的后期和慢性筋伤的患者，主要以补养为主。损伤日久，复感风寒、风寒湿侵袭者颇多，所以还应温经通络。后期常用补气养血法、补益肝肾法、温经通络法。

1）补气养血法：久伤多虚，患者身体日久必虚，出现气血亏损，筋骨痿弱证，在治疗上常用补气养血法，使气血旺盛以濡养筋骨，而使筋骨强劲。常用方剂有四物汤、八珍汤、四君子汤等方。

2）补益肝肾法：主要是通过滋补肝肾而达到强壮筋骨的目的。常用方剂有壮筋养血汤、生血补髓汤等方。

3）温经通络法：气血喜温而恶寒，寒则涩而不流，温则通而畅利。本法使用温经通络、祛风散寒的药物，使其活血舒筋、经络通畅。临床常用方剂有麻桂温经汤、独活寄生汤及大活络丹、小活络丹等方药。

常用经方与验方

1. 身痛逐瘀汤（《医林改错》）

【组成】秦艽9g，川芎9g，桃仁6g，红花6g，甘草3g，羌活9g，没药9g，五灵脂9g，香附9g，牛膝9g，地龙9g，当归15g。

【功效与适应证】活血行气，祛瘀通络，通痹止痛。主治气血痹阻经络所致的肩、腰、腿或周身疼痛，经久不愈。

【制用法】水煎服，日1剂，每次100ml，每日2次口服。忌生冷油腻，孕妇忌服。

2.和营止痛汤（《伤科补要》）

【组成】赤芍9g，当归尾9g，川芎6g，苏木6g，陈皮6g，桃仁6g，续断12g，乌药9g，乳香6g，没药6g，木通6g，甘草6g。

【功效与适应证】活血止痛，祛瘀生新。治损伤积瘀肿痛。

【制用法】水煎服，日1剂，每次100ml，每日2次口服。

3.壮筋养血汤（《伤科补要》）

【组成】当归9g，川芎6g，白芍9g，续断12g，红花5g，生地黄12g，牛膝9g，牡丹皮9g，杜仲6g。

【功效与适应证】活血壮筋。用于软组织损伤。

【制用法】水煎服，日1剂，每次100ml，每日2次口服。

4.天池伤科验方

【组成】当归15g，川芎10g，乳香6g，没药6g，枳壳10g，桃仁12g，大黄10g，陈皮15g，土虫10g，木通6g，申姜15g。

【功效与适应证】治疗颈部扭挫伤之筋络伤痛，风寒湿邪侵注，关节挛痛等证。

【制用法】水煎服，日1剂，每次100ml，每日2次口服。

2. 中药外治法

中药外治法是将药物制成一定的剂型，放置在体表或损伤部位，使药物通过皮肤渗透发挥作用而达到治疗作用的方法。筋伤的外治药物很多，功用也不尽相同，可分为消肿祛瘀、舒筋活血、温经通络、散寒祛湿等。使用的方法也各有差异，有外敷、外贴、熏洗、擦剂等。临证需视病情灵活选择。

中药外治法亦需遵循辨证施治的原则。《理瀹骈文》说："外治之理，即内治之理，外治之药，即内治之药，所异者法耳。"中药外敷为治疗筋伤的重要治法，俗称敷贴法，即将药物制剂直接敷贴在损伤局部，使药力发挥作用。常用的制剂有药膏和药散。药膏又称敷药，即先将药物研制成细粉末贮存，应用时加饴糖、凡士林、酒、醋、油或鲜草药汁等，调匀如糊状，按损伤部位的大小将药膏摊置在一张极薄的棉纸上，然后敷于伤处。散药又称掺药或丹药，即将药物研成极细粉末，瓷瓶收贮备用，应用时可直接撒于患处或撒于药膏贴于患处。常用的药物有金黄膏、损伤膏、丁桂散、芙蓉粉四种。根据筋伤的不同时期辨证使用。

（1）早期：又称急性期，疼痛剧烈，局部肿胀或皮肤青紫，瘀聚凝结，功能障碍。根据"坚者削之""留者攻之"的原则，治疗当以活血化瘀，消肿止痛，方选损伤膏外敷，其主要成分有桃仁、红花、当归、大黄、白芥子、三棱、莪术、三七、延胡索、陈皮等二十九味中药，一般外敷3~7天即可见效。如早期局部红热较明显者，根据热者寒之的原则，治疗当以散瘀清热，解毒消肿，方选金黄膏外敷。其主要成分有天花粉、大黄、川栀、白芷、赤芍等，一般外敷3~7天可见效。肿胀开始减轻，疼痛减轻，功能部分恢复，转入中期治疗。

（2）中期：又称吸收期，经治疗瘀血渐去，皮下隐约可见瘀斑，局部症状明显减轻，根据结者散之，劳则温之的原则，治疗当以舒筋活血，温经通络。早期加用损伤膏治疗者，中期加用丁桂散撒在膏药上外敷患处，其成分为丁香、肉桂，主要功效是温经散寒消瘀。早期用金黄膏治疗者，中期加用芙蓉粉撒在膏药上外敷患处，其为木芙蓉叶研末而成，主要功效是清热凉血散瘀。一般外敷5~7天即可见效。瘀肿消退，疼痛明显减轻，功能恢复。

（3）后期：又称消退期，经早、中期治疗，注意功能锻炼即可基本痊愈。少数重症伤筋患者恢复期较长，余肿残存，疼痛隐约，动作欠利，方选丁桂散或芙蓉粉直接撒在棉花上外敷局部，必要时，根据辨证施治的原则，结合患者的情况，采用综合治疗措施，如按摩、水针、温熨、熏洗、理疗等。

（二）理伤手法

患者正坐，术者站立于患者背后。术者一手扶住患者头部，一手以中指点按风池、天柱、风府、肩井等穴。点毕以中指或拇指在所点之穴由上而下推揉，反复数次。再以拇指与中指相对，轻轻捏拿颈部筋肉数次。筋伤后颈部偏歪者，可做颈颌带牵引或手法牵引。

手法的作用：舒筋活络、消肿止痛、整复错位、解除痉挛、放松肌肉、调和气血。首先，手法可以促进局部血液和淋巴的循环，加速局部瘀血的吸收，改善局部组织代谢，理顺筋络，并可以提高局部组织的痛阈，使气血通畅，从而起到舒筋活络，消肿止痛的作用，这也就是"通则不痛"的道理。正如《医宗金鉴·正骨心法要旨》所说："为肿为痛，宜用按摩法，按其经络，以通郁闭之气，摩其壅聚，以散郁结之肿，其患可愈。"另外，手法可以使损伤的软组织纤维抚顺理直，错缝的关节回纳到正常的位置。关节的功能活动正常，疼痛缓解或消失。其次，手法可以直接作用于痉挛的软组织，使之放松，从而打破和终止疼痛导致肌肉、筋脉痉挛的恶性循环，消除肌肉的紧张痉挛，为恢复肢体的正常功能创造条件。同时，手法可以改善局部软组织变性，改善局部营养供应，促进新陈代谢，从而使变性的组织逐渐得到改善或恢复。

（三）固定疗法

固定的机制是制动，即限制受伤部位的活动，减轻疼痛，避免本来已受伤的筋脉再度受伤，不使损伤组织再受牵拉或损伤，以利于修复，保证患部的休息。一般固定时间不超过3周（特殊情况例外），将患处固定在功能位或治疗所需的体位。固定的作用：可以维持手法治疗的效果；有利于消肿止痛、解除痉挛，筋伤后局部血管破裂，易形成血肿，或伤筋后局部由于神经反射，引起血管壁的渗透功能增加，血管内外组织渗透压平衡失调，产生大量的组织液而导致肿胀。必要的固定有使患处得到恢复，从而促进血肿及渗出液的吸收，肿胀疼痛消失的作用，如临床上常用的颈托固定。

（四）练功疗法

练功可以对机体组织器官起到调节和促进恢复的作用，可使气血畅、经脉通、筋骨强，增强人的体质，从而加速损伤的恢复。通过练功疗法，可使机体功能得到很好的锻炼。现代医家的研究已经证实，练功疗法能有效地减少钙质的流失，推迟和延缓骨质疏松的发生。同时，练功疗法还有活血化瘀，消肿止痛、濡养关节经络、防止肌肉萎缩、避免关节粘连和骨质疏松的功效。如临床上常用的颈部保健操就可以促进颈部损伤的恢复。

（五）针灸疗法

1. 毫针治疗

可针刺落颈、风池、大椎、天柱、悬钟、合谷等穴。落颈穴位于胸锁乳突肌后缘上中1/3交界处，直刺1～1.5寸。

2. 温针灸治疗

患者取坐位，针刺患侧后溪穴（如双侧疼痛取双侧后溪）及颈肩部痛点（阿是穴），平补平泻，得气后，于针体上加长约 2cm 艾条，并点燃艾条，灸治约 20min，每日 1 次，7 次为 1 个疗程。

3. 针刀治疗

患者取坐位，医者触及颈部痛点，做好标记，常规皮肤消毒，使针刀刀口和肌纤维、血管、神经走行一致，垂直皮肤进针，达骨面，此时患者局部出现酸、沉、胀等感觉，此时行纵行剥离横向疏通等手法，术毕，敷贴覆盖，每周 1 次，2 次为 1 个疗程。

四、现代中医药研究

（一）病因病机的相关研究

颈部是脊柱活动范围最大的部位，因而颈椎和颈部软组织较易损伤。颈部扭挫伤多因暴力作用于颈项部，引起该处肌肉和筋腱损伤、撕裂、瘀血，神经根损伤，颈椎小关节紊乱，出现颈项部肌肉痉挛、疼痛、肿胀、活动受限，甚至出现瘀斑、上肢部感觉异常、肌力下降等[1]。总结致伤原因及机制如下[2]：①不正确的姿势或超载负荷，劳损肌肉关节组织在瞬间强力收缩，肌肉骨骼发生不协调运动，出现单侧或双侧软组织痉挛疼痛，保护性强直、畸形；②损伤更重时部分肌纤维或关节囊周围韧带部分断裂，断裂和牵张的关节滑膜组织充血水肿和产生无菌性炎性反应，分泌致痛物质产生疼痛；③挥鞭性损伤在长途行进中较常见，行驶中的车辆猛然刹车，会使颈部发生骤然前屈而后又后仰，对颈部软组织及关节产生暴力牵拉和部分扭转，瞬间产生软组织撕裂肿胀出血，痉挛、滑膜嵌顿[3-4]。

（二）治疗方法的相关研究

对于颈部扭挫伤的治疗，中医非手术治疗主要以针灸、推拿治疗为主。王理康等[2]运用三维整肌、正脊手法治疗颈部急性扭挫伤，通过临床对比观察，该手法对于颈部急性扭挫伤的治疗效果十分显著。张伟[5]运用推拿配合温针灸治疗颈部扭挫伤 56 例，结果显示患者颈部疼痛及肿胀症状均得到了有效的缓解。陶琦等[6]运用推拿结合肌肉力量技术对颈部扭挫伤患者疼痛及颈椎旋转范围进行临床治疗观察，结果显示该方法能迅速缓解颈部不适症状，值得推广。严桂芳[7]运用针刺结合推拿的方法治疗颈部扭挫伤患者 36 例，都取得了满意的疗效，证明了针推结合治疗该病的优势。岳大庆[8]针刺后溪、人中治疗急性颈腰部扭挫伤 105 例，结果显示总有效率达 97.6%，证明了针刺治疗对该疾病效果显著。

参 考 文 献

[1] 吕选民. 常见脊柱病的整脊疗法讲座 第十三讲 颈椎间盘突出症和颈部急性扭挫伤 [J]. 中国乡村医药，2014（13）：33-34.

[2] 王理康，梁贵喜，刁泽鑫，等. 三维整肌、正脊手法治疗武警官兵抗洪救援致颈部急性扭挫伤 [J]. 中华灾害救援医学，2016，4（12）：661-665.

[3] 姚聪良. 颈椎挥鞭样损伤预后相关因素的研究进展 [J]. 中国脊柱脊髓杂志，2015，25（4）：367-370.

[4] 贾治伟. 颈椎挥鞭样损伤的致伤机制研究 [J]. 脊柱外科杂志，2012，10（3）：190-192.

[5] 张伟. 推拿配合温针灸治疗颈部急性扭挫伤 56 例 [J]. 山西中医，2013，29（9）：39.

[6] 陶琦，万兴. 推拿结合肌肉力量技术对颈部扭伤患者疼痛及颈椎旋转范围的影响 [J]. 江西中医药，2013（9）：48-49.

[7] 严桂芳. 针推治疗颈部扭挫伤 36 例 [J]. 临床医药文献电子杂志，2019，6（A4）：68-69.

[8] 岳大庆. 针刺后溪、人中治疗急性颈腰部扭伤 105 例体会 [J]. 中国社区医师（医学专业），2012，14（1）：2.

第二节 落 枕

落枕是颈部软组织常见的损伤之一，多见于青壮年，男多于女。春冬两季发病较高。落枕是临床常见病、多发病，中医学称为"颈项伤筋""项筋急"，又称"失枕"，清代胡廷光《伤科汇纂·旋台骨》载有："有因挫闪及失枕而项强痛者。"落枕为颈部肌肉的扭伤、劳损，同时受风寒侵袭致使肌肉痉挛及相应神经受牵累所产生的临床综合征。西医将落枕症候群称为斜方肌综合征或颈肩部急性纤维组织炎等。

一、病因病机

祖国医学认为，人体的皮肉筋骨，气血津液，脏腑经络是互相联系的。如筋骨萎弱无力，则易受外力作用而引起皮肉筋骨损伤。是因为平时缺乏筋肉锻炼，身体衰弱，气血不足，循行不畅，舒缩活动失调，复受风寒侵袭，致经络不舒，肌肉气血凝滞而痹阻不通，僵凝疼痛而发病。

落枕多是睡眠时枕头过高、过低、过硬或睡姿不良，头枕过度偏转，使颈部肌肉长时间受到牵拉，处于过度紧张状态而发生静力性损伤。损伤多以累及一侧软组织为主，如发生于胸锁乳突肌、斜方肌或肩胛提肌。

二、诊断与鉴别诊断

（一）临床表现

睡醒后出现颈部疼痛，头常斜向患侧，活动不利，颈项不能自由旋转后顾，旋头时常与上身同时转动，以腰部活动代偿颈部的旋转活动。疼痛可向肩背部放射。颈部肌肉痉挛压痛，触之如条状或块状。斜方肌、大小菱形肌等处亦有压痛。因风寒外来，颈项强痛，可有渐渐恶风、微发热、头痛等症状。其起病较快，病程短，多在 1 周内自行痊愈，但易于复发。

（二）诊断

1）颈部疼痛，头常斜向患侧，活动不利，颈项不能自由旋转。
2）颈项部肌肉痉挛，如条状或块状。
3）斜方肌、大小菱形肌等处亦有压痛。
4）颈椎 X 线片无明显异常或可见退变。

（三）鉴别诊断

1. 颈椎小关节紊乱

颈椎小关节紊乱是在外力作用下颈椎小关节发生侧向微小移动且不能自行复位而导致颈椎功能障碍的症候群。表现为颈部疼痛，转动不便，头歪向健侧或略前倾，活动时疼痛加重，颈部酸痛无力，可伴双上肢麻木无力，感觉与肌力减退。X 线检查可见颈椎棘突偏离中线，颈椎生理曲度变直或反凸，双边征（+），触诊可见患椎棘突偏斜、高隆，其上韧带钝厚，压痛明显。采用旋转复位后，症状即可立即缓解。

2. 胸椎小关节紊乱

胸椎小关节紊乱是胸椎小关节发生侧向错移，导致疼痛与功能障碍的症候群。临床表现为背肌疼痛牵涉颈肩不适，肋间隙和胸前腰腹部放射性疼痛。检查可发现棘突后凸或偏歪。X线片可帮助确诊。

3. 自发性寰枢椎半脱位

在深睡眠时颈部肌肉、韧带处于松弛状态，由于睡眠中枕头不适，睡姿不良，头颈过度偏转易发生寰枢椎半脱位。临床表现与落枕病证相同，只是症状较重，病程较长，X线检查有助于鉴别诊断。

三、治疗

落枕的治疗目标是缓解肌肉痉挛，消除疼痛，恢复正常颈部功能活动度，治疗后期可嘱患者逐渐增加颈部功能锻炼。主要的治疗方法有：

（一）中药疗法

内服药宜疏风散寒，舒筋活血。

1. 瘀滞证

症见晨起颈项疼痛，活动不利，活动时患侧疼痛加剧，头部歪向患侧，有时可见筋结，舌紫暗，脉弦紧。治宜舒筋活络、疏风散寒，方用独活寄生汤加减。

2. 风寒证

颈项背部僵硬疼痛，拘紧麻木，可兼有渐渐恶风，微发热，头痛等表证，舌淡、苔薄白，脉弦紧。治宜疏风散寒、宣痹通络，方用桂枝汤或葛根汤加减。

常用经方与验方

1. 活血止痛汤（《伤科大成》）

【组成】当归6g，川芎6g，乳香6g，苏木5g，红花5g，没药6g，土鳖虫3g，三七3g，赤芍9g，陈皮5g，落得打6g，紫荆藤9g。

【功效与适应证】活血通络，祛瘀止痛。主治损伤瘀血所致的疼痛。

【制用法】水煎服，日1剂，每次100ml，每日2次口服。

2. 和营止痛汤（《伤科补要》）

【组成】赤芍9g，当归尾9g，川芎6g，苏木6g，陈皮6g，桃仁6g，续断12g，乌药9g，乳香6g，没药6g，木通6g，甘草6g。

【功效与适应证】活血止痛，祛瘀生新。治损伤积瘀肿痛。

【制用法】水煎服，日1剂，每次100ml，每日2次口服。

3. 天池伤科验方

（1）气滞血瘀证

【组成】葛根15g，桃仁15g，红花10g，川芎10g，当归20g，熟地黄15g，赤芍10g，白芍15g，炙甘草6g，延胡索10g，没药6g。

【功效与适应证】治疗落枕之气滞血瘀证，可行气活血，化瘀止痛。

【制用法】水煎服，日1剂，每次100ml，每日2次口服。

（2）风寒外袭证

【组成】葛根 20g，桂枝 10g，白芍 20g，羌活 10g，防风 10g，黄芪 15g，桃仁 10g，红花 10g，炙甘草 6g。

【功效与适应证】治疗落枕之风寒外袭证，可疏风散寒，通痹止痛。

【制用法】水煎服，日 1 剂，每次 100ml，每日 2 次口服。

（二）理伤手法

患者正坐，医者立于患侧后方，用拇指或多指对患侧肌肉按揉、拿揉、推理，用小鱼际对患侧肌肉做轻快的滚动，用一手拇指按压患侧风池、翳风、肩井、天宗、肩外俞各半分钟，指侧叩击患侧肌肉，用小鱼际擦胸锁乳突肌至温热为度。用小鱼际在患者颈项部和肩胛部肌肉上依次揉摩 10～15 次。再用拇指和示指提拿颈项部，最后可做一斜扳。

（三）练功疗法

患者可有意识地松弛颈部肌肉，做头颈部的俯仰旋转活动，以免加重疼痛或加重损伤。

（四）针灸疗法

1. 毫针治疗

可针刺落枕、后溪穴为主，配合绝骨、昆仑、风池、大椎、阿是穴等。除大椎取为单穴外，其他穴位取双穴，直刺 0.3～0.5 寸。

2. 皮内针治疗

患者坐位，颈稍前屈 5°～10°。患侧颈上部压痛点处皮肤常规消毒，取毫针，术者左手拇指、示指的指腹捏起痛点处皮肤，右手持针快速刺入皮肤，刺入深度以达到放开捏起的皮肤时，针体自然垂倒，贴皮肤表面为宜。然后术者右手持针，沿着所痉挛肌肉的走向向下刺入，使整个针体位于皮下，用指腹轻压皮肤可感到针体。根据颈部肌肉痉挛情况，刺 1～2 针，一般仅刺 1 针即可，留针 30～40min。在留针时大多数患者感觉似有股暖流从颈上部向颈下部流动。每天治疗 1 次直至症状消失。

3. 鼻针治疗

鼻针的穴，称为点，因为有一穴一点、二点、三点的，所以不叫穴而叫作点。每穴有几点，不是完全相同，因此称为九穴十九点。落枕的治疗一般选颈点，该点在鼻骨上端两侧各一点，可用针柄末端在点附近平均用力，酸痛明显或出现小凹陷即是。针刺：取 0.5 寸毫针直刺，不可穿透鼻软骨，轻轻捻转，平补平泻，患者有酸麻痛感觉。每 10min 行针 1 次，共留针 30min。

4. 耳针治疗

耳针可选用压痛点、神门等穴，留针 20min。耳郭皮肤经严格常规消毒后，用 28 号 0.5 寸毫针，分别刺入患侧耳郭神门、颈、枕穴。采用捻转手法，使针刺局部产生胀、热、痛感为度，千万避免刺穿耳郭，以防感染。留针 30min，其间每隔 10min 行针 1 次，使整个针刺过程均保持较强针感，出针时按压针孔，防止引起局部血肿。针刺同时，嘱患者做颈部前屈后仰、左右旋转活动。

四、现代中医药研究

（一）病因病机的相关研究

落枕，亦称为"失枕"，是一种以颈项强痛，活动受限为主要表现的常见病，以春冬季多见，其发病特点为入睡前无任何症状，晨起后自觉项背部酸痛，活动受限。轻者无须治疗，几日内可自行痊愈，重者可迁延数日不愈，给患者带来病痛，严重影响患者的日常工作与生活[1]。

颈椎的生理结构特点：颈部因其介于颈胸和上肢之间，往返于三者之间的动脉、静脉、淋巴管、神经以及气管、食管在此交错会聚，故其结构极其复杂。当人体处于仰卧位时，整个脊柱像一个平放着的弹性曲梁，要受到头部和下肢传来的弯矩和剪力，两端的弯矩使脊柱的前面受拉而后面受压。此时，颈椎正处于弯矩的一端，颈部肌肉即对颈椎产生强大的负荷。颈部肌肉包括胸锁乳突肌、斜角肌群、舌骨上下肌群、斜方肌与肩胛提肌、枕骨下肌群等。脊柱被稳定在一个静态平衡的功能位置或被稳定在一个能发挥良好功能的动态平衡的功能位置，肌肉是维持其平衡、稳定的重要因素[2]。

落枕，在中医学中属于"痹证"范畴，古代医籍常有对其病因的叙述，如清代《伤科汇纂·旋台骨》载："因挫闪及失枕而项背强痛。"戴思恭提出："久坐失枕，而致项强不可转移。"《诸病源候论·失枕候》有云："失枕，头项有风，在于筋脉间，因卧而气血虚者，值风发动，故失枕。"杨少锋等[3]认为本病常发生在急性期，主要病因病机是劳损过度，颈伤失养，气血亏虚，复感受风寒湿等淫邪，导致局部经络不畅，气血凝滞，阻滞颈项筋络而发病。

西医认为落枕是因肌肉痉挛，自主调节不当，反复发作日久而形成颈肩综合征的一系列症状。主要发病原因分为以下几个方面：①睡眠时头、颈、肩部姿势过度偏转屈伸，导致一侧颈部肌肉过度紧张，颈部肌群不正常地收缩或痉挛日久导致颈部肌群呈现炎性渗出肿胀，甚至肌纤维断裂[4]。②颈部结构的问题，如颈椎排列侧弯、颈椎肌肉韧带的不协调牵拉，严重者力学结构的改变较大，患者常因疼痛限定某个特定姿势，肌肉痉挛，血管神经遭受挤压，代谢产物积聚，炎性物质生成等，进一步造成肌肉损伤。③受凉、过度劳累、低头现象、枕具不适、既往有颈椎病等诱发颈部不适，局部组织肌肉拘挛或过度紧张[5]。

（二）治疗方法的相关研究

当前，国内对于落枕采取的治疗方式多种多样。常见的中医治疗有针刺、推拿、刮痧、拔罐、膏药敷贴、中药汤剂等[6]。但以推拿及针刺治疗居多。

传统推拿及穴位点按：是临床上中医手法治疗落枕及肌骨关节类疾病的最常用方式，且治疗效果已获得广泛的临床证据支持。朱纯生[7]运用"推拿手法"治疗患者48例，治疗手法以推拿放松、拇指点按颈部相关穴位、颈部手法复位、点按落枕穴等四个部分组成，治愈率非常高。杨树军[8]运用"推拿三法"治疗门诊患者96例，治疗手法具体包括"松弛导入法、点穴缓痛法、理盘整复法"，经1次治疗后患者肌肉僵硬疼痛和颈部活动受限等症状基本就能得到缓解。肌肉筋骨平衡疗法：手法治疗通过调整肌群，重构颈部肌肉平衡的作用来达到缓解疼痛、恢复颈椎功能的目的。周东辉[9]选用"肌平衡三步法"针对病因进行治疗，先沿患侧肌肉分布方向进行揉按，再用一指禅法重点处理疼痛部位，最后令患者以仰卧位进行拔伸等，效果显著。蔡慧芳团队[10]则采用"罗氏动伸推拿法"治疗落枕病，其将治疗手法分为动伸前法、前后动伸法、左右动伸法、动伸复位法、动伸点穴法共五个部分。治疗效果显著。王燕伟等[11]采用"六点四向疗法"治疗落枕，首先强调施术者进行正式治疗时应提前与患者进行心理沟通缓解其焦虑情绪，然后依次用拇指按压双侧肩胛骨内上角肩胛提肌附着点、大椎穴两侧两个点、双侧风池穴处共"六点"，并嘱咐患者在按压时尽力做前后左右四个方向的屈伸旋转动作，每次活动3～5遍，最后采用局部肌肉拿捏方法结束，结果显示此种方法能有效缓解颈痛及活动不利症状。

单穴针刺疗法：单穴针刺是针灸发展最早期阶段就有的治疗方式，其取穴少，见效快，受到广大医家的认可[12]。徐午[13]选用烧山火针法单刺中渚穴治疗落枕患者56例，疗效显著。国华[14]应用针刺内迎香穴治疗40例落枕患者，针刺1次后所有患者症状均得到明显改善。多穴针刺疗法：也是现代临床最常用的针刺手段。陈静等[15]采用青龙摆尾针法选取手三阳和足少阳经的穴位治疗落枕患者，治疗2次后痊愈。杨爱平[16]根据疼痛部位、性别选定针刺方法，取对侧后溪穴，同侧重子穴治疗颈部一侧疼痛较明显的患者，遵循古法男性取左侧后溪穴及右侧重子穴，女性则左右取穴相反来治疗颈中部疼痛，患者于次日将左右手二穴交替，1次治疗后52例患者症状均有好转。针刺结合放血疗法：王志红[17]观察41例落枕患者，针刺选用大椎、阿是穴、后溪、悬钟、落枕穴，随后在患者颈部肌肉明显酸痛处触及条索或肿块处行放血拔罐治疗，结果显示可明显改善落枕的不适症状，促进颈部血液循环，且快速、损伤小。艾灸：主要通过艾绒燃烧时产生的艾热及药效挥发，对机体产生温经通络、行气活血的作用，从而达到防治疾病的效果，适用于晕针、惧针、对疼痛敏感以及医师不建议推拿的患者。李星等[18]采用循经艾灸法治疗21例落枕患者，以温和灸施于阿是穴、阳陵泉穴，灸后患者症状明显改善。灸法不但治疗效果好，而且还能体现中医"治未病"理念，从而达到预防颈部疾患的目的。

参 考 文 献

[1] 袁港，宋柏林. 落枕的中西医临床研究进展 [J]. 长春中医药大学学报，2019，35（1）：188-192.

[2] 贺宪，魏春山，陈孝银. 习惯性落枕的登山运动疗法机制浅析 [J]. 贵阳中医学院学报，2004，26（1）：12-14.

[3] 李林青，杨少锋. 杨少锋治疗落枕经验撷菁 [J]. 湖南中医杂志，2017，33（5）：30-31.

[4] 邹敏. 针刺配合中药治疗落枕38例 [J]. 四川中医，2013（4）：141-142.

[5] 曹昌东. 加味芍药甘草汤离子导入治疗落枕疗效观察 [J]. 临床合理用药杂志，2015（4）：84-85.

[6] 安茜，吴宗辉. 落枕的国内手法治疗研究进展 [J]. 按摩与康复医学，2022，（8）：71-73，77.

[7] 朱纯生. 推拿治疗落枕48例 [J]. 中国民间疗法，2015，23（1）：24.

[8] 杨树军. 运用推拿三法速治落枕 [J]. 科学与财富，2019，（30）：371.

[9] 周东辉. 肌平衡三步法治疗落枕 [J]. 中医正骨，2015，27（1）：58-59.

[10] 蔡慧芳，罗凛，周纯祎，等. 动伸推拿治疗落枕临床疗效观察与分析 [J]. 新疆医科大学学报，2017，40（1）：51-54.

[11] 王燕伟，白玉，付爱玲，等. 六点四向疗法治疗落枕 [J]. 中医学报，2019，34（5）：1109-1112.

[12] 罗琼，王晓羽，米勇. 针灸治疗颈肌劳损的临床研究进展 [J]. 新疆中医药，2022，（1）：90-92.

[13] 徐午. 烧山火针法单刺中渚穴治疗落枕56例 [J]. 中国民间疗法，2021，29（11）：44-45.

[14] 国华. 针刺内迎香治疗落枕的临床观察 [J]. 中国民间疗法，2020，28（4）：26-27.

[15] 陈静，白华，姚强. 青龙摆尾针法治疗落枕举隅 [J]. 江西中医药大学学报，2020，32（6）：73-75.

[16] 杨爱平. 针刺治疗落枕52例 [J]. 中国民间疗法，2018，26（6）：11-12.

[17] 王志红. 刺络拔罐放血配合针刺疗法治疗落枕临床护理观察[J]. 世界最新医学信息文摘，2018，18（56）：287.

[18] 李星，何玲，朱江. 循经艾灸治疗落枕疗效观察 [J]. 湖北中医杂志，2017，39（5）：52-53.

第三节 颈 椎 病

颈椎病是指颈椎间盘退行性变，是颈椎骨质增生以及颈部损伤等引起脊柱内外平衡失调，刺激或压迫颈部血管、神经、脊髓而产生的一系列症状。中医学关于本病的论述，常见于"痹证""痿证""头痛""眩晕""项强""项筋急""项肩痛"等。本病多见于中老年人，男性发病率略高于女性。

一、病因病机

中医学认为本病的发生不外乎内外因。内因为：肝肾亏虚，筋骨衰退。肾藏精、主骨，肝藏血、主筋，《素问·上古天真论》曰"五八肾气衰""七八肝气衰，筋不能动""身体重、行步不正"，随着年龄增长，脏气衰退，精血亏损，筋骨失养，从而引起各种症状。外因为：风寒湿邪，慢性劳损。年老体弱，腠理空虚，气血衰少，筋骨失于濡养，风寒湿邪易于侵袭，痹阻经络，气滞血瘀，引起酸痛不仁。另外，长期的低头工作，如刺绣、刻写等也会引起颈部的肌肉、韧带与关节的劳损。姿势不良，不当的枕头和睡姿亦可造成颈部的劳损，使颈椎生理曲度改变，促进小关节的增生和退变，从而导致颈椎病的发生。

颈椎间盘在承重的情况下要做频繁的活动，容易受到过多的细微创伤和劳损而发病。其主要病理改变是：早期的颈椎间盘变性，髓核的含水量减少和纤维环的纤维肿胀、变粗，继而发生玻璃样变性，甚至断裂；颈椎间盘变性以后，耐压性能及耐牵拉性能减低。当受到头颅的重力和头胸间肌肉牵拉力的作用时，变性的颈椎间盘可以局限性或广泛性向四周隆突，使椎间盘间隙狭窄，关节突重叠、错位，以及椎间孔的上下径变小，由于椎间盘的耐牵拉力变差，当颈椎活动时，相邻椎骨之间的稳定性减小而出现椎骨间不稳、椎体间的活动度加大和轻度滑脱，继而出现后方小关节钩椎关节和椎板的骨质增生，以及黄韧带和项韧带变性、软骨化和骨化等改变。

由于颈椎间盘向四周隆突，可将其周围的组织，如前、后纵韧带及椎体骨膜掀起，而在椎体与突出的椎间盘及被掀起的韧带组织之间形成间隙。积存于该间隙的血液或组织液可以机化并软骨化，而后形成椎体缘的骨嵴。此外，由于相邻椎体间不稳定，椎体缘受到的牵拉力变大，也可因受到刺激而发生骨质增生形成骨刺。椎体前缘的骨刺一般不引起临床症状，只在极个别的病例能引起吞咽障碍或造成嘶哑。椎体后缘外的骨刺可以突向椎间孔，而钩椎关节的骨刺则可从前向后突入椎间孔，连同向侧方隆突的椎间盘挤压椎动脉，因此，可刺激神经根或引起椎动脉供血不全。椎体后方的骨刺连同突向椎管内的椎间盘和水肿的后纵韧带等，是引起颈脊神经根、颈脊髓受压的主要原因。

二、诊断与鉴别诊断

（一）临床表现

根据病变部位、受累组织不同，临床分为颈型、神经根型、脊髓型、椎动脉型、交感神经型和混合型，各型的临床表现有所不同。

1. 颈型

颈型颈椎病表现为颈项部疼痛，可牵涉到头枕部或肩部，颈项肌肉僵硬，活动受限，甚者一侧疼痛时头偏向另一侧，常用手托住下颌以缓解疼痛。

2. 神经根型

神经根型颈椎病表现为臂痛或手指麻木，并按神经根分布向下放射至前臂和手指。轻者持续性酸痛、胀痛，重者如刀割、针刺样疼痛，有的痛觉敏感，轻触即有触电感，有的麻木如隔布感，颈部后伸、侧屈等活动，或咳嗽、喷嚏、用力大便时疼痛加剧。部分患者会出现手无力、沉重感或持物不稳等。

3. 脊髓型

脊髓型颈椎病表现为以慢性进行性四肢瘫痪为主要特征，早期双侧或单侧下肢发紧、麻木、疼痛、无力、步态笨拙，走路不稳或有踩棉花感。手部肌肉无力、发抖或活动不灵活，细小动作失灵，如不能穿针、写小字，持物易坠落等。重症者可出现四肢痉挛性瘫痪、小便潴留或失禁等表现。

4. 椎动脉型

椎动脉型颈椎病表现为一过性眩晕，甚至猝倒，发作和缓解常常与头部位置改变有关，可伴有耳鸣、听力下降、记忆力下降、声音嘶哑、吞咽困难、视物不清、心慌、霍纳征等。

5. 交感神经型

交感神经型颈椎病表现为兴奋症状如头痛或偏头痛，头晕特别在转头时加重，有时伴恶心、呕吐、视物模糊或视力下降、瞳孔扩大、眼窝胀痛、心跳加速、心律不齐、心前区痛、四肢冰凉、汗多、耳鸣、听力下降、发声障碍、血压升高等；抑制症状主要表现为眼花、眼睑下垂、流泪、鼻塞、心动过缓、血压下降及胃肠胀气等。

6. 混合型

以上两种及以上类型同时存在者称为混合型颈椎病。临床上经常发现早期为颈型，以后发展成神经根型。神经根型与脊髓型常合并存在。

（二）诊断

1. 颈型

颈型颈椎病的疼痛和压痛部位基本局限在颈项部。触诊可发现颈项部一个或多个压痛点。

影像学检查：X线片示颈椎生理弧度异常，颈椎退行性改变。

2. 神经根型

神经根型颈椎病有颈、肩背疼痛，上肢麻木及放射性疼痛，颈部活动受限，可有上肢肌力减弱和肌肉萎缩。查体可见颈项部活动受限，颈项肌肉僵硬，在斜方肌、冈上肌、冈下肌、菱形肌等区域有压痛。受累的神经根分布区的感觉减退，所支配的肌肉无力或萎缩，按分布可发现大鱼际、小鱼际或骨间肌萎缩；肱二头肌、肱三头肌腱反射早期活跃，久之则反射减退或消失；臂丛神经牵拉试验、椎间孔挤压或分离试验阳性。

影像学检查：X线片示颈椎生理弧度平直或呈反弓，颈椎动力位片示病变节段动力性失稳；斜位片示椎间孔狭窄。CT片或MRI示颈椎间盘突出、侧隐窝狭窄、受累节段神经根受压等表现。

3. 脊髓型

脊髓型颈椎病有慢性进行性双侧下肢发紧、无力等表现，重症者可出现四肢痉挛性瘫痪、锥体束征阳性等表现；查体可见颈项部活动受限不明显，上肢动作欠灵活。四肢肌张力可增高，腱反射可亢进，重症时常可引出病理反射，如霍夫曼征、巴宾斯基征等，甚至出现踝阵挛和髌阵挛。

影像学检查：X线片示颈椎生理弧度变直或反弓，颈椎退行性改变。CT片示椎管明显狭窄。MRI 示脊髓水肿或变性。

4. 椎动脉型

椎动脉型颈椎病有头痛头晕，颈后伸或侧弯时眩晕加重，甚至猝倒等表现，查体可见颈椎棘突旁、横突部压痛，仰头或转头试验阳性。

影像学检查：X 线片示寰枢关节、钩椎关节、关节突关节位置关系异常，必要时可行磁共振椎动脉成像或椎动脉造影检查。

5. 交感神经型

交感神经型颈椎病有头晕、心慌、视力下降、头痛或偏头痛、汗多、心律失常、血压升高或下降等表现。查体时压痛点较多。

影像学检查：X 线、CT、MRI 等表现与上述其他型颈椎病相似。

（三）鉴别诊断

1. 脊髓肿瘤

脊髓肿瘤多进展快，逐渐加重，而脊髓型颈椎病症状多有间歇平稳期。MRI 检查有助于鉴别诊断。

2. 肩周炎

肩周炎时肩关节的疼痛及功能受限有自愈倾向，没有颈神经根性症状。

3. 胸廓出口综合征

胸廓出口综合征有上肢麻木不适并向手部放射，检查锁骨上窝有压痛，斜角肌压迫试验（Adson 试验）与上肢过度外展试验时，桡动脉的搏动减弱。

三、治疗

颈椎病的治疗目标：近期消除病变局部的病理性刺激，缓解临床症状，减轻组织损伤，进而为修复创造有利的条件；远期修复损伤，重建筋骨和合的局部环境。主要的治疗方法有：

（一）中药疗法

本病辨证当分虚实。大抵病变初发，疼痛较重者均为实证；若病程较长，表现为持续隐痛、空痛为主者，多为虚证。

1. 寒湿痹阻证

头颈肩背和四肢疼痛，痛有定处，喜热恶寒，颈部僵硬，活动受限，后颈部可触及条索状物或压痛点，上肢沉重无力，伴有头沉、胸闷、纳呆等症状，舌质正常或发暗，舌体肥胖或有齿痕，脉沉滑。治宜祛风散寒、温经通络，方用羌活胜湿汤或蠲痹汤加减。

2. 痰瘀阻络证

头项强痛，肩臂酸胀、不适，肢体沉重，举动无力，伴有头重眩晕，胸脘满闷，少食多寐，苔白腻，脉沉滑。治宜祛瘀化痰、蠲痹通络，方用天麻钩藤饮加减。

3. 气滞血瘀证

头颈肩背及四肢麻木、刺痛，痛有定处，拒按，夜间加重，伴有头晕眼花，视物模糊，失眠健忘，惊惕不安，胸闷胸痛，精神烦躁，面色不华，舌质紫暗，或有瘀斑，脉多细涩或弦涩。治宜行气活血、化瘀通络，方用活血舒筋汤或化瘀通痹汤加减。

4. 肝肾亏虚证

肩颈不舒，头脑胀痛，眩晕耳鸣，不可转侧，伴神疲乏力，健忘少寐，腰膝酸软，舌体瘦，质红绛，少苔或无苔，脉弦细。治宜补益肝肾、强筋健骨，方用六味地黄丸加减。

5. 气血两虚证

头颈酸痛不适，肩臂麻木不仁，少寐多梦，自汗盗汗，头昏目眩，心悸气短，面色少华，女性患者每于月经期后症状加重，或经期紊乱，舌淡苔薄白，脉细弱。治宜补养气血、健运脾胃，方用黄芪桂枝五物汤加减。

常用经方与验方

1. 葛根桂枝汤（《伤寒论》）加减

【组成】白芍 30g，葛根 15g，木瓜 15g，鸡血藤 12g，桑枝 9g，桂枝 9g，炙甘草 6g。

【功效与适应证】解肌通络，舒筋止痛。主治风寒之邪侵袭所致的颈部疼痛。

【制用法】水煎服，日 1 剂，每次 100ml，每日 2 次口服。

2. 天池伤科验方

（1）气滞血瘀证

【组成】桃仁 15g，红花 15g，当归 20g，川芎 10g，白芍 15g，赤芍 15g，葛根 20g，苏木 15g，桑枝 15g，没药 10g，延胡索 15g，甘草 10g。

【功效与适应证】活血通经，理气止痛。治疗颈椎病之气滞血瘀证。

【制用法】水煎服，日 1 剂，每次 100ml，每日 2 次口服。

（2）肝肾亏虚证

【组成】葛根 20g，熟地黄 30g，当归 20g，杜仲 15g，山萸肉 20g，续断 20g，白芍 15g，五加皮 20g，狗脊 20g，鸡血藤 30g，骨碎补 30g，丹参 20g。

【功效与适应证】补肝肾，壮筋骨，通经络。治疗颈椎病之肝肾亏虚证。

【制用法】水煎服，日 1 剂，每次 100ml，每日 2 次口服。

（二）理伤手法

1. 理筋手法

操作时，患者正坐，术者立于背后，左手扶正患者额部，右手以拇指、中指轮换点压百会、风府、哑门、大椎、天宗等穴，此外，压痛点及条索状硬结部可重点施用手法，治疗每次约20min。

2. 颈椎旋扳法

以坐位颈椎旋扳法为例，此法的操作要领是：患者取坐位，术者站在患者背后，一手托住患者下颌，一手托住后枕部，嘱患者放松颈部肌肉，术者两手徐徐用力，将患者头部向头顶方向尽量上提，然后使头部向一侧旋转。当旋转接近限度时，术者用适当力量使头部继续向该侧旋转 5°~10°，此时多可听到关节弹响声，如无不良反应，可再向对侧旋转。效果明显者隔日做 1 次。

做颈椎旋扳法应注意：①患者颈部肌肉须放松，并保持头部向头顶方向做上提动作。②旋转时动作不宜过快，角度不宜过大。③注意把握力度，切忌暴力。

（三）牵引疗法

对颈椎病的治疗，颈颌枕牵引是较普遍和常用的手法。牵引姿势以头部略向前倾为宜，牵引重量可以从小重量开始，坐位牵引的重量可用 2～3kg，如无不良反应，可逐渐增至 5kg。卧位牵引可从 5kg 开始，最多不宜超过 10kg。每次牵引时间约 30min，每日 1～2 次，要注意患者由于颈部疼痛、项背肌痉挛，牵引时未能完全放松颈部肌肉，则不易见效。同时应注意避免损伤颞颌关节。

（四）练功疗法

亚急性期和慢性期，可以采用主动的自我练功疗法进行治疗，以期收到较好的远期疗效。首先以肩关节活动带动颈项部运动为主，在颈椎各项活动基本恢复正常后，再增加颈项部主动活动，以及抗阻力运动。

（五）针灸疗法

1. 毫针治疗

取项背部夹脊穴、双侧列缺为主穴，病变累及经络上的有关穴位为配穴，如督脉的百会、大椎，太阳经的后溪、肩贞、天柱、大杼，少阳经的风池、阳陵泉、翳风、天髎，阳明经的合谷、手三里、足三里，任脉的膻中、关元等，均直刺或斜刺 0.3～0.5 寸，用捻转手法，中等强度刺激，留针 15min。

2. 七星针治疗

用七星针叩打颈椎棘突旁开 1 寸和大椎、风门（双）、肺俞（双）等穴位，诸穴可交替使用。先用七星针叩打至微微出血，然后拔火罐 5～10min，每穴吸出瘀血 1～3ml，每周 2～3 次。

3. 艾段温针疗法

取穴以病变颈椎旁开 0.5 寸的阿是穴为主，左右交替选穴。配穴有两组，一组是肩贞、阳池，另一组是天宗、曲池。每次一组，交替选用。先以捻转手法进针，达预期深度得气后，再行平补平泻法，然后留针不动，将艾段套在针柄上，艾段下端距皮肤 20mm 左右。从其下端点燃，待其自灭。主穴每次 2～3 壮，配穴每次 1～2 壮，为避免艾火散落灼烧皮肤。可剪一圆形纸片，中留 1 个小孔，先覆盖于针处皮肤下。此法每日治疗 1 次，7 次为 1 个疗程。休息 9 天后，可继续第 2 个疗程。

四、现代中医药研究

（一）病因病机的相关研究

中医将颈椎病归属于"颈肩痛""筋病"等范畴[1]，中医认为，经脉不通是导致该病的常见原因，其特点是邪结于筋，筋结脉阻，气血壅滞，因结致痛。风寒湿邪困阻经脉，引起局部血流不畅，气血壅滞，经脉不通，不通则痛[2]。宋敏从虚论治颈椎病认为，该病病变部位主要位于颈部及脑部，与肝、肾等存在密切联系，因肝肾不足、气血亏虚等导致发病，加之患者日常生活多低头伏案工作，长期导致颈脉络受损、脑失养等造成髓海不足，因此认为颈椎病病因病机为本虚标实，治疗原则需以扶正祛邪为主[3]。谢林从痰湿论治颈椎病认为，该病与痰湿存在密切关系，外邪侵袭后，经脉痹阻、气血瘀滞、成瘀化痰，而痰瘀留滞颈椎，促使颈椎间盘退变，从而诱发疾病，故颈椎病主要病机为痰瘀互结、肝肾亏虚，治疗需以祛风寒、除湿为原则[4]。结合上述两种不同辨证论治观点可知，颈椎病之根本为肝肾亏虚，病因为风、寒、湿侵袭，肝肾亏虚导致体弱，外邪入侵造成颈筋骨受损，从而导致气血不足，长此以往全身经络受损，经气不行，"不通则痛"而致发病。

颈椎病是临床常见的一种慢性退行性疾病，通常是由颈部损伤或颈椎间盘退行性病变等疾病导致韧带增厚或颈椎骨质增生症状的颈椎综合征，临床症状多表现为肌肉萎缩、上肢麻木、头晕头痛、颈肩痛等，严重者可能导致四肢麻痹，甚至瘫痪[5]。颈型颈椎病：多由于长时间慢性劳损导致颈椎旁肌肉慢性损伤，肌肉、韧带在局部逐渐发生无菌性炎症，从而导致椎间盘退变、失稳，这种退变又加重了椎旁肌肉的劳损，最终导致颈椎静、动力平衡失调，形成恶性循环[6]。神经根型颈椎病：是颈椎病的一种，由于颈椎间盘突出而使得神经根部受到刺激或压迫所致，以颈部和上肢疼痛和麻木为主要特征[7]。症状出现通常与机械压迫有关，使得神经根内缺血，并发生水肿现象，加上骨质增生、椎间盘突出、韧带肥厚，将会对神经根及其营养微血管造成直接压迫，在没有神经外膜保护的作用下，神经根对机械刺激作用的敏感程度提高[8]。因长期受到压迫作用所以会出现严重粘连、渗出、水肿等现象，使得神经微血管血液循环障碍，最终导致一系列生物化学反应[9]。椎动脉型颈椎病：西医学对于椎动脉型颈椎病的发病机制尚未明确，有专家认为本病多由椎动脉机械性压迫、交感神经刺激、神经功能障碍、椎动脉血管自身因素及体液因素等导致椎-基底动脉系统的供血功能发生障碍而发病[10]。脊髓型颈椎病：多由于脊髓神经组织受压致神经组织缺血、神经细胞损害，起重要作用的因素主要分为静态因素和动态因素。最重要的静态因素是椎管内容积，椎管狭窄致脊髓受压引起水肿、缺血、变性等造成脊髓功能损害；主要动态因素是椎间盘退变、颈椎不稳、异常运动、创伤或炎症刺激，导致局部血管痉挛而造成脊髓缺血功能损害[11]。交感神经型颈椎病：颈椎病变使颈部肌肉、筋膜、软组织等受炎症刺激，导致交感神经兴奋或抑制而引起一系列症状。交感神经型颈椎病的临床表现多样，仅少数患者表现为交感神经抑制症状，多数表现为交感神经兴奋症状[12]。

（二）治疗方法的相关研究

近年来，随着现代中医的研究发展及中医对本病研究的逐渐深入，治疗手段也是逐年增多，目前临床上中医治疗颈椎病主要以药物、针灸、推拿、拔罐、刮痧等中医保守疗法为主，可以有效地缓解患者症状，而且见效快，患者接受程度高。中药疗法：中药作为常用的治疗手段，通过辨证论治发挥作用，诸医家对本病的辨证多为风寒痹阻，气滞血瘀，以及肝肾不足，筋失所养，用药多以祛散风寒，化瘀通络，兼以补益肝肾为主。王勤俭等[13]对辨证为风寒痹阻证的患者采用防风汤加减结合项三针治疗，用以散寒祛风，使患者的颈部疼痛不适等临床表现得到有效缓解，从西医角度认为其机制可能为防风汤通过使局部的血管扩张，增加其供血量，从而使得炎症吸收。李瑛等[14]研究表明，颈椎病患者使用参芪四虫汤治疗有利于改善椎-基底动脉血流，缓解血液高凝状态，促进患者主要症状更好更快改善。推拿疗法：推拿治疗颈椎病主要以推、拿、捏、拨、揉、牵伸、扳等手法为主，达到舒筋活血的功效，以缓解患者的症状。王传宪[5]运用通督强脊"三步五法"推拿治疗颈椎病，其可有效改善患者受累神经的感觉功能和颈椎活动功能，减轻疼痛程度，缓解临床症状，提高颈椎相关肌群的肌力，疗效显著。康新民等[15]运用郭氏仰卧拔伸牵引手法治疗神经根型颈椎病患者，通过按摩肌肉可以有效地使痉挛得到缓解，纠正颈椎小关节紊乱、椎曲紊乱和椎间隙狭窄，使得错位的椎体、椎间关节得以恢复，减少患者颈椎的负荷和对椎间盘的压力，使脊髓神经根减少挤压和粘连，改善了血液循环及神经系统的缺血状态、轴向运动传输和微循环，促进人体自身吸收神经系统内的各种致痛性化学物质，从而缓解患者的疼痛。针刺疗法：通过手法操作，促进经气运行，调畅气血，从而达到治疗的目的。吴军尚等[16]从经筋理论出发，使用中医筋骨针疗法治疗神经根型颈椎病，谨守病机，以松解筋结、疏利经筋为主旨，以"三关定位法"沿手三阳经筋选取手阳关三针、腕阳关三针，配合对应节段的颈部横突筋结点，并"循筋取穴"选取辅助治疗点，疗效显著，有效缓解患者的痛苦。林桂红等[17]研究显示，在常规康复及护理的基础上联合应用针灸，可以提高患者临床疗效，更好地改善椎-基底动脉血流情况，提高患者生活质量。针刀疗法：主要是利用针刀对筋膜间、肌肉、韧带的粘连进行剥离与疏通，以达到松解、修复的效果，进而缓解活动受限症状，从而促进颈椎功能恢复。项小林等[18]通过比较常规针灸疗法、小针刀疗法用于治疗颈型颈椎病患者的疗效发现，小针刀治疗颈型颈椎病患者具有较好的治疗效果，可改善颈椎活动度，减轻患者的临床症状。其他疗法：潘佩婵等[19]运用蒸汽竹药罐法治疗风寒痹阻证患者，其对于缓解疼痛的治疗明显好于传统的拔罐治疗。使用高压蒸汽竹制药罐进行治疗，可以通过拔罐使局部肌肉和组织高度充血，毛细血管得到充分扩张，从而有助于促进人体局部血液循环改善，加速对炎症的吸收；同时增加药罐的渗透力，使药物罐中有效成分能够充分吸收，以达到治疗目的。王亮等[20]运用刮痧配合针刺治疗神经根型颈椎病，通过刮痧对体表经络、腧穴、皮部等的刺激，从而激发经络本身的功能，疏通气血，祛邪外出，起到调节脏腑气血阴阳的作用。司徒海燕[21]通过中药熏蒸治疗神经根型颈椎病，中药熏蒸可以使得局部血管扩张，松缓紧张的肌肉，使得痛觉传导降低，同时可使毛孔扩张，促进药物的吸收，提高药物的治疗作用，并且温热效应还可以增加血液淋巴的循环，促进受损组织进一步的代谢，从而减轻局部的炎症以及水肿。包英华等[22]运用张氏一号方火龙灸治疗风寒痹阻型患者，火龙灸属于灸法的一种，其基础为张氏一号方，通过温热的方式激发经气，热力与药力同时从患者体表渗透到血脉和经络中，从而起到温散寒邪、通经止痛的作用。

参 考 文 献

[1] 王大志，欧阳书姗. 颈椎病的中医治疗研究进展 [J]. 医学综述，2021，（12）：2452-2456.

[2] 蒋洁，何静颖，张铖臻，等. 基于神经电生理研究按法作用于激痛点治疗颈型颈椎病的研究进展 [J]. 中国民间疗法，2022，（9）：111-113.

[3] 刘涛，宋敏，巩彦龙，等. 宋敏从虚论治椎动脉型颈椎病经验初探 [J]. 辽宁中医杂志，2017，44（1）：39-40.

[4] 陆洋，谢林. 谢林从痰湿论治颈椎病经验撷粹 [J]. 江苏中医药，2017，49（3）：26-28.

[5] 王传宪. 通督强脊"三步五法"推拿在治疗颈椎病患者中的应用研究 [J]. 现代医学与健康研究电子杂志，2022，（10）：39-43.

[6] 方群英，忻玉荣，罗吉恒，等. 颈型颈椎病中医综合治疗研究进展 [J]. 智慧健康，2021，（16）：44-47.

[7] 杨德立，谭涛. 神经根型颈椎病的中医治疗进展 [J]. 按摩与康复医学，2022，（12）：55-57，61.

[8] 黄仁珍，马设召. 针刀神经触激术联合神经松动术治疗神经根型颈椎病的疗效观察 [J]. 中医外治杂志，2020，29（1）：18-19.

[9] 莫贤晓，欧阳泽亮，黄仁珍，等. 针刀神经触激术联合神经松动术治疗神经根型颈椎病的效果 [J]. 中外医学研究，2022，（12）：95-97.

[10] 马学强，曹林忠，蒋玮，等. 基于机械性压迫机制的椎动脉型颈椎病手法治疗临床研究进展 [J]. 甘肃中医药大学学报，2022，（2）：97-101.

[11] 曾广吾. 脊髓型颈椎病的治疗进展研究 [J]. 中国现代医生，2021，（14）：189-192.

[12] 张兆剑，刘建航，韦贵康，等. 交感神经型颈椎病的发病机制及中医治疗研究进展 [J]. 广西医学，2020，（14）：1891-1893.

[13] 王勤俭，王燕，董良杰，等. 防风汤加减结合项三针治疗神经根型颈椎病的临床研究 [J]. 南京中医药大学学报，2019，35（3）：270-274.

[14] 李遐方，李瑛. 参芪四虫汤对颈椎病椎底动脉供血情况和血液流变学的影响 [J]. 世界中医药，2019，14（10）：2741-2744.

[15] 康新民，李泽佳，王临青，等. 郭氏仰卧拔伸牵引手法治疗神经根型颈椎病 78 例临床观察 [J]. 甘肃中医药大学学报，2020，37（2）：74-77.

[16] 吴军尚，刘宜军，吴军瑞，等. 中医筋骨针疗法松解手三阳经筋为主治疗神经根型颈椎病的经验探析 [J]. 中国针灸，2021，41（2）：197-200.

[17] 林桂红，许淑仙. 针灸联合理疗康复在颈椎病治疗中的应用研究 [J]. 护理研究，2017，31（24）：3010-3013.

[18] 项小林，杨婷婷，魏新萍，等. 小针刀与针刺治疗颈型颈椎病的疗效及对颈椎活动度改善的对比观察 [J]. 四川中医，2016，34（7）：191-193.

[19] 潘佩婵，李玖利，陈惠冰，等. 蒸汽竹药罐法治疗神经根型颈椎病风寒痹阻证的疗效观察 [J]. 广州中医药大学学报，2019，36（10）：1540-1545.

[20] 王亮，杨宪章，季庆洁，等. 刮痧配合针刺治疗神经根型颈椎病 30 例临床观察 [J]. 湖南中医杂志，2019，35（1）：68-69.

[21] 司徒海燕. 中药熏蒸联合循经刮痧治疗在神经根型颈椎病中的应用 [J]. 现代实用医学，2019，31（1）：127-128.

[22] 包英华，陆彩霞，张玉柱. 张氏一号方火龙灸治疗风寒痹阻型神经根型颈椎病 120 例 [J]. 中国中医骨伤科杂志，2019，27（6）：48-50.

第三章 肩部筋伤

第一节 肩部扭挫伤

人体肩部受到外力的打击或碰撞而受伤,称为肩部扭挫伤。当伤及关节时称为肩骱筋扭伤。

一、病因病机

本病可发生于任何年龄,部位多在肩部上方或外侧方,常因暴力撞击、强力扭转、牵拉压迫或跌仆闪挫,或因年老体质虚弱、劳累过度、持续经久活动、积劳成疾等原因导致损伤,而无明显骨折、脱位,以闭合伤为特点。

伤后微细脉管破裂,血溢脉外,停于皮下,相继出现一系列经筋功能紊乱的症状。

二、诊断与鉴别诊断

(一)临床表现

多有明确的外伤史。受伤范围较广,有组织纤维的断裂,局部瘀肿,皮下常出现青紫,肿胀及压痛。肩关节活动暂时性受限。较重病例,亦可致组织的部分纤维断裂或并发小的撕脱性骨折损伤,症状迁延数日或数周。临床上要判断筋断与否,是否合并骨折。一般挫伤的患者在当时多不在意,休息之后开始出现症状,逐渐加重。部分患者可有瘀肿、压痛,多在 5 天左右转轻。

(二)诊断

1)有明确的外伤史。
2)肩部广泛压痛,肩关节活动受限。
3)X 线片:多无明显改变,主要用以排除骨折和脱位。

(三)鉴别诊断

1. 肩周炎

肩周炎又称肩关节周围炎,俗称凝肩、五十肩。以肩部逐渐产生疼痛,夜间为甚,逐渐加重,肩关节活动功能受限而且日益加重,达到某种程度后逐渐缓解,直至最后完全复原为主要表现的肩关节囊及其周围韧带、肌腱和滑囊的慢性特异性炎症。肩周炎是以肩关节疼痛和活动不便为主要症状的常见病症。好发年龄在 50 岁左右,女性发病率略高于男性,多见于体力劳动者。

2. 肱二头肌长头肌腱炎

肱二头肌长头肌腱炎是指肱二头肌长头肌腱在肱骨结节间沟处受到损伤而使肩关节活动

障碍的病症，表现为肩关节前方结节间沟的位置有压痛，疼痛会向肘关节前方放射，肘关节活动时有时会出现肱二头肌的绞痛。

三、治疗

肩部扭挫伤的治疗目标：缓解肌肉痉挛和锻炼肌肉、促进局部组织的血液循环，改善微循环，加强组织代谢，加速致痛物质和有毒物质的排泄。

（一）中药疗法

1. 中药内治法

根据肩部扭挫伤的病理变化、生理特点，结合患者的全身情况，分急性期和恢复期论治。

（1）急性期：急性肩部扭挫伤后，损伤瘀血较重，治宜活血化瘀，消肿止痛，常用的法则有活血化瘀法。如有瘀而化热则采用清热凉血法，但切勿寒凉太过。

1）活血化瘀法：此法为伤科中最常用的方法，除单独应用之外，还常与其他治法同时使用，凡是气滞血瘀，肿痛并见之病，均可应用此法。临证常用的方剂有桃红四物汤、复元活血汤、加味乌药散等。

2）清热凉血法：对于因外伤而引起的热毒蕴结于内，引起血液错经妄行，或因火毒内攻，壅聚成热之证，则应采用此法。常用方剂有犀角地黄汤、五味消毒饮、龙胆泻肝汤、清营汤等。

（2）恢复期：对于肩部扭挫伤经急性期治疗后，病情减轻，但症状没有全部消除时，可用和营止痛、舒筋活络之法。

1）和营止痛法：此法适用于损伤后血瘀气滞，肿痛未消，而继用攻下之法又恐损伤正气者。此法常用方剂有和营止痛汤、定痛和血汤、七厘散等方。

2）舒筋活络法：此法适用肿痛稳定后，瘀血凝滞，筋膜粘连者。常用活血药和祛风通络药配治，以治兼有风湿，筋络发生拘挛、强直，关节屈伸不利等症。常用方剂有舒筋活血汤、舒筋汤、蠲痹汤等方。

2. 中药外治法

患者肩部发生扭挫伤后，疼痛及肿胀症状一般较为多见，故可配合中药外治法进行治疗。中药外敷亦需遵循辨证施治的原则，根据损伤的不同时期辨证使用。

（1）急性期：患者表现为疼痛剧烈，局部肿胀或皮肤青紫，瘀聚凝结，功能障碍。治疗当以活血化瘀，消肿止痛，方选损伤膏外敷配合纸板固定，其主要成分有桃仁、红花、当归、大黄、白芥子、三棱、莪术、参三七、延胡索、陈皮等，一般外敷3～7天即可见效。

（2）恢复期：经急性期治疗后瘀血渐去，皮下隐约可见瘀斑，局部症状明显减轻，治疗当以舒筋活血，温经通络。急性期用损伤膏治疗者，恢复期加用丁桂散撒在膏药上外敷患处，其成分丁香、肉桂适量，主要功效是温经散寒消瘀。急性期用金黄膏治疗者，恢复期加用芙蓉粉撒在膏药上外敷患处，其为木芙蓉叶研末而成，主要功效是清热凉血散瘀。一般外敷5～7天即可见效。

常用经方与验方

1. 四物止痛汤（经验方）

【组成】当归9g，川芎6g，白芍9g，生地黄12g，乳香6g，没药6g。

【功效与适应证】活血止痛，用于各部损伤之瘀血疼痛。

【制用法】水煎服，日1剂，每次100ml，每日2次口服。

2. 和营止痛汤（《伤科补要》）

【组成】赤芍9g，当归尾9g，川芎6g，苏木6g，陈皮6g，桃仁6g，续断12g，乌药9g，乳香6g，没药6g，木通6g，甘草6g。

【功效与适应证】活血止痛，祛瘀生新。治损伤积瘀肿痛。

【制用法】水煎服，日1剂。每次100ml，每日2次口服。

3. 天池伤科验方

【组成】生山楂30g，桑椹子30g，乳香6g，鸡血藤20g，嫩桂枝10g，伸筋草15g，五加皮15g，络石藤15g，片姜黄15g，嫩桑枝15g，紫丹参15g，生甘草5g。

【功效与适应证】治疗肩部扭挫伤之瘀血阻络，风寒湿邪侵注等证。

【制用法】水煎服，日1剂。每次150ml，每日2次口服。

（二）理伤手法

采用揉、搓、滚、按等法以活血舒筋、通络。可用弹拨手法拨动同侧肩前筋或外侧筋及肩胛内上角诸筋，进而采用点穴法以缓解疼痛，最后应用旋转手法活动肩关节。

手法的作用：舒筋活络，消肿止痛、整复错位，调正骨缝、解除痉挛，放松肌肉、松解粘连，滑利关节、散寒除痹，调和气血。

（三）固定疗法

用三角巾或颈腕关节吊带悬挂胸前3～5天。机制是制动，即限制受伤肢体关节的活动，减轻疼痛，避免本来已受伤的筋脉再度受伤，不使损伤组织再受牵拉或挤压磨损，以利于损伤的修复，保证患部的休息。固定的作用：可以维持手法治疗的效果；有利于消肿止痛、解除痉挛，筋伤后局部血管破裂，因而出血形成血肿，或伤筋后局部血管未发生破裂，由于神经反射，引起血管壁的渗透功能增加，血管内外组织渗透压平衡失调，产生大量的液体积存于组织间隙内而出现肿胀。必要的固定使肢体于功能位休息，从而起到加速血肿及渗出液的吸收，使肿胀疼痛消失的作用；为筋伤的休息创造有利的条件，固定是一种制动，可使受伤的肢体减少活动或不再活动，这样就给筋伤创造了一个有利的修复环境，从而可以加速筋伤的自行修复能力，使筋伤早日愈合。

（四）练功疗法

肩部扭挫伤疼痛减轻后，可进行练功疗法。具体方法：①耸肩：动作由小到大，由慢到快，在吊带期内即可开始。②耸肩环绕：两臂侧平举，屈肘，以指松散接触肩部按顺时针或逆时针方向环绕。③展旋动作：单侧或双侧，手心始终向上，手自腰侧旋向后方伸直，移向侧方，屈肘，手心仍然向上，手背从前方过头，伸肘，顺滑至侧方，沿前方降下，手心仍向上，回复原势，可重复进行。双臂同时做亦可，展旋时配合左右弓箭步及上身前俯后仰。练功的作用：可以对机体组织器官起到调节和强壮的作用，使气血流通，益气养精，筋骨强壮，增强人的体质，从而加速损伤的愈合。同时通过练功疗法，机体各部位都得到了应有的活动，现代医家的研究已经证实，练功疗法能提高内分泌功能，有效地减少钙质的丧失，推迟和延缓骨质疏松的发生。同时，练功还有活血化瘀、消肿止痛的作用，可濡养关节经络、防止肌肉萎缩、避免关节粘连和骨质疏松。

（五）针灸疗法

1. 毫针治疗

取肩髃、肩髎、肩贞、肩井、天宗、曲池、合谷等穴，施以平补平泻手法，直刺 0.5～1 寸。

2. 针刀治疗

让患者保持坐姿，两侧肩膀均自然下垂，在损伤部位用右拇指指端寻找压痛点，位置包括冈上肌起止点、冈下肌起止点、大小结节间沟、三角肌起止点等。触诊后感受到硬性条索及压痛点，铺上无菌洞巾，对该区域做常规消毒处理后进行皮下麻醉，针刀刺入，角度为与肌纤维走向平行，到达骨面，采取先纵行后横行的手段剥离，切开剥离后出针，完成治疗后在刀口位置将瘀血挤出，有助于加快患者的局部代谢，每周治疗 1 次。

四、现代中医药研究

（一）病因病机的相关研究

中医学认为，局部风寒湿邪、瘀痹经脉，致使经脉不通，不通则痛。也有学者认为疼痛之产生以经络气血变化为主体[1]。肩部扭挫伤属于中医"筋伤"范畴，为肩部经筋受到外力的打击或扭挫致伤，伤后络脉破损，血溢脉外，瘀积经络，气血之道不得宣通，导致气滞血瘀为肿为痛的病机，而出现肩部疼痛、功能障碍等症状[2]。

人体上肢运动主要依赖于肩部，而肩部骨性结构有锁骨、肱骨及肩胛骨。肩部关节由骨骼配合关节囊、韧带及肌肉组织组成[3]。由于肩关节盂较浅、关节囊松弛、韧带薄弱，故肩关节是人体活动范围最大、最灵活又最不稳定的关节，肩为上肢与躯干连接处，亦称肩胛带，人体的肩胛带通过肩胛骨担负上肢功能活动并作为受力支架，是上肢运动的基础。它们相互连接，形成 4 个功能关节，即肩关节、肩锁关节、胸锁关节、肩胛胸壁关节。肩部扭挫伤是指肩部受到打击或扭挫致伤，使肩部软组织损伤、韧带撕裂、局部肿胀、疼痛、功能活动障碍的病症[4]。

（二）治疗方法的相关研究

目前针对肩部扭挫伤这种疾病的治疗方法很多。宋威等[5]运用理筋手法配合桃仁承气汤治疗肩部扭挫伤 52 例，结果显示理筋手法起到疏通经络、消瘀散寒、滑利关节、松解软组织粘连的作用，以达到通畅气血，改善局部血液循环的目的，从而消除肩部疼痛僵硬及关节活动障碍等临床症状，中药治疗起到活血化瘀、通络止痛的作用，二者配合施用，疗效显著。李月[6]运用巨刺法治疗肩部扭挫伤 57 例，取穴时先在患侧局部找出阿是穴或相关腧穴，从而于健侧取其对应的阿是穴或经穴。用毫针先进行泻法操作，再进行平补平泻操作，结果显示临床症状改善明显。王辉等[2]以肩髃、肩贞、肩前、天宗、肩井、肩中俞、臂臑等穴位为主，配合阿是穴进行拔火罐治疗，结果显示 165 例肩部扭挫伤患者临床症状均明显好转或治愈。

参 考 文 献

[1] 林子玲，周小军，赖家盈. 温针灸结合关节松动术治疗肩周炎的临床研究 [J]. 中国康复理论与实践，2011，17（10）：997-998.

[2] 王辉，胡义明. 拔火罐治疗急性肩部扭挫伤 [J]. 中医正骨，2002，（3）：36.

[3] 苏伟，秦黎虹. 推拿手法结合其他疗法治疗肩部损伤的研究进展 [J]. 西北民族大学学报（自然科学版），

2021，（4）：41-45.

［4］王春生. 肩部扭挫伤患者的中医康复措施［J］. 世界最新医学信息文摘（电子版），2014，（13）：195，200.

［5］宋威，石军军. 理筋手法合桃仁承气汤散治疗肩部扭挫伤 52 例临床观察［J］. 内蒙古中医药，2014，33（30）：60-61.

［6］李月. 巨刺法治疗软组织扭挫伤的临床应用［J］. 中国针灸，2002，（S1）：98-99.

第二节 肩关节周围炎

肩关节周围炎简称肩周炎，亦称粘连性关节囊炎，俗称"凝肩""冻结肩""漏肩风""五十肩"等。它是肩周围肌肉、肌腱、滑囊和关节等软组织的慢性炎症，形成关节囊内外粘连，阻碍肩的活动。属中医"肩痹""肩凝"等范畴。是由于肩关节周围软组织病变而引起肩关节疼痛和活动功能障碍。多见于中老年人，女性高于男性。

一、病因病机

本病内因为肝肾亏虚，筋骨衰退。肾藏精、主骨，肝藏血、主筋，《素问·上古天真论》言："五八肾气衰""七八肝气衰，筋不能动"。随着年龄的增长，脏气衰退，精血亏损，筋肌失养，从而引起各种症状。外因为风寒湿邪，慢性劳损。年老体弱，气血衰少，筋骨失于濡养，风寒湿邪易侵袭机体，痹阻经络，气滞血瘀，引起酸痛不止，麻木不仁。

现代医学认为本病病因不清，可能与下列因素有关：①肩关节以外的疾病，如冠心病、肺炎、胆囊炎等反射性引起肩部疼痛，使肩关节活动受限。②因上肢骨折、颈椎病等使上肢固定于身旁过久。③肩关节周围软组织的退变，如冈上肌腱炎、肱二头肌腱炎、肩峰下滑囊炎等，肌腱袖短缩，把肱骨头与肩胛盂紧拉在一起，使肱骨头的旋转活动受限。④长期劳损，可造成肩部软组织的慢性炎症过程。

本病为肩关节的关节囊和关节周围软组织发生的一种范围较广的慢性无菌性炎症反应，引起软组织广泛性粘连，限制了肩关节的活动所致。临床上冈上肌腱炎、肱二头肌腱炎、肩峰下滑囊炎、创伤、疾病造成的肩部长期固定不动、内分泌紊乱、慢性劳损、感受风寒湿邪等因素，均可以引起肩关节周围炎。由于肩部肌腱、肌肉、关节囊、滑囊、韧带充血水肿，炎症细胞浸润，组织液渗出而形成瘢痕，造成肩周围组织挛缩，肩关节滑膜、关节软骨间粘连，肩周围筋骨失养，风寒湿外邪侵袭肩部，经脉拘急所致。

病理变化可分为三期。急性期：病理变化主要是肩周组织无菌性炎症，组织充血、肿胀、渗出，临床症状以肩部疼痛为主。粘连期：主要表现为胶原纤维变性粘连，临床症状表现为肩部活动受限。缓解期：大约需 1～2 年，此期炎症逐渐被吸收，粘连松解，临床表现症状逐渐减轻，甚至自愈。

二、诊断与鉴别诊断

（一）临床表现

本病呈慢性发病，隐袭进行，多无外伤史，少数有轻微外伤。常因上举外展动作引起疼痛始被注意。亦有疼痛较重及进展较快者。主要症状为肩周围疼痛，肩关节活动受限或僵硬。疼痛可为钝痛、刀割样痛，夜间加重，不敢患侧卧位，甚至痛醒，有时可放射至前臂或手部，颈、背部，亦可因运动加重。

急性期临床表现：病程短，肩部隐痛逐渐加重变为剧痛，疼痛呈弥散性，多为持续性钝痛或刀割样痛，疼痛昼轻夜重，影响睡眠，肩周压痛点广泛，肩关节主动活动受限，被动活动时痛甚。冻结期临床表现：肩部疼痛减轻，压痛点固定，肩周肌肉萎缩，以三角肌、冈上肌、冈下肌萎缩较为多见，肩关节主被动活动严重受限，活动范围极小，肩关节被动外展及前屈时肩胛骨随之摆动而出现耸肩现象。缓解期表现：疼痛缓解，肩部肌肉萎缩，肩关节的挛缩、粘连逐渐消除而恢复正常功能。首先是外旋活动逐渐恢复，继之为外展和内旋等功能恢复。

（二）诊断

1）隐性发作，多无明显外伤史。

2）肩部广泛压痛，压痛点在肩峰下滑囊、肱二头肌长头肌腱、喙突、冈上肌附着点等处为主，而尤以肱二头肌长头肌腱部压痛最为明显。

3）关节各方向活动受限，但以外展、外旋、后伸障碍最显著。

4）病程较长者，可见肩胛带肌萎缩，尤以三角肌萎缩明显。

5）X线片：肩周炎是软组织病变，所以X线检查多属隐性，对直接诊断无帮助，但可以排除其他骨与关节疾病，有时可见骨质疏松，冈上肌腱钙化，或大结节处有密度增高的阴影。

（三）鉴别诊断

1. 肩袖损伤

肩袖损伤以冈上肌肌腱损伤或炎症最常见，多继发于肩峰下撞击综合征，肩部夜间疼痛更为明显，肌腱断裂者出现抬肩无力，可向前臂放射，痛点以肩前、外侧为主，多在肩关节外展及前屈60°～120°时产生疼痛，其余方向活动受限不明显，而且被动活动无障碍，疼痛弧试验、Jobe试验、落臂征等阳性，封闭试验后外展抗阻疼痛缓解，是与肩周炎鉴别的重要方式。MRI检查可发现肩袖肌腱的变性及形态改变。

2. 肱二头肌长头肌腱炎

肱二头肌长头肌腱炎表现为肩前部疼痛，外展、后伸、外旋加重，结节间沟处压痛明显，肱二头肌抗阻力试验阳性，MRI可发现T2像上肱二头肌长头肌腱高信号改变。

3. 神经根型颈椎病

神经根型颈椎病可引起肩部疼痛及放射痛，但麻木与颈神经根的节段性分布相一致，肩关节活动功能正常，椎间孔挤压或分离试验、臂丛牵拉试验均阳性，颈椎影像学检查多有颈椎退变及神经根损害表现。肩周炎可自愈，而颈椎病往往呈进行性加重。

三、治疗

肩周炎的治疗目标：急性期缓解疼痛，预防功能障碍；冻结期改善功能；缓解期加强功能锻炼，消除残余症状。治疗以手法为主，配合药物、针灸、运动、理疗等治疗。经长期保守治疗无效者，可考虑手术治疗。手法及练功在本病的治疗和恢复过程中有特别重要的意义。本病多能自愈，但易复发，预后良好。

（一）中药疗法

根据患者症状、特征及发病特点进行辨证施治。

1. 风寒湿痹证

肩部窜痛，遇风寒痛增，得温痛缓，畏风恶寒，或肩部有沉重感，舌淡、苔薄白或腻，脉弦滑或弦紧。治宜祛风散寒、除湿通络，方用蠲痹汤加减。

2. 血瘀气滞证

肩部肿胀，疼痛拒按，以夜间为甚，舌暗或有瘀斑、苔白或薄黄，脉弦或细涩。治宜化瘀通络、蠲痹止痛，方用身痛逐瘀汤加减。

3. 气血亏虚证

肩部酸痛，劳累后疼痛加重，伴头晕目眩，气短懒言，心悸失眠，四肢乏力，舌淡少苔或舌苔白，脉细弱或沉。治宜调补气血、舒筋活络，方用黄芪桂枝五物汤加减。

常用经方与验方

1. 四物止痛汤（经验方）加减

【组成】当归 9g，川芎 6g，白芍 9g，生地黄 12g，乳香 6g，没药 6g。

【功效与适应证】活血止痛，用于各部损伤之瘀血疼痛。

【制用法】水煎服，日 1 剂，每次 100ml，每日 2 次口服。

2. 四物汤（《仙授理伤续断秘方》）

【组成】川芎 6g，当归 10g，白芍 12g，熟地黄 12g。

【功效与适应证】养血补血。治疗恢复期血虚之证。

【制用法】水煎服，日 1 剂，每次 100ml，每日 2 次口服。

3. 天池伤科验方

【组成】桃仁 10g，川芎 10g，红花 10g，没药 6g，当归 15g，五灵脂 6g，香附 6g，牛膝 15g，地龙 10g，续断 10g，苏木 15g，大黄 10g。

【功效与适应证】活血化瘀，通络止痛。治疗肩周炎之血瘀气滞证。

【制用法】水煎服，日 1 剂，每次 100ml，每日 2 次口服。

（二）理伤手法

针对肩周炎的手法治疗是诸多治疗方法中的重要方法。治疗过程：患者取端坐位、侧卧位或仰卧位，术者先运用㨰法、揉法、拿捏法作用于肩前、肩后和肩外侧，用右手的拇、示、中三指对握三角肌束，做垂直于肌纤维走行方向的拨法，再拨动痛点附近的冈上肌、胸肌以充分放松肌肉；然后术者左手扶住肩部，右手握患手，做牵拉、抖动和旋转活动；最后帮助患肢做外展、内收、前屈、后伸等动作，解除肌腱粘连，帮助功能恢复。手法治疗时，会引起不同程度的疼痛，要注意用力适度，以患者能忍受为度，隔日治疗 1 次，10 次为 1 个疗程。

（三）练功疗法

练功疗法是治疗过程中不可缺少的重要步骤，急性期患者肩关节的活动受限主要是疼痛和肌肉痉挛所引起，此时可加强患肢的外展、上举、内旋、外旋等功能活动；冻结期，患者可在早晚反复做外展、上举、内旋、外旋、前屈、后伸、环转等功能活动，如"内外运旋""叉手托上""手拉滑车""手指爬墙"等动作。锻炼必须酌情而行，循序渐进，持之以恒，否则操之过急，有损无益。

（四）针灸疗法

1. 毫针治疗

主穴可取肩前、肩髎、肩髃、臑俞、外关、合谷。配穴：若风寒重可加用风门、风池；若有瘀滞可加用肩贞、阳陵泉、条口；气血虚加足三里、气海、血海。也可"以痛为腧"取穴，结合艾灸，隔日或每日1次。

2. 火针治疗

选穴：以近部位取穴为主，配以局部压痛点、动痛点及远端的阳陵泉，肩部取穴为肩前、臂臑、肩井、肩内陵。根据患者不同体质分别选用中粗头针或细火针，穴位及患病部位用75%酒精常规消毒，左手持点燃的酒精灯，右手持针，靠近穴位，待针烧红后，快速刺入穴位，深可刺入1～3cm。操作时要稳、准、快、轻。肩痹疼痛较重，肩关节功能受限较重者可留针1～3min，若患者体质较弱或精神较紧张者不可留针，宜快速点刺，尽量减小针刺时的疼痛。火针治疗每次选穴4～6穴，每穴刺2次，隔2日1次，治疗10次为1个疗程。

3. 芒针透刺治疗

取患侧下肢条口穴，选用28号4寸长针，夹持进针，快速刺入皮下，然后一手示指按于同侧承山穴上，刺手缓缓进针透向承山穴，平补平泻，待局部出现针感后，嘱患者活动患侧上肢，然后行小幅度提插捻转，使局部出现麻感或电击感并向上传导，以传至患侧肩关节部为最佳，同时嘱患者继续大幅度活动患侧上肢，尤其是进行之前活动受限的动作。留针20min，每5min行针1次，每次均要出现针感，患者同时配合运动。每日1次，10次为1个疗程，嘱患者加强患肢功能锻炼。

4. 温针治疗

取患侧肩贞、肩前（奇穴）、肩后（奇穴）、曲池、合谷、天宗、阿是穴。针刺得气后，针柄上套以25cm艾条，燃尽后再换1炷，每天治疗1次并辅以肩部功能锻炼，15次为1个疗程。

5. 针刀治疗

患者取侧卧位，充分暴露患肩，通过上举、外展、后伸等动作确定致痛点与敏感点，将这些点用龙胆紫标记，再用碘伏消毒；选择点进针，沿肌纤维走行进行先纵行后横行剥离。每周治疗1次，3次为1个疗程，治疗结束配合功能锻炼。

四、现代中医药研究

（一）病因病机的相关研究

肩周炎这一病名虽系现代西医学提出，但祖国传统医学对此病症的认识，却有着悠久的历史。中医把该病划为"痹证"范畴，认为是一种以肩部疼痛、肩关节功能障碍为主要特征的筋伤，并从发病年龄、致病因素及临床表现等方面对本病有着不同的称谓，如"五十肩""漏肩风""冻结肩"等[1]。本病发生包括内外两个因素[2]：内因即正气亏虚，肝肾不足，营卫失调，气血亏虚，筋脉失于濡养。《素问·上古天真论》记载："七八肝气衰，筋不能动。"认为人到50岁左右，年老体衰，肝肾精气开始衰退，气血不足，筋脉得不到充分滋养，日久则发生筋脉拘急疼痛，且抵御外邪能力渐衰，外邪易侵袭人体。如宋代王怀隐《太平圣惠方》说："夫劳倦之人，表里多虚，血气衰弱，腠理疏泄，风邪易……随其所感，而众痹生焉。"外因主要是由风、寒、湿、热等邪气侵袭人体，以致经脉阻塞，气血凝滞，从而出现肩部肌肉、关节疼痛，筋骨、筋脉挛缩，屈伸不利等症状，《素问·痹论》曰："风寒湿三气杂至，合而为痹也。"综上所述，肩痹基本病机为正虚标实，即正气亏虚，筋脉失养，外邪侵入，气血阻滞不通，久而久之，筋脉失养、阻滞更甚。

随着社会的不断发展，人们生活方式的改变，肩周炎的致病因素随之增加，其发病率逐年上升，并且发病趋于年轻化。现代医学认为肩周炎发病机制总体来说是肩关节周围的无菌性炎症[3]。近年来，田惠林等[4]综合大量文献从不同角度阐述了肩周炎的多种病因病机。发病原因：年龄；风寒湿；解剖学，特殊结构如喙肱间隙；肩关节活动减少；急慢性损伤；神经损伤因素，如神经受卡压；免疫、糖尿病、颈椎病等其他因素。病理变化：慢性炎症学说；微循环障碍学说，急慢性损伤影响到肩关节周围组织，毛细血管破裂，局部出血和水肿，使微循环受阻，导致组织变性、坏死和关节僵硬；退变性因素；纤维增生因素；肩周肌群痉挛；蛋白多糖成分改变；自由基代谢失调。

（二）治疗方法的相关研究

肩周炎的治疗方面，目前主要采用推拿手法、局部痛点封闭、针灸、针刀、外用药、关节注射等方法，目的为止痛、缓解痉挛、改善关节功能[5]。

临床治疗肩周炎中，推拿治疗是使用频率较高的方法之一[6]。夏玉光等[7]采用弹拨法治疗颈源性肩周炎，先弹拨颈外横突治疗点，然后再配合运用旋转手法复位。共治疗126例患者，总有效率达98.41%。王勇刚[8]使用轴向拔伸法治疗粘连期肩周炎38例，先用常规手法放松肩关节及其周围组织，再进行轴向和外展的拔伸，结果显示患者临床症状好转明显。

针灸疗法是中医最古老的非药物疗法之一，针灸治疗肩周炎可以温经散寒、疏通经络、活血止痛，效果较优，主要优势在于针灸镇痛，且针灸治疗宜早期介入[3]。毫针刺法：白玉洁等[9]将入组的43例患者，实施中医针灸（穴位包括风池、阿是穴、合谷、肩井、肩贞、肩前等）治疗，治疗效果显著。亓秀娟等[10]选取60例符合诊断的肩周炎患者，随机将其分为治疗组和对照组，每组30例，治疗组以阳性筋结点为主穴，对照组采用常规选穴，结果显示针刺阳性筋结点能明显缓解肩周炎患者的肩部疼痛和改善肩关节功能活动。谭跃飞[11]治疗的70例肩周炎患者中，治疗组采用关刺加温针灸，对照组采用常规针刺法加温针灸进行治疗，从疼痛分级指数和运动功能两方面进行疗效评价，得出关刺加温针灸对于缓解肩周炎患者疼痛和运动功能受限症状相较于常规针刺有明显优势。

除针刺及推拿治疗外，其他疗法对于肩周炎的治疗也具有不错的疗效。针刀疗法：王玮佳[12]将90例肩周炎患者分为3组：分别采用经筋理论指导针刀治疗、"C"形针刀整体松解治疗和整复配合功能锻炼，结果显示基于经筋理论指导下针刀治疗肩周炎能获得更好的疗效。穴位埋线疗法：吴元建等[13]采用埋线疗法，寻找肩关节周围阿是穴2~3个，进行埋针治疗。隔日1次替换上次埋针，按压选取穴位，治疗结束后可有效缓解患者疼痛症状。

参 考 文 献

[1] 杨波，李晓峰，冯平，等. 肩周炎病因病机研究现状 [C] //河南省中西医结合学会. 第一届中国·嵩山骨科高峰论坛暨河南省中西医结合学会 2016 年骨科年会论文集. 登封：河南省中西医结合学会，2016：752-756.

[2] 姜玉洁，邱连利，杨娟娟，等. 从经筋理论论治肩痹研究进展 [J]. 中医临床研究，2021，13（24）：5-7，10.

[3] 高丹，韩正，杨芳，等. 针灸治疗肩周炎机理探讨 [J]. 中国中医药现代远程教育，2018，16（3）：122-123.

[4] 田惠林, 王舒英. 肩关节周围炎的多种病因病理学说 [J]. 中国临床康复, 2005, 9 (22): 192-193.

[5] 刘皓, 刘洪旺, 王文岳, 等. 手法治疗肩关节周围炎进展 [J]. 现代中西医结合杂志, 2014, 23 (7): 796-798.

[6] 徐耀, 张昶, 刘赵丽, 等. 冻结肩的中医治疗进展 [J]. 世界中西医结合杂志, 2016, 11 (11): 1619-1623.

[7] 夏玉光, 张建福, 张汉深, 等. 弹拨颈外横突治疗点治疗颈源性肩周炎 126 例 [J]. 中医研究, 2014, 27 (8): 38-39.

[8] 王勇刚. 肩关节轴向拔伸法治疗粘连期肩周炎 38 例疗效观察 [J]. 中华全科医学, 2016, 14 (2): 235-236.

[9] 白玉洁, 张丹丽. 中医针灸治疗颈椎性肩周炎的疗效研究 [J]. 世界最新医学信息文摘, 2016, 16 (82): 176.

[10] 亓秀娟, 高淑红. 针刺阳性筋结点治疗肩周炎临床观察 [J]. 西部中医药, 2014, 27 (9): 131-133.

[11] 谭跃飞. 关刺加温针灸对改善肩周炎的疗效分析 [J]. 当代医学, 2013, 19 (3): 154-155.

[12] 王玮佳. 经筋理论指导针刀治疗肩周炎的临床疗效观察 [D]. 福州: 福建中医药大学, 2018.

[13] 吴元建, 夏豪天, 章一凡, 等. 埋针治疗肩周炎疼痛 36 例 [J]. 中医外治杂志, 2019 (2): 42.

第三节 冈上肌腱炎

冈上肌腱炎是由各种原因引起的冈上肌腱损伤而出现的临床证候, 主要是慢性创伤及肌腱退行性改变而产生的无菌性炎症。本病好发于 40 岁以上从事重体力劳动的中老年人。

一、病因病机

人体是一个统一的整体, 皮肉筋骨, 气血津液, 脏腑经络互相联系, 互相依存。脏腑健壮, 则经络通畅, 津液代谢正常, 气血旺盛, 皮肉筋骨强健。脏腑亏损, 筋骨萎弱, 受外力作用则易引起皮肉筋骨损伤。导致脏腑、经络、气血的紊乱, 从而产生一系列内外症状。如《正体类要》所言:"肢体损于外, 则气血伤于内, 荣卫有所不贯, 脏腑由之不和。"明确指出外伤与内损, 局部与整体之间是相互作用、相互影响的。汉代张仲景提出了不内外因, 主要是指损伤的病因不同于七情内因和六淫外因而属于不内外因, 又进一步指出不内外因仍属于外因或内因的范畴, 互相兼杂, 交错在一起。

肩关节的周围是由起于肩胛骨不同部位的冈上肌、冈下肌、小圆肌和肩胛下肌共同构成的肩袖, 包绕于肩关节, 止于肱骨近侧的大小结节, 在肱骨头解剖颈处形成袖套状结构。肩袖对于肱关节的稳定和活动作用很大, 并维持上臂各种姿势和完成各种运动功能。冈上肌是负责肩关节外展的主要肌肉, 位于肩部上方, 活动频繁, 又是肩部肌肉收缩力量的交叉点, 因此比较容易劳损。随着年龄的增长, 肌腱本身也可发生退行性变。

二、诊断与鉴别诊断

(一) 临床表现

本病好发于中老年人。一般起病缓慢, 常有轻微的外伤史或受凉史, 症状一般不明显, 但唯有每次肩外展 60°～120° 时, 出现明显疼痛。这正是冈上肌腱抵触肩峰的阶段, 即通过肩峰与肱骨头所构成的狭小的间隙, 遭压挤的缘故。但超过这个范围后, 疼痛消失, 是由于该肌外旋离开了肩峰摩擦的关系, 因此 60°～120° 亦称为"疼痛弧", 这是冈上肌腱炎的特征。单纯的冈上肌腱炎时, 并没有肌力丧失现象, 轻者仅上臂外展受限, 但被动外展不受限制, 重者肩部疼痛不能活动，肌肉萎缩。

（二）诊断

1）常有轻微的外伤史或受凉史。
2）肩外展60°～120°时，出现明显疼痛，肩被动活动不受限。
3）肩峰外下方有明显压痛，肩部肌肉萎缩。
4）X线检查：偶见冈上肌腱钙化，骨质疏松，为组织变性后的一种晚期变化。

（三）鉴别诊断

1. 肩关节周围炎
肩关节周围炎疼痛弧不仅限于中间范围，而是从开始活动到整个运动幅度内均有疼痛及局部压痛。

2. 粘连性肩关节滑囊炎
粘连性肩关节滑囊炎活动开始时不痛，外展70°以上出现疼痛，超外展则疼痛明显加重。

3. 冈上肌腱断裂
冈上肌腱断裂多为肩关节脱位后的并发症，单纯性的断裂，大多数为外伤性。本病发生后，可出现肩部尖锐性疼痛、无力外展，也不能抗阻力外展，被动外展上臂90°后或身体稍前倾则能主动外展上臂。

三、治疗

冈上肌腱炎的治疗目标：消除肩部疼痛症状，恢复关节活动度。

（一）中药疗法

根据患者症状、体征，进行辨证论治。注意辨别病情虚实及程度。

1. 气血亏虚证
多为老年，体质羸弱、神情倦怠、面色苍白、筋肌无力，舌淡胖，脉细弱。治宜益气养血，通络止痛，方用黄芪桂枝五物汤加减。

2. 肝肾亏损证
劳役过度、臑臂入夜疼痛尤甚、捶打或活动肩部后疼痛能缓解，舌质红、苔薄或光剥，脉细数。治宜益精补肾，滋阴息风，方用左归丸加减。

3. 寒湿阻络证
病程长久，疼痛渐剧、痛处固定、透筋彻骨，筋肌痉挛、萎缩，畏寒惧风，得温则舒，肩活动受限，舌淡、苔白或腻，脉濡细。治宜燥湿化痰，理气通络。方用茯苓丸加减。

4. 气滞血瘀证
肩部常可见瘀斑，疼痛，多为刺痛，痛有定处，拒按，夜间痛甚，面色不华，舌质紫暗、或有瘀斑，脉多细涩或弦涩。治宜活血化瘀，通络止痛。方用化瘀通痹汤加减。

（二）理伤手法

急性期以轻手法为主，慢性期宜稍重。①拿法：先用拿法拿捏冈上部、肩部、上臂部，自上而下，疏松筋结。然后以冈上及肩部为重点，自上而下揉摩，以舒筋活络。②摇肩：患者坐位，术者立于患侧，握住腕由前至上至后至下反复画大圈，范围均由小变大，适量。大摇摆过程中，外展尽量在 90°～120° 轻度上举。③牵抖法：双手握住患侧腕部，在向下牵引的同时，以臂用力均匀颤动数次。穴位以天宗、肩井、曲池、压痛点为主。治疗时间每次 20～25min，5 次为 1 个疗程。

（三）固定疗法

急性发作期疼痛较重者，避免做肩外展旋转活动及提取重物，可用前臂吊带固定，配以休息。

（四）练功疗法

肿痛缓解后进行功能锻炼，如肩外展、前屈、外旋、甩手、上举等活动，以舒筋和络，恢复肩臂活动功能。

（五）针灸疗法

1. 毫针治疗

针刺治疗冈上肌腱炎目前已广泛应用于临床。临床中常取肩髃、肩髎、肩井、天宗、臑俞、阿是穴等，直刺 0.5～1 寸，用捻转手法，留针 20min。

2. 锋钩针治疗

取肩髎、肩贞、阿是穴。取阿是穴时患者上肢外展 90°，在冈上肌腱肱骨大结节处选压痛点，此即为进针点。常规消毒后，医者迅速将锋钩针刺入皮下组织。先在勾割的组织内轻轻弹拨，然后再有节律地进行牵拉纤维，上下勾割 3～4 次，以局部酸胀、发热、松快感为度。勾割完后出针，针眼处用消毒棉球按压片刻。每周 2 次，5 次为 1 个疗程。

3. 长圆针治疗

以拇指指腹沿各经筋循行路线逐一按压，寻找阳性结筋病灶点即痛性条索或硬结。选择 1.0mm×40mm 长圆针刺入结筋处。运用关刺法，直刺至结筋病灶点表层后左右刮拨，以解除表层粘连；采用恢刺法，直刺肌腱旁侧结筋病灶点粘连组织深部，用末端锋刃向上挑拨切割，松解周边粘连。如此将上述查体得出的结筋病灶点一一处理。术后用无菌干棉球在针刺部位按压 2min，再用无菌纱布敷盖 3 天。治疗 1 次不愈者间隔 6 天可重复治疗。

四、现代中医药研究

（一）病因病机的相关研究

冈上肌腱炎这一病名在中医典籍中没有对应的记载，但根据本病的临床特点，可将本病归于中医"痹证""肩痹"的范畴[1]。其致病因素可分为内外两个方面，内因主要为"本虚"，是指因脏腑、阴阳、气血津液、经络失养而发生的疼痛。《素问·举痛论》云："脉泣则血虚，血虚则痛。"即中医所谓的"不荣则痛"。外因主要为"标实"，表现为外邪（风、寒、湿邪等）侵入人体，正气与外邪交争或因跌仆闪挫，致使局部气血壅滞不通，《素问·痹论》曰："风寒湿三气杂至，合而为痹也。"《素问·举痛论》有云："经脉流行不止，环周不行，寒气入经而稽迟，泣而不行，客于脉外则血少，客于脉中则气不通，故卒然而痛。"《临证指南医案》载："积伤入络，气血皆瘀，则流行失司，所谓痛则不通也。"即中医所谓的"不通则痛"。

冈上肌腱炎是骨伤科病中常见的软组织疾病，好发于中青年及以上年龄的体力劳动者、家庭主妇或运动员等[2-3]，目前其病因尚不明确，但与其特殊的解剖关系密切相关，冈上肌腱作为肩袖的重要组成部分，是肩部各个肌肉收缩力量交汇集中的应力点[4]，因此肩部急性外伤、长期摩擦、挤压等慢性劳损或长期受寒、过度活动等均可引起肌腱损伤、水肿、退变等非特异性炎症。按病势可分为慢性和急性期[5]，慢性期主要表现为肩部的慢性疼痛，间歇性活动受限；急性期表现为剧烈疼痛，持续性的活动受限。

（二）治疗方法的相关研究

冈上肌腱炎的治疗方法主要有推拿、针灸、理疗、局部阻滞、中药和小针刀等。在这些疗法中中医疗法依据舒筋活血等原则，对病症有较好的改善或治愈作用[6]。

推拿是治疗冈上肌腱炎的有效方法。郑成愿[7]认为针对冈上肌腱炎，推拿不仅能够对肌肉进行治疗，同时可以纠正关节错缝，滑利关节，故应用推拿手法治疗 32 例本病患者，治疗方法为首先反复往返揉搓肩颈部，然后用对冈上肌肌腹做和缓轻柔的揉动，其次弹拨冈上肌走行范围内所能触及的条索状物或硬结，反复数十遍，最后被动活动患侧肩关节，让肩关节行前屈、后伸、上举、外展活动，经治疗后患者症状基本好转。胡军飞[8]认为推拿可以改善肌肉的营养代谢，消炎镇痛，促进组织修复，解除肌肉痉挛，故以"舒筋通络，活血止痛"为治疗原则，在阿是穴、肩井、秉风、肩贞、肩髎、臂臑、曲池等操作点，分别采用滚揉、按揉弹拨、动态定位推拿及搓揉牵抖法，治疗 55 例本病患者，临床效果显著。

针刺疗法目前已广泛应用于冈上肌腱炎的治疗。以"疏经通络，行气止痛"为治疗总则，以"经脉所过，主治所及"为选穴原则，临床常用穴位为肩髎、肩髎、肩井、天宗、臂臑、阿是穴等。杨晓勇[9]将 60 例患者随机分为"肩三针"针刺组和常规用药组。治疗 3 个疗程后统计疗效，发现"肩三针"对于冈上肌腱炎的治疗效果显著。丁宏燕[10]独刺天宗穴深度达肩胛骨，同时行手法使针感到达患处来治疗冈上肌腱炎 76 例，经治疗后临床症状好转明显。吴晓强[11]采取浮针治疗冈上肌腱炎 46 例，于肩周痛点四周进针，针尖达距冈上肌腱压痛点 2～3cm 处后通过针座做扇形运动扫散 200 次，结果显示总有效率为 97.8%。

除推拿、针刺治疗外，其他针对冈上肌腱炎的治疗方法也行之有效。针刀是在九针基础上结合现代医学微创技术发明而成，能有效松解软组织粘连，适用于软组织损伤和骨关节病变。林春强等[12]就利用小针刀微创技术依次松解喙突顶点的 1/3、小结节、肩峰下滑囊及肱骨大结节顶部冈上肌止点等处筋膜并与局部理疗相比较，发现小针刀治疗该病具有显效快、恢复快的特点。吴峰等[13]用竹圈盐灸配合针刺治疗冈上肌腱炎，分别予针刺配合竹圈盐灸治疗和电磁波治疗仪（TDP）治疗。采用简化麦吉尔疼痛量表比较治疗前后 2 组患者变化情况，并评估临床疗效。发现患者疼痛及功能活动症状均得到明显改善。王野等[14]运用中药蜡疗配合推拿治疗冈上肌腱炎，治疗组 26 例患者疼痛及肩关节活动度均得到了明显改善。

参 考 文 献

[1] 赵天硕，邰东旭. 针刺法治疗肩袖损伤研究进展 [J]. 中国中医药现代远程教育，2021，19（6）：200-202.
[2] 黄庆生，谢强，林伟栋，等. 小针刀联合舒筋活血中药复方治疗冈上肌肌腱炎的临床疗效研究 [J]. 按摩与康复医学，2021，12（13）：11-13.
[3] 张昶，王瑞红，徐耀，等. 针刀联合痛点阻滞改善冈上肌腱炎肩关节痛和肩关节活动度的临床研究 [J]. 中国医药导报，2017，14（9）：158-162.
[4] 曾仁昌. 温经通络散瘀膏外敷配点穴推拿治疗冈上肌腱炎 [J]. 实用临床医学，2016，17（11）：37-38.

[5] 候南, 邵东旭. 中西医论治钙化性冈上肌腱炎的研究进展 [J]. 实用中医内科杂志, 2019, 33 (8): 70-73.

[6] 戴慧峰, 张焕强. 中医药治疗冈上肌肌腱炎概况 [J]. 浙江中医杂志, 2014, 49 (12): 920-921.

[7] 郑成慰. 推拿治疗冈上肌损伤 32 例 [J]. 福建医药杂志, 2004, 26 (2): 169-170.

[8] 胡军飞. 动态定位推拿治疗冈上肌腱炎 55 例 [J]. 浙江中医药大学学报, 2011, 35 (3): 424.

[9] 杨晓勇. "肩三针" 针刺治疗肩袖损伤 30 例 [J]. 江西中医药, 2016, 47 (3): 61-62.

[10] 丁宏燕. 针刺天宗穴治疗冈上肌腱炎 76 例 [J]. 中国针灸, 2004, 24 (3): 41.

[11] 吴晓强. 浮针治疗冈上肌腱炎 46 例疗效观察 [J]. 深圳中西医结合杂志, 2015, 25 (24): 61-62.

[12] 林春强, 梁慧, 马克. 小针刀治疗肩袖损伤的临床疗效观察 [J]. 中国医药指南, 2019, 17 (21): 10-11.

[13] 吴峰, 黄漫为, 郑锦清, 等. 针刺配合竹圈盐灸治疗冈上肌肌腱炎 32 例临床观察 [J]. 江苏中医药, 2018, 50 (5): 65-67.

[14] 王野, 白一辰. 中药蜡疗配合推拿治疗冈上肌腱炎 [J]. 长春中医药大学学报, 2016, 32 (2): 352-354.

第四章　肘腕部筋伤

第一节　肘部扭挫伤

由直接或间接暴力所引起的肘关节周围软组织的损伤，称为肘部扭挫伤。肘关节是活动较多的关节，如对本病治疗不及时或治疗不当，常留关节强直的后患。

一、病因病机

人体皮肉筋骨，气血津液，脏腑经络是互相联系的。如筋骨萎弱无力，则易受外力作用而引起皮肉筋骨损伤。外力导致的损伤也是本病发生的重要原因，如跌仆、由高处坠下、失足滑倒，手掌着地，肘关节处于过度外展、伸直位置，即可致肘部扭挫伤。

肘关节活动范围为 0°～150°，超外展 5°，伸直时稳定，微屈时相对失稳，前臂的旋转功能由上、下尺桡关节完成，环状韧带使上尺桡关节稳定。肘关节还有内、外侧韧带及伸肌群、屈肌群和肌腱所包囊附着。根据外力方向、防御姿势，以外侧及前侧伤筋常见，内侧次之，后侧少见。临床上以关节囊、侧副韧带、环状韧带和肌腱等不同程度的损伤较多见。伤势日久，瘀阻关节不利，伤筋束骨能力下降，血肿机化，均可致关节挛缩强直。

二、诊断与鉴别诊断

（一）临床表现

有明显的外伤史，肘关节处于半屈伸位，肘部呈弥散性肿胀疼痛，功能障碍，有时出现青紫瘀斑，多以桡后侧转明显，压痛点往往在肘关节的内后方和内侧副韧带附着部。初起时肘部疼痛，活动无力，肿胀常因关节内积液等，或肱桡关节后滑囊肿胀而加重，伸肘时鹰嘴窝消失。部分严重的肘部扭挫伤有可能是肘关节脱位后已自动复位，只有关节明显肿胀，而无脱位征，易误认为单纯扭伤。若肿胀消失，疼痛较轻，但肘关节的伸屈功能不见好转，压痛点仍在肘后内侧，局部的肌肉皮肤较硬，可通过 X 线检查，确定有无合并骨化性肌炎。严重的扭挫伤要与骨折相鉴别，环状韧带的断裂常使桡骨头脱位合并尺骨上段骨折，在成人，可通过 X 线片确定有无合并骨折，在儿童，其与骨骺损伤较难区别，可与健侧同时拍片对比检查，以免漏诊。

（二）诊断

1）患者多有明显的损伤史，肘关节处于半屈伸位。
2）肘部弥散性肿胀、有青紫瘀斑，多以桡后侧转明显。
3）肘关节的内后方和内侧副韧带附着部压痛、肘部活动无力。
4）X 线片无异常改变。

（三）鉴别诊断

1. 肱骨外上髁炎

肱骨外上髁炎有职业劳损史，病变局限于肘的桡侧的臂伸肌腱，不涉及肱尺关节，腕伸肌紧张试验（Mills sign）阳性。

2. 臂节紊乱症

长期过度的旋转或一时旋转过度过猛，可使上下桡尺关节受损。轻者为一过性组织牵拉伤筋，重者关节错落。表现为活动基本正常或力不从心。肱桡关节压痛，双侧对比，可发现桡骨小头略向后方偏移和腕部尺骨小头略呈前窄后宽异常现象。

三、治疗

治疗的目的是舒筋活血，消肿止痛，防止肘部软组织产生粘连及挛缩，鼓励患者多活动肘部。主要的治疗方法如下。

（一）中药疗法

根据筋伤的病理变化、生理特点，结合患者的全身情况，分早、中、后三期辨证论治。

1. 早期治疗

急性肘部扭挫伤后，气滞血瘀，肿痛较重，治宜活血化瘀，消肿止痛，此法为伤科中最常用的方法，临证常用的方剂有桃红四物汤、复元活血汤、加味乌药散等。临证时可根据损伤部位、性质的不同，或重于活血或重于行气，或活血与行气并重灵活选用。

2. 中期治疗

患者经早期治疗后症状减轻，但并未完全消除，可用和营止痛法。此法适用于损伤后血瘀气滞，肿痛未消，而继用攻下之法又恐损伤正气者。此法常用方剂有和营止痛汤、定痛和血汤、七厘散等。

3. 后期治疗

后期治疗主要针对损伤日久，迁延难愈者，主要以补养为主。久伤多虚，患者身体日久必虚，出现气血亏损，筋骨痿弱证，在治疗上常用补气养血法，使气血旺盛以濡养筋骨，而使筋骨强劲。常用方剂有四物汤、八珍汤、四君子汤等。

常用经方与验方

1. 和营止痛汤（《伤科补要》）

【组成】赤芍 9g，当归尾 9g，川芎 6g，苏木 6g，陈皮 6g，桃仁 6g，续断 12g，乌药 9g，乳香 6g，没药 6g，木通 6g，甘草 6g。

【功效与适应证】活血止痛，祛瘀生新。治损伤积瘀肿痛。

【制用法】水煎服，日 1 剂，每次 100ml，每日 2 次口服。

2. 天池伤科验方

【组成】当归 15g，川芎 10g，乳香 6g，没药 6g，枳壳 10g，桃仁 12g，大黄 10g，陈皮 15g，土鳖虫 10g，木通 6g，骨碎补 15g。

【功效与适应证】活血行气，散瘀消肿。治疗肘部扭挫伤之气血瘀滞，阻于关节。

【制用法】水煎服，日 1 剂。每次 100ml，每日 2 次口服。

（二）理伤手法

肘部扭挫伤的手法治疗具有活血通络，消肿止痛的作用。术者首先将肘关节上方及下方的肌肉进行按摩放松，然后将患侧腕部夹于腋下，双手分别握于肘的两侧，灵活做摆、掂、挺等动作，稍有错落处，可听到调整的响声。亦可使用扳压法，术者左手托患侧肘，右手握患侧腕向外摇肘，待肌肉放松，顺势将前臂伸直，配合左掌将肘向上一挺，亦可听到响声。手法的作用：手法可以促进局部血液和淋巴的循环，加速局部瘀血的吸收，改善局部组织代谢，理顺筋络，并可以提高局部组织的痛阈，使气血通畅，从而起到舒筋活络，消肿止痛的作用，这也就是"通则不痛"的道理。

（三）固定疗法

根据患者肘部扭挫伤的轻重情况，可以用三角巾或颈腕关节吊带将其悬挂胸前 3～5 天。

（四）练功疗法

首先嘱患者坐位，练伸肘。患肘上臂贴桌面，掌心向上，下垫书本，健侧手压或用牵引锤以较宽布带于手腕悬挂，沙袋重量适宜，离地高度为 2～3cm。亦可选鹰爪健身、抱臂展臂、伸肘屈肘、展旋方法进行锻炼。练功具有活血化瘀，消肿止痛、濡养关节经络、防止肌肉萎缩、避免关节粘连和骨质疏松的作用。

（五）针灸疗法

1. 毫针治疗

针灸治疗肘部扭挫伤具有疗效好、患者接受度高、无不良反应等优点，具有舒筋通络、祛风散寒、行气活血、调和阴阳等作用，是重要的中医治疗手段。临床常取肘髎、曲池、手三里、手五里、肩髃、天宗、合谷、曲池、尺泽等穴位。均直刺 0.3～0.5 寸，留针 15min。

2. 揿针治疗

取患侧曲池、手三里、中渚、阿是穴。嘱患者取坐位，局部皮肤常规消毒后，术者一手拇、示指将穴位处皮肤绷紧，一手持镊子夹持揿针，将针尖对准穴位，垂直刺入皮内并固定。嘱患者活动肘关节，以无任何不适为宜。埋针 2 天后自行取出，每周治疗 2 次，共治疗 2 周。

3. 刃针治疗

患者取端坐位，患侧上肢屈肘约 135° 置于操作台上。术者触诊异常紧张的肌肉，指下表现为"紧、僵、硬、滑"的感觉。以患处为中心上、下 1cm 处，局部常规消毒，押手按住进针点附近，刺手持刃针快速直刺 10～15mm，并行横向、纵向提插松解 3～4 次，针下及押手自觉肌肉松软后出针，用无菌干棉球按压针孔，以防止出血。隔日 1 次，共治疗 5 次。

四、现代中医药研究

（一）病因病机的相关研究

肘部扭挫伤属于中医筋伤范畴，是指各种暴力或慢性劳损等原因造成的肘部皮下组织、筋膜、肌肉、肌腱、韧带、关节囊、关节软骨盘、腱鞘、神经、血管等的损伤，属于现代医学的软组织损伤。筋伤虽可发生在不同的组织和部位，但共同的症状是以疼痛、瘀肿和功能障碍为主[1]。

肘部扭挫伤后功能障碍在临床中较为常见，其发病多由于肘关节损伤后，局部软组织、神经、动静脉血管和淋巴管等组织器官遭到破坏，引起大量细胞破裂、渗出、出血、坏死等，这些瘀血和渗出物的积聚，引起局部肿胀而刺激周围组织器官，引起疼痛，进而出现肌痉挛、肌挛缩，以致血管、神经受到的挤压加重，使局部更加缺血，出现缺血性肌痛，形成恶性循环，导致肘关节长期制动引起该关节活动受限，造成肘关节局部出现瘢痕或粘连，使肘关节主动和被动活动均受限，临床表现为肘关节伸不直、屈不到位[2]。

（二）治疗方法的相关研究

肘部扭挫伤的治疗方式也很多。张月和林彩霞[3]运用点穴法治疗肘部扭挫伤，具体方法及穴位为：点按尺泽，按揉曲池、手三里、孔最，掐揉列缺、合谷，点按痛点，经治疗后，患者肘部疼痛及功能受限情况明显改善。张萍等[4]采用综合康复疗法治疗肘关节扭挫伤，治疗组在采用对照组超短波配合中频治疗的基础上，增加关节松动术及肌肉功能训练，结果表明物理治疗配合关节松动术及肌肉训练对于肘部损伤后的康复十分必要。于冬冬等[5]总结杨兆勤教授运用"指缝"穴治疗肘部损伤的经验，利用毫针在距示指第二指骨与第三指骨间横纹头桡侧 0.2mm 处斜刺快速进针 0.5～0.8 寸，行强刺激泻法，使局部产生酸胀感，并嘱咐患者及时活动，取得了良好的疗效。付高勇等[6]用浮针结合康复手法治疗肘部损伤，结果表明加入浮针治疗后，明显提高了治疗效果。

参 考 文 献

[1] 张利泰，赵姿茗，葛磊，等. 红外热成像技术在中医筋伤疾病中的应用概况 [J]. 中国疗养医学，2022，31（2）：145-147.

[2] 张路萍，陈国耀. 运动创伤学 推拿与按摩 [M]. 桂林：广西师范大学出版社，2000：12.

[3] 张月，林彩霞. 肘关节扭挫伤的中医手法治疗 [J]. 中国社区医师，2014，30（22）：34-35.

[4] 张萍，侯作宝，俞春晖，等. 综合康复治疗急性关节软组织扭挫伤的疗效观察 [J]. 临床医学工程，2010，17（10）：48-49.

[5] 于冬冬，马田田，从志航，等. 杨兆勤教授运用"指缝"穴临证举隅 [J]. 中医研究，2020，33（8）：50-52.

[6] 付高勇，李伟，李明波，等. 浮针结合康复手法治疗肘关节损伤后功能障碍的疗效观察 [J]. 中国康复，2014，29（3）：216-217.

第二节　肱骨外上髁炎

肱骨外上髁炎又称肱骨外上髁综合征、肱桡关节外侧滑囊炎、肘外侧疼痛综合征、网球肘等。是肘关节外上髁部局限性疼痛，并影响伸腕和前臂旋转功能的慢性、劳损性疾病。是一种前臂伸肌起点特别是桡侧腕屈肌的慢性牵拉伤或慢性损伤性炎症。该病炎症局限，定位清，以筋膜炎和骨膜炎为主。属于中医"筋痹""痹证""肘劳""肘痛"的范畴。

一、病因病机

中医认为本病是由气血虚弱，风寒湿邪致瘀阻经筋，流注关节引起。脏腑亏损，筋骨萎弱，受外力作用则易引起皮肉筋骨损伤，导致脏腑、经络、气血的紊乱，从而产生一系列内外症状。

现代医学认为该病是急慢性无菌性炎症，日久而致的肉芽组织形成和粘连，出血、机化、肥厚等组织病变，使关节僵硬疼痛，功能障碍和受限，属于劳损性病变。本病多见于特殊工种，如砖瓦工、网球运动员等。

本病可因急性扭伤或拉伤而引起，但临床上多数患者发病缓慢，一般无明显外伤史。多见于长期劳累，伸腕肌起点受到反复牵拉刺激，或前臂伸肌总腱部分撕裂、扭伤、钙化或无菌性坏死，肱骨外上髁骨膜炎或慢性肱桡关节的滑膜炎，或局部滑膜皱襞过度增厚，桡骨头环状韧带退行性变化，前臂伸肌总腱深面的滑囊炎，皮下血管神经束的绞窄及桡神经的神经炎。多发于频繁伸腕的体力劳动者和家庭妇女，常因活动不当，引起局部肌肉筋膜损伤，加之局部皮下组织薄弱易受寒湿侵袭，使经络瘀阻，气血凝滞不通，筋脉挛急而发病。

二、诊断与鉴别诊断

（一）临床表现

本病在大多数情况下起病缓慢，并逐渐出现方向性疼痛。也可由用力不当诱发。肱骨外上髁炎患者多数为成年人，男性比女性更易发病，右侧多见。主诉肘关节外侧疼痛、无力，疼痛逐渐加重。本病有敏感性压痛，压痛点常位于肱骨外上髁、环状韧带或肱桡关节间隙处，有锐痛，患者握力减弱，前臂有无力等感觉，肱骨外上髁多不肿胀，或肿胀不明显，较重时局部可有微热。肘外侧酸楚、疼痛，疼痛可向前臂或手指（除拇指外）放射。疼痛剧烈时可影响吃饭、穿衣、睡眠。屈伸范围不受限，前臂旋转功能明显受限，握拳旋转时疼痛加重。以致不能持物，严重者细小的活动均感困难，如提热水瓶、扭毛巾，甚至扫地等动作时感到疼痛乏力。约有三分之一的患者可出现疼痛向上臂、前臂及腕部放射，而影响肢体活动，但在静息时一般多无症状。病程长者偶有肌萎缩，肘关节伸屈旋转功能虽正常，但做抗阻力的腕关节背伸和前臂旋后动作可引起患处疼痛，提示病变在伸腕肌的起点。

（二）诊断

1）本病多无明显外伤史，个别可由用力不当诱发。

2）本病多见于特殊工种，如砖瓦工、网球运动员等。

3）肱骨外上髁多不肿胀，或肿胀不明显，较重时局部有微热。

4）肱骨外上髁、环状韧带或肱桡关节间隙处有压痛，握力减弱。

5）肘关节屈伸多正常，前臂旋转功能明显受限，抗阻力屈曲时疼痛加重。

6）Mills 征（腕伸肌紧张试验）阳性：将患者患侧肘关节稍屈曲，手握拳腕关节强度掌屈，做前臂旋前、伸直时可引起肱骨外上髁处疼痛。

7）X 线检查多无异常发现，偶见肱骨外上髁处骨质密度增高的钙化阴影。或在其附近可见浅淡的钙化斑。

（三）鉴别诊断

1. 肱桡关节滑囊炎

该病除局部压痛外，肘部旋前、旋后均受限，其疼痛点比肱骨外上髁炎略高，压痛比肱骨外上髁炎为轻，局部可有肿胀和触痛，穿刺针可吸出积液。

2. 肘部骨化性肌炎

该病常见于肘外侧，多有肘部外伤史，疼痛部位广泛，且伴有关节功能障碍，局部有肿块，

X线片可见肘部软组织内钙化影。

三、治疗

肱骨外上髁炎治疗的目的是舒筋活血，以防为主，对于可引起疼痛或加重症状的动作要少做。主要的治疗方法有：

（一）中药疗法

根据损伤的发展过程，一般分初、中、后三期。初期，一般在伤后 1～2 周内，由于气滞血瘀，常需消肿止痛，多以活血为主，可采用"下法"或"消法"，代表方为桃红四物汤、复元活血汤等；若瘀血积久不消，郁而化热，或邪毒入侵，或迫血妄行，可用"清法"，代表方为犀角地黄汤、五味消毒饮等；中期，在损伤后 3～6 周，虽损伤症状改善，肿胀瘀阻渐趋消退，疼痛逐步减轻，但瘀阻去而未尽，疼痛减而未止，仍应以活血化瘀、和营生新、接骨续筋为主，故以"和法"为基础，代表方为和营止痛汤、定痛和血汤等；后期，为损伤 7 周以后，瘀肿已消，但筋骨尚未坚实，功能尚未恢复，应以坚骨壮筋、补养气血、滋肝补肾为主，代表方为四物汤、八珍汤、壮筋养血汤、独活寄生汤等。

常用经方与验方

1. 犀角地黄汤（《外台秘要》）加减
【组成】犀角（水牛角代）30g，生地黄 20g，芍药 15g，牡丹皮 10g，黄芩 10g，柴胡 10g。
【功效与适应证】清热解毒，凉血散瘀。治疗瘀血积久不消，瘀而化热。
【制用法】水煎服，日 1 剂。每次 100ml，每日 2 次口服。
2. 天池伤科验方
【组成】炙川乌 15g，穿山龙 15g，麻黄 10g，桂枝 15g，独活 12g，千年健 12g，当归 15g，姜黄 15g，豨莶草 15g，络石藤 15g，苍术 15g，威灵仙 15g，醋延胡索 12g。
【功效与适应证】通络宣痹，祛风散寒。治疗肱骨外上髁炎之风寒湿痹阻于关节。
【制用法】水煎服，日 1 剂。每次 100ml，每日 2 次口服。

（二）理伤手法

患者取坐位或仰卧位，术者立于患侧，左手握患侧上臂桡侧，拇指在上，余指在下，右手握腕部，操作时两手配合，先上下抖动，左右翻转，扭拨臂筋，左手边拨边向下移，至肘部时稍加力量，过腕部用拇指揉几下，可重复 1～2 次。继用摇法。然后拨该腱在肱骨外上髁附着点处，拇指寻找痛点，并对其用稳定力分刮数次。继而提弹肘桡侧深浅诸筋，先弹深层再弹浅层。对于组织粘连，前臂旋前、伸肘功能受限之患者，术者站立于患肘外侧，一手握肘背侧固定，一手捏腕，屈腕屈肘，前臂旋前位，做屈伸摇动数次，腕部手顺势向伸肘方向扳，常可听到响声。

（三）固定疗法

固定是治疗"筋伤"非常重要且有效的治疗方法之一，适宜、及时的外固定有利于维持治疗效果，减轻疼痛，加快肿胀的吸收，预防重复损伤和促进筋伤愈合。选取合适型号的前臂吊带，维持前臂旋前位屈肘 90°，外固定时间为 3 周，下地活动时悬吊固定，休息时取下，健康宣教，嘱患者避免患肢负重及剧烈活动。

（四）练功疗法

根据患者病情恢复程度，可选用左右开弓、单臂砍肘、屈肘挎篮等动作进行练功，以促进康复。

（五）针灸疗法

1. 毫针治疗

选取患侧曲池、合谷、手三里、外关、手五里等穴，指导患者取坐位，屈肘，对针刺位置进行常规消毒，直刺 0.5～1 寸，采用提插补泻法，运针至患者出现酸、麻及胀痛感，留针 20min。每日 1 次。10 次为 1 个疗程。

2. 艾灸治疗

患者取坐位，患肢前臂置于操作台上，取旋前屈曲 130° 位，查诊压痛点局部消毒，取艾绒及少量草乌、樟脑两味中药研成粉末拌匀后，捏成约 0.5cm 大小麦粒状药炷，直接放至肱骨外上髁压痛点上，点燃艾炷直接灸 1～2 个压痛点，每点灸 3～5 壮。每月 2 次。

3. 针刀治疗

将肘关节屈曲 90° 平放于操作台上，选定压痛点，采用四步针法，小针刀刺入痛点后采用"一点三线疗法"，先纵行疏通剥离后横行铲剥，出针后按压针孔片刻，待不出血为止。

四、现代中医药研究

（一）病因病机的相关研究

肱骨外上髁炎，又称"网球肘"，是肘关节常见疾病，以肱骨外上髁部局限性疼痛为主要症状[1]。本病属中医学"肘劳""伤筋""痹证"等范畴，多因平素体质虚弱、气血不足，且慢性劳损、风寒湿邪侵袭而瘀阻经筋，不通则痛，不荣则痛，筋骨失养而发病[2]。《济生方》曰："皆因体虚，腠理空疏，受风寒湿气而成痹也。"

肱骨外上髁炎的发生主要因为前臂处于过度旋前或旋后位,被动牵拉伸肌和主动收缩伸肌牵拉肌肉起点，造成积累性损伤，多发生于网球、羽毛球、乒乓球运动员，厨师及家庭主妇等人群[3]。其发病机制是在进行手腕伸直及向桡侧用力运动时，手背伸肌群反复收缩用力，使附着于肱骨外上髁处的伸肌总腱处于过度拉伸状态，由于长期慢性积累的拉伸状态，最终导致伸肌总腱变性、钙化、粘连，病理上可见伸肌总腱、桡侧腕短伸肌腱及周围出现慢性非特异性炎症，血管纤维样增生，致密结缔组织变性，黏液样变性，脂肪变性等[4]。

（二）治疗方法的相关研究

肱骨外上髁炎是临床骨伤科诊疗中的常见病、多发病[5]。临床上对本病的治疗一般采用非手术治疗，通常使用物理、药物、针灸及运动等疗法能取得较好的疗效[6]。中药治疗：倪建江和傅理均[7]认为，本病多由风寒湿邪侵袭，以致肘部经络、气血瘀滞不畅，对 36 例患者采用蠲痹汤加减治疗，总有效率非常高。任跃[8]以祛风通络、除痹止痛为法，运用威灵芎桂蜈蚣汤内服并煎汁熏洗、药渣外敷治疗 32 例患者，均取得满意的疗效。张观辉[9]通过研究证明，舒筋活血洗方具有消肿止痛、舒筋活血之功效，在缓解疼痛、改善关节活动上有显著作用，且无不良反应。针刺疗法：依据"经络所过，主治所在"的取穴原则，本病选穴多取自手三阳经，同时配合局部取穴，以奏通经止痛之效[10]。傅云其等[11]提倡"颈肩同治"，针刺风池、风府、天宗、肩井、秉风穴等，通过刺激根性神经，缓解神经卡压，重建颈肩部动态平衡，整体观念得到了充分体现。徐立[12]认为，肱骨外上髁炎的治疗关键不在于肌腱，而在于肌腹，通过针刺前臂深肌群肌腹处，以缓解局部紧张、痉挛的软组织，降低肌腱的牵张力，从而改善局部疼痛，效如桴鼓。针刀疗法：研究证实，针刀具有松解粘连、降低局部牵张的作用。张强等[13]采用针刀"三点法"松解肱骨外上髁顶点，桡侧腕长、腕短伸肌间隙点与桡侧腕短伸肌和指总伸肌间隙点治疗，认为针刀可松解损伤软组织与骨骼之间的粘连，破坏其病理构架，疗效优于单纯针刀压痛点治疗。推拿疗法：中医学认为，肱骨外上髁炎由慢性劳损伤及筋骨，致筋骨失衡，筋滞骨错，推拿手法在其治疗上具有一定优势。张清[14]采用宫廷正骨的拔戳揉捻法治疗肱骨外上髁炎，疗效确切，认为本法可松解外上髁处的粘连，缓解神经卡压。程露露等[15]在分筋法基础上实施肘部旋后顿拉法，然后再进行被动、主动前臂牵伸肌锻炼，此联合治疗对临床症状缓解有显著疗效，达到"骨正筋柔"的效果。

参 考 文 献

[1] 代飞, 向明. 肱骨外上髁炎病因与发病机制的研究进展 [J]. 中华肩肘外科电子杂志, 2017, 5 (2): 142-144.

[2] 中华中医药学会. 肱骨外上髁炎 [J]. 风湿病与关节炎, 2013, 2 (3): 77-78.

[3] 陈孝平, 汪建平. 外科学 [M]. 北京: 人民卫生出版社, 2014: 744-745.

[4] 刘彤华. 诊断病理学 [M]. 北京: 人民卫生出版社, 2006: 825.

[5] 陈年华, 张建新, 李欣. 肱骨外上髁炎非手术治疗研究进展 [J]. 风湿病与关节炎, 2017, 6 (9): 76-80.

[6] 谢井卫, 钟婷婷, 陈香仙, 等. 网球肘的非手术治疗研究进展 [J]. 当代体育科技, 2014, 4 (36): 18, 20.

[7] 倪建江, 傅理均. 蠲痹汤加减治疗肱骨外上髁炎 36 例临床观察 [J]. 浙江中医杂志, 2014, 49 (11): 818.

[8] 任跃. 威灵芎桂蜈蚣汤治疗肱骨外上髁炎 32 例 [J]. 中国中医药科技, 2010, 17 (3): 246.

[9] 张观辉. 舒筋活血洗方加减治疗肱骨外上髁炎的临床疗效观察 [D]. 广州: 广州中医药大学, 2014.

[10] 寇赵渐, 赵明宇, 张向东. 肱骨外上髁炎的中医药治疗研究现状 [J]. 风湿病与关节炎, 2019, 8 (12): 64-67, 80.

[11] 傅云其, 孙可, 俞斌, 等. "颈肩同治"针刺法治疗网球肘 33 例临床观察 [J]. 浙江中医杂志, 2019, 54 (2): 134.

[12] 徐立. 刺肌腹法治疗肱骨外上髁炎 32 例 [J]. 中国针灸, 2014, 34 (5): 459-460.

[13] 张强, 王俊伟, 李明辉, 等. 针刀"三点法"治疗顽固性肱骨外上髁炎的机理探讨 [J]. 湖北中医杂志, 2013, 35 (7): 63-64.

[14] 张清. 宫廷正骨手法治疗肱骨外上髁炎疼痛 52 例 [J]. 国际中医中药杂志, 2014, 36 (4): 356-357.

[15] 程露露, 陈朝晖, 何云欢, 等. 理筋正骨手法联合运动疗法治疗肱骨外上髁炎的效果 [J]. 广东医学, 2016, 37 (12): 1884-1886.

第三节 腕部扭挫伤

腕部扭挫伤是常见的腕部筋伤，有时可能合并骨折或脱位。腕部受到外力的打击或碰撞而受伤，称为腕部扭挫伤。

一、病因病机

本病为因暴力撞击、强力扭转、牵拉压迫或跌仆闪挫，或因年老体质虚弱、劳累过度、持续经久活动、积劳成疾等原因所致损伤，而无明显骨折、脱位，以闭合伤为特点。伤后微细脉管破裂，血溢脉外，停于皮下，相继出现一系列经筋功能紊乱的症状。

腕关节的扭挫伤大多数是由外力造成。背伸、尺偏、桡偏、腕屈、旋腕时，受伤与否取决于力的方向、大小和持续的时间，手的位置，以及生物力学性质等。

二、诊断与鉴别诊断

（一）临床表现

根据受力的部位和方向，相应或相反的部位发生肿胀，腕部酸痛无力，腕指部呈现一定的特殊位置，局部有压痛，腕关节的功能受到限制，局部可有皮下瘀血。根据病史与临床表现及检查不难诊断腕关节的扭挫伤。但应警惕腕部的骨折与脱位。

（二）诊断

1）腕部肿胀，酸痛无力。
2）局部有压痛，腕关节活动功能受限。
3）X线片多无明显改变。

（三）鉴别诊断

1. 桡骨、尺骨茎突骨折
桡骨、尺骨茎突骨折主要表现为局部肿胀、疼痛、压痛明显并可触到骨擦音。皮下瘀血，重者腕关节内积血，腕关节活动受限。

2. 手指关节的退行性病变
手指关节的退行性病变，表现在远端指间关节的赫伯登结节（Heberden node），好发于中指和示指，近端指间关节的布夏尔结节（Bouchard node）较少发生，第一掌指关节的退行性变可引起腕关节桡侧部位的疼痛，除此之外的掌指关节很少累及。

三、治疗

腕部扭挫伤的治疗目的：舒筋活血，消肿止痛，防止腕部软组织产生粘连及挛缩，鼓励患者适当活动腕部。主要的治疗方法如下。

（一）中药疗法

根据筋伤的病理变化、生理特点，结合病人的全身情况，分急性期及恢复期辨证论治。急性期，一般在伤后 3～5 天内，由于气滞血瘀，常需消肿止痛，多以活血化瘀止痛为主，代表方为桃红四物汤、活血止痛汤等；恢复期在损伤 5 天后，虽损伤症状改善，肿胀瘀阻渐趋消退，疼痛逐步减轻，但瘀阻去而未尽，疼痛减而未止，仍应以活血化瘀、和营生新、接骨续筋为主，代表方为和营止痛汤、定痛和血汤等。

常用经方与验方

1. 活血止痛汤（《伤科大成》）

【组成】当归 6g，川芎 6g，乳香 6g，苏木 5g，红花 5g，没药 6g，土鳖虫 3g，三七 3g，赤芍 9g，陈皮 5g，落得打 6g，紫荆藤 9g。

【功效与适应证】活血通络，祛瘀止痛。治疗腕部扭挫伤气滞血瘀之证。

【制用法】水煎服，日 1 剂，每次 100ml，每日 2 次口服。

2. 天池伤科验方

【组成】伸筋草 20g，芍药 15g，络石藤 10g，香附 10g，红花 15g，桃仁 10g，牛膝 10g，地龙 15g，当归 20g，生地黄 15g，川芎 15g，白芷 10g。

【功效与适应证】活血通络，化瘀止痛。治疗腕部扭挫伤之经络瘀阻证。

【制用法】水煎服，日 1 剂，每次 100ml，每日 2 次口服。

（二）理伤手法

在伤处附近选相应经络上适当穴位，如尺侧掌面可选手少阴心经的少海、通里、神门等穴，桡侧掌面可选手太阴肺经的尺泽、列缺、太渊等穴，桡侧背面可选手阳明大肠经的合谷、阳溪、曲池等穴，先行穴位按摩、揉捏 1min，用点按法使之得气（即有较强的酸胀感），持续约 1min；再在伤处周围上、下、左、右用揉法 3～5min，同时配合拿法弹筋；接着用摇腕手法，在拔伸（先使腕关节屈曲到最大限度后，再用力使腕关节背伸）状态下，使腕部被动地做绕环、背伸、掌屈、侧偏等动作，以恢复正常的活动功能；最后再用擦法，以透热为度。手法的作用：舒筋活络，消肿止痛、整复错位，调正骨缝、解除痉挛，放松肌肉、松解粘连，滑利关节、散寒除痹，调和气血。

（三）固定疗法

固定疗法可使受伤的肢体减少活动或不再活动，给筋伤的修复创造有利的环境，从而加速筋伤的修复速度，使筋伤早日康复。在损伤严重时，应将腕部用小夹板或铝板固定在功能位，随着病情的好转可在 3 周后去除外固定，或改用布绷带、护腕保护。

（四）练功疗法

练功疗法不仅具有活血化瘀，消肿止痛的作用，还能防止肌肉萎缩、避免关节粘连和骨质疏松。腕部扭挫伤疼痛症状减轻后，练习手指的伸屈活动，3～5 天后疼痛消失时练习腕伸屈及前臂旋转活动，注意把握活动的时间及力度。

（五）针灸疗法

毫针治疗：主穴取阿是穴、阳池、阳溪、大陵。配穴取阳谷、合谷、后溪、内关、外关、曲池、手三里等，患者取坐位或卧位，常规皮肤消毒，直刺或斜刺 0.3～0.5 寸，平补平泻，留针 20min。

四、现代中医药研究

（一）病因病机的相关研究

中医学认为，腕部扭挫伤属于"腕部筋伤"范畴。气血顺畅，经脉和利，则关节通利，如因创伤导致韧带肌腱损伤，局部气滞血瘀，脉络受损，气血不循常道血溢脉外，离经之血瘀积于肌腠之间则肿胀，经络不通，不通则痛，则为肿为痛[1]。正如清代中医名家沈金鳌所述"跌扑闪挫，卒然身受，气血俱伤病也"，《素问·阴阳应象大论》所道"气伤痛，形伤肿"。筋脉破损，血溢脉外，气血凝滞，流通不畅，故见肿痛；骨为干、筋为刚，筋伤后，刚之不刚，故见活动受限。

腕关节扭挫伤为骨伤科的一种常见的创伤疾病，其是指外力作用于腕部造成关节囊及其周围韧带、筋膜、肌腱等软组织损伤，以腕部肿痛活动受限为主症的疾病。以闭合性损伤为多见，可发生于任何年龄[2]。腕部是由多个小关节组成的活动节段，其形态各异，关节面复杂，血供差[3]，是全身关节中活动频率高、功能恢复要求高的关节，具有传导应力以及背伸、偏斜、旋转、回旋等功能。当人跌倒以手着地时，腕关节是首先承受并向肢体近端传导外力的关节，因此很容易发生扭挫伤，腕部扭挫伤是临床常见的筋伤疾患。西医认为腕部扭挫伤多由暴力迫使腕部过度背伸、掌屈、旋转活动或直接暴力打击或累积性外力所致。

（二）治疗方法的相关研究

在治疗腕部扭挫伤的过程中，必须贯彻动静结合的治疗原则，配合适当的功能锻炼。张俊林[4]选取符合急性腕关节扭挫伤的患者168例，将中药外用贴敷、中药内服、手法整复治疗、功能锻炼相结合进行治疗，最后总有效率达97%。刘泽昊等[5]选取15例患者，在急性期远取肘尖直上反应点，避免了局部刺激，推拿放松远端经筋，减轻腕关节疼痛，为针刺后主动活动腕关节提供支持。平刺反应点，进入呈液晶状态的疏松结缔组织，通过其所具有的压电效应和反压电效应[6]，配合腕关节的主动活动，使气至病所，迅速缓解疼痛。慢性期手三阳经经络、经筋受损，气血阻滞为本病的主要病机，针刺局部三阳穴，阳溪为治疗腕臂疼痛常用穴[7]，阳池、阳谷为治疗筋脉不利诸症之要穴。诸穴共用以达行气活血、化瘀通络、舒筋止痛之功。龙冠伟等[8]观察驳骨油纱外敷结合弹性固定治疗急性腕关节扭挫伤的疗效，选取70例病例，将驳骨油纱、冰敷、弹性固定结合起来，可有效缓解疼痛，改善腕关节功能，促进患者康复。吴健波[9]观察活血止痛膏外敷配合冷疗及弹性固定对腕关节扭挫伤的临床疗效，选取病例74例，结果发现运用活血止痛膏外敷的患者恢复速度更快。谭洁等[10]将80例患者按入院时间顺序分为对照组和观察组各40例。其中观察组给予中药熏洗配合手法治疗。结果显示这两组治疗方法的结合能促进患处的恢复。

参 考 文 献

[1] 张拴平. 中医综合疗法治疗急性踝关节扭伤 [J]. 现代中医药，2010，30（5）：50.

[2] 涂国卿，邹来勇，戴会群. 中医筋伤 [M]. 北京：人民卫生出版社，2017：196.

[3] 周秉文，潘达德. 简明骨科学 [M]. 北京：人民卫生出版社，2000：90.

[4] 张俊林. 中医药治疗急性腕关节扭挫伤的疗效观察 [J]. 基层医学论坛，2021，25（13）：1896-1897.

[5] 刘泽昊，宋宝，李梅梅. 针刺推拿肘尖直上反应点为主治疗腕关节扭挫伤15例 [J]. 中国针灸，2020，40（1）：84，95.

[6] 詹冬梅，李万浪，符仲华，等. 浅谈平刺皮下透针法 [J]. 中医临床研究，2015，7（30）：20-21.

［7］张智龙. 针灸临床穴性类编精解［M］. 北京：人民卫生出版社，2009：361-362.

［8］龙冠伟，赖俊辉，刘启宇，等. 驳骨油纱外敷结合弹性固定治疗急性腕关节扭挫伤的疗效观察［J］. 广州中医药大学学报，2019，36（6）：814-818.

［9］吴健波. 活血止痛膏外敷配合冷疗及弹性固定治疗腕关节扭挫伤37例［J］. 云南中医中药杂志，2017，38（4）：30-31.

［10］谭洁，张鸿振，沈淑蓉，等. 中药熏洗配合手法治疗腕关节扭挫伤的疗效观察［J］. 护理与康复，2011，10（6）：521-522.

第四节　桡侧腕伸肌腱周围炎

桡侧腕伸肌腱周围炎，旧称"闪轧性腱鞘炎"，俗称"窝搪风"。因种田插秧为常见损伤原因，故又有"秋田疯"之称。是指在其腱旁组织产生炎症反应，局部组织水肿、浆液性渗出，继而发生纤维变性而致粘连的一种病症。

一、病因病机

中医学认为外伤、劳损、机体气血运行不畅阻滞经络可导致劳伤气虚，血不荣筋，从而引起急慢性软组织损伤。由于手及腕部频繁活动，使交叉处肌腱反复摩擦，而此处又无良好的腱鞘保护和润滑，故容易引起肌腱及其周围的劳损，产生无菌性炎症，组织水肿、渗出、纤维变性，继而形成粘连，影响腕部的功能。中医学将本病列入"伤筋"和"痹证"的范畴。

患者起病前均有腕部过多伸屈劳损史，尤其多见于初次从事腕部用力劳动时。在解剖学上，桡侧腕伸长、短肌腱位于前臂伸肌下1/3，正处在拇长展肌及拇短伸肌的深部，拇长展肌和拇短伸肌从桡侧腕长伸肌、腕短伸肌之上斜行跨过，该处没有腱鞘，仅有一层疏松的腱膜覆盖。当伸腕，伸拇指活动频繁时，易引起局部劳损。同样，当桡侧腕长伸肌、腕短伸肌在腕关节处于背伸位时用力持物或提物，此时拇长展肌和拇短伸肌也参与运动，但两者运动方向不一致，肌腱与肌腱之间相摩擦，从而引起肌腱周围组织充血、水肿、渗出等一系列无菌性炎症状性改变。局部组织水肿、浆液性渗出，继之可有纤维变性而致粘连。

二、诊断与鉴别诊断

（一）临床表现

本病好发于中年男性，右侧多见。主要症状为疼痛，腕活动时加重，休息时减轻。在腕伸屈活动时局部触诊，于前臂桡侧下1/3处可发现捻发音的存在为该病特点。

（二）诊断

1）好发于中年男性，以右侧多见。多有手及腕部过度劳累史。

2）可于前臂桡侧下1/3处扪及捻发音，肿胀、疼痛，伸腕时加重，伸腕、伸拇无力。

3）X线摄片阴性。

4）急性期根据病史、典型的临床表现做出诊断。慢性期疾病迁延2周以上或以前有类似发作史。

（三）鉴别诊断

1. 桡骨茎突狭窄性腱鞘炎

桡骨茎突狭窄性腱鞘炎是由于拇指或腕部活动频繁，肌腱与腱鞘局部出现渗出、水肿和纤维化，造成肌腱在腱鞘内的滑动受阻而引起临床症状的疾病。

2. 蜂窝织炎

蜂窝织炎简单地说就是一种皮肤伤口的细菌感染（常见的有链球菌、葡萄球菌、大肠埃希菌、噬肉菌等）侵犯到皮下脂肪层，因为皮下脂肪本身的排列方式就类似蜂窝，所以这类炎症又称为蜂窝织炎。临床常表现为红、肿、热、痛。

三、治疗

桡侧腕伸肌腱周围炎的治疗目的：活血化瘀，消肿止痛，改善功能活动及防止肌肉挛缩。鼓励患者适当进行功能锻炼。主要的治疗方法有：

（一）中药疗法

根据桡侧腕伸肌腱的损伤原因、症状、体征及舌苔脉象，进行辨证论治。

1. 气滞血瘀证

气滞血瘀证由外伤或劳损引起。多为刺痛，痛有定处，拒按，夜间痛甚，面色不华，舌质紫暗，或有瘀斑，脉多细涩或弦涩。方用化瘀通痹汤加减。

2. 寒湿阻络证

寒湿阻络证因风寒湿邪乘虚侵袭所致。病程长久，疼痛渐剧、痛处固定、透筋彻骨、筋肌痉挛、萎缩、畏寒惧风、得温则舒，活动受限，舌淡、苔白或腻，脉濡细。方用蠲痹汤加减。

常用经方与验方

1. 蠲痹汤（《医学心悟》）

【组成】羌活 9g，独活 9g，桂心 6g，秦艽 9g，当归 9g，川芎 10g，炙甘草 6g，海风藤 9g，桑枝 10g，乳香 9g，木香 9g。

【功效与适应证】祛风除湿，蠲痹止痛。主治风寒湿证引起的疼痛。

【制用法】水煎服，日 1 剂，每次 100ml，每日 2 次口服。

2. 天池伤科验方

【组成】葛根 20g，熟地黄 30g，当归 20g，杜仲 15g，山萸肉 20g，续断 20g，白芍 15g，五加皮 20g，狗脊 20g，鸡血藤 30g，申姜 30g，丹参 20g。

【功效与适应证】活血通络，化瘀止痛。治疗桡侧腕伸肌腱周围炎之筋络伤痛，风寒湿邪侵注，关节挛痛等证。

【制用法】水煎服，日 1 剂，每次 100ml，每日 2 次口服。

（二）理伤手法

患者取坐位，术者站于患侧，按下列顺序施行手法。第一步：按摩，患者伸出患肢，屈肘约 150°，术者一手托持患肢前臂，另一手拇指按摩患处，以皮肤轻微发红为度。第二步：按压经穴，用拇指指腹按压患侧天宗、缺盆、手三里、曲池、肘髎、列缺、合谷等穴，每穴按压30s。第三步：推拨痛点，在患肢前臂屈伸旋转中用拇指指腹推拨痛点，反复5～10次。第四步：拉屈患臂，术者一手握患肢手部，另一手扶持患肢，伸屈腕关节，反复5次，然后颤抖5次，最后用双手掌搓揉患臂5min。

（三）固定疗法

适当的固定，有助于疾病的恢复。小夹板或石膏托固定前臂于功能位。

（四）练功疗法

根据患者的恢复程度，可适当指导患者进行前臂及腕关节活动。如腕关节的屈伸活动，肌肉的抗阻锻炼等。

（五）针灸疗法

1. 毫针治疗

取患侧阳溪、阳池、合谷、曲池、列缺、偏历及阿是穴，压痛点处阿是穴采用围刺法，针刺得气后行平补平泻法，其余穴可直刺0.3～0.5寸，留针20min。

2. 针刀治疗

患者取坐位，前臂放于操作台，掌心向下，于前臂中、下1/3的疼痛处仔细寻找压痛点，皮肤常规消毒，铺无菌洞巾。用左手拇指触摸，选择肌腱间隙处，刀口线与肌腱纤维走行方向一致。针体垂直刺入，缓慢进针至骨面，纵向推动再横向推拨，然后提针0.5cm，达深、浅两肌腱之间，将针体左右倾斜平刺0.5cm扇形摆动，出针后外敷创可贴，并按压3min。每周治疗1次，2次为1个疗程。

四、现代中医药研究

（一）病因病机的相关研究

祖国医学认为本病是由于损伤后血离经脉，经脉受阻，气血流行不通，"不通则痛"。因此，治疗以温经通络，祛风除湿，活血化瘀为大法[1]。

桡侧腕伸肌腱周围炎又称"桡侧伸腕肌群捻发音性腱周炎""捻发性肌腱炎"。本病起病快，多见于长期用力握物或提重物等伸腕动作的劳动者，例如木工、泥瓦工等，亦可见于突然从事紧张的伸腕肘的活动者或劳动者。桡侧腕伸肌腱周围炎是因为桡侧腕长伸肌、腕短伸肌腱位于前臂伸侧下1/3处，于拇长展肌及拇短伸肌的深部，两者交叉重叠，肌腱周围无腱鞘保护，仅有一层疏松腱膜覆盖。当拇指和腕关节过度活动时，上述肌腱即产生相互摩擦，故容易引起肌腱及周围组织劳损，腱旁组织产生无菌性炎症，局部组织水肿，浆液性渗出，反复发作，日久局部可有纤维变性及粘连。

（二）治疗方法的相关研究

针对桡侧腕伸肌腱周围炎的临床治疗方法各异。戴朝富[2]运用针刀配合温和灸治疗桡侧腕伸肌腱周围炎69例，针刀直刺病灶，能将肌腱之间的粘连切开、松解，消除病变组织内高应力，解除病变组织之间的摩擦，从而减少和消除对神经血管的牵拉刺激作用，达到松则不痛的效果。温和灸能温通经络，促进局部血液循环，改善肌腱和周围软组织的营养供给，加快病变组织炎性物质的吸收，促进其恢复。针刀疗法和温和灸结合治疗本病，临床观察表明效果明显。胡宏伟[3]选取桡侧腕伸肌腱周围炎病例76例，采用局部封闭治疗，可以迅速缓解疼痛，减轻肿胀。胡德新和金丽华[4]采用中药熏洗结合前臂制动治疗桡侧腕伸肌腱周围炎90例，经临床观察取得了不错的效果。李新民[5]采用栀子膏外敷治疗桡侧腕伸肌腱周围炎5例，栀子清热泻火凉血解毒消肿止痛"解郁热行结气"，切合该病病机，故有良好临床效果。

参 考 文 献

[1] 宋红艳. 乌椒消痛膏治疗桡侧腕伸肌腱周围炎26例临床观察 [J]. 中医药导报，2011，17（4）：71-72.

[2] 戴朝富. 针刀配合温和灸治疗桡侧腕伸肌腱周围炎69例 [J]. 浙江中医杂志，2010，45（12）：903.

[3] 胡宏伟. 局部封闭治疗桡侧腕伸肌腱周围炎 [J]. 中国民间疗法，2009，17（5）：9-10.

[4] 胡德新，金丽华. 中医外治法治疗桡侧伸腕肌腱周围炎45例临床观察 [J]. 现代中西医结合杂志，2005，14（23）：3077-3078.

[5] 李新民. 栀子膏外敷治疗桡侧腕伸肌腱周围炎5例 [J]. 河南中医，2005，（11）：78.

第五节 腕三角软骨损伤

腕三角纤维软骨复合体（TFCC）是一个连接远端桡骨、腕骨及尺骨的韧带和软骨的结构，对于腕关节和远侧桡尺关节有重要的生物力学功能。可以增强关节的活动性并防止在回旋时损伤，有滑膜囊借以缓冲。腕推挤与用力活动时，三角软骨盘可承受压力与阻力。当外力作用于腕部，超过三角软骨的承受能力时，则致三角软骨损伤。

一、病因病机

（一）病因

腕三角软骨损伤是中医骨伤科的常见病，表现为腕关节尺骨茎突或下尺桡关节处疼痛肿胀，酸楚乏力，腕关节旋转运动功能障碍，腕关节伸屈旋转活动时疼痛明显。中医认为本病多因脉络损伤，筋脉失于濡养，加之感受风寒湿邪及劳累伤损等因素导致气血阻滞，脉络瘀塞，形成痹证。

（二）病机

腕三角软骨损伤是常见的腕部筋伤，腕三角软骨为纤维软骨组织，略呈三角形，其基底边附着于桡骨远端关节面的尺切迹边缘，软骨尖端附着于尺骨茎突基底部。腕三角软骨边缘较厚，其掌侧缘和背侧缘均与腕关节囊相连，中央部较薄，呈膜状，容易破裂。腕三角软骨横隔于桡腕关节与桡尺远侧关节之间，将此两关节腔完全隔开，具有稳定桡尺远侧关节，增加关节滑动和缓冲的作用及限制前臂过度旋转的功能。当腕关节遭受突然的过度扭转外力或长期劳损时，可引起三角软骨的损伤或破裂。

二、诊断与鉴别诊断

（一）临床表现

局部肿胀、疼痛，尺骨小头向背侧移位，并有异常的活动。急性创伤型患者，往往有前臂旋前位跌倒，腕背伸或者腕尺侧直接撞击的病史。临床症状主要有腕部尺侧疼痛、腕无力，偶伴有腕关节弹响。这是由于前臂旋转时，破裂的纤维软骨瓣被挤压于尺骨头和月骨或三角骨之间。前臂旋转时疼痛，尤以旋后时疼痛加重，因此前臂、腕功能受限。

（二）诊断

1）局部肿胀、疼痛，尺骨小头向背侧移位，并有异常的活动。
2）前臂旋转时疼痛，尤以旋后时疼痛加重，远端尺骨有"琴键征"。
3）X线检查，可见下尺桡关节间隙增宽，尺骨小头向外背侧移位。
4）MRI是诊断腕三角软骨损伤的有效手段。
5）用碘油与空气造影可能显示三角纤维软骨破裂病变位置。

（三）鉴别诊断

1. 尺骨撞击综合征

尺骨撞击综合征是由于尺骨头、尺骨茎突与月骨、三角骨发生撞击，并长期压迫引起月骨尺侧部分缺血性坏死的疾病，如果尺骨阳性变异较大（大于2mm），尺骨茎突的压迫也可引起三角骨缺血性坏死。由于尺骨头与月骨解剖位置邻近，易发生撞击且易形成桥连状态（尺骨头与月骨连接）而产生持久性压迫，因此尺骨阳性变异的病例中月骨发病率明显大于三角骨。

2. 尺侧腕伸肌腱鞘炎

尺侧腕伸肌腱鞘炎是引起腕关节尺侧痛的原因之一。尺侧腕伸肌腱和周围的鞘管对远端桡尺关节和腕三角纤维软骨复合体起重要的支撑作用。在腕部活动度过大时，因反复牵拉或扭伤，可诱发腕尺侧痛，尤其在用力时腕部酸痛无力。

三、治疗

腕三角软骨损伤的治疗目的：消肿止痛，促进三角软骨修复，改善功能活动。指导患者适当进行功能锻炼。主要的治疗方法如下。

（一）中药疗法

根据三角软骨的损伤特点、症状、体征及舌苔脉象，进行辨证论治。

1. 气滞血瘀证

气滞血瘀证由外伤或劳损引起。多为肿痛，痛有定处，夜间痛甚，面色不华，舌质紫暗或有瘀斑，脉多细涩或弦涩。方用化瘀止痛汤加减。

2. 经络痹阻证

本证常用活血药和祛风通络药配治，以治兼有风湿，筋络发生拘挛、强直，关节屈伸不利等症。方用舒筋活血汤加减。

常用经方与验方

1. 活血止痛汤（《伤科大成》）

【组成】当归6g，川芎6g，乳香6g，苏木5g，红花5g，没药6g，土鳖虫3g，三七3g，赤芍9g，陈皮5g，落得打6g，紫荆藤9g。

【功效与适应证】活血通络，祛瘀止痛。主治损伤瘀血所致的疼痛。

【制用法】水煎服，日 1 剂，每次 100ml，每日 2 次口服。

2. 天池伤科验方

【组成】伸筋草 20g，芍药 15g，络石藤 10g，香附 10g，红花 15g，桃仁 10g，牛膝 10g，地龙 15g，当归 20g，生地黄 15g，川芎 15g，白芷 10g。

【功效与适应证】活血通络，化瘀止痛。治疗腕部扭挫伤之经络瘀阻证。

【制用法】水煎服，日 1 剂，每次 100ml，每日 2 次口服。

（二）理伤手法

医者先对损伤周围进行捏揉，适当地给予相对牵引，医者轻轻抚按、揉捏尺骨小头与桡骨远端的尺侧缘，使其突出处复平，再以指尖或指腹轻轻按压痛点 1min，以散其瘀结，保持其位置。

（三）固定疗法

制动是治疗急性腕三角软骨损伤的要点，对所有怀疑有三角软骨损伤的患者应予以制动 4 周，以促进愈合。用与腕部贴合适当的纸夹板或铝板将腕固定于功能位，或前臂中立位拇指指向鼻尖位。若 4 周后症状仍无缓解，可以考虑进一步治疗。

（四）练功疗法

腕关节局部于 24h 后疼痛减轻，可练习各指活动。3～5 天后疼痛消失，可在有外固定的情况下练习腕伸屈活动。总之，腕部各指的活动应在不引起尺骨小头周围疼痛的情况下进行。

（五）针灸疗法

1. 毫针治疗

患者取坐位，取患侧阳池穴，穴位常规消毒后，用一次性毫针沿尺骨小头直刺，行提插捻转手法，以患者得气且能耐受为宜，留针 30min。

2. 温针灸

取阳池穴及阿是穴，将艾条剪成长短大小适宜的艾炷，套在针柄上点燃，以患者感觉温热为度。

四、现代中医药研究

（一）病因病机的相关研究

腕三角软骨损伤属中医"筋伤"范畴，多因腕部活动用力不当引起腕部肌肉、筋膜等组织脉络损伤，以阳虚为本，瘀阻为标。患者阳气虚，外邪乘虚而入，导致气血不畅，经脉闭阻，进而形成痹证。脉络不通而产生顽麻、不仁、疼痛、肿胀等症；而脉络闭阻、气血不通又进而影响阳气的化生及运行，症状往复，导致痹证逐渐加重，缠绵难愈[1]。

腕三角软骨损伤主要指三角纤维软骨复合体损伤，其是腕部一个具有解剖学和生物力学意义的多种坚韧组织的复合体，具有连接韧带、稳定尺骨、固定肌腱、作为缓冲垫承受尺骨与腕骨之间的冲撞力等方面的作用[2]。腕三角纤维软骨复合体是指腕关节尺侧的一组重要结构，包括关节盘、半月板同系物、掌侧和背侧远尺桡韧带、尺侧伸腕肌腱鞘深层、尺侧关节囊、尺月韧带和尺三角韧带。掌侧和背侧远尺桡韧带包括浅层纤维和深层纤维，两层在桡骨附着处汇合。腕三角纤维软骨复合体复杂的解剖和多重的功能，使其易于遭受外伤和出现退变。

（二）治疗方法的相关研究

腕三角软骨损伤的治疗目前多采用放松疗法、穴位疗法、中药疗法、针灸疗法、西药治疗以及中医手法治疗。鲜明等[3]采用郑氏推拿及正骨手法，首先放松前臂掌尺侧肌肉，缓解肌肉紧张状态；然后采用郑氏腕关节正骨手法调整关节及腕骨骨位，从而微调各腕骨的对应位置，解决骨错缝问题，继而减轻疼痛症状。同时配合黏膏支持带固定下尺桡关节，增加腕关节稳定性。这样可在短时间内达到治疗效果。李涛等[4]采用复合手法（拔伸、牵拉、归挤），针对腕三角软骨损伤所引起的腕部疼痛以及旋转功能的障碍进行治疗，临床效果显著。仰卫军[5]运用针灸结合中药外敷治疗腕三角软骨损伤40例，采用"以痛为腧"的取穴原则，选取阳池穴，应用温针灸的方法。重点针刺腕关节局部病灶以直达病所。针通经络，灸调阴阳，二者有机结合起到温通经脉、消肿镇痛之功。辅以归挤合筋手法使腕关节之关节间隙恢复正常。中药四香散由山柰、细辛、白芷、松香组成，具有消肿透络、散寒止痛之功效。针灸结合中药外敷，两者相得益彰，疗效更佳。张乐伟等[6]采用中医牵抖手法治疗腕三角软骨损伤39例，经治疗后患者腕部疼痛、乏力、活动受限的症状得以消除或明显减轻，腕关节活动范围基本恢复正常，腕部正常功能恢复。尚清芳[7]运用健侧阳谷穴留针运动配合局部放血治疗腕三角软骨损伤126例，通过对比治疗前后腕关节疼痛、功能状态、活动范围、握力的变化，发现健侧阳谷穴留针运动配合局部放血治疗三角软骨损伤可明显改善疼痛症状，提高腕关节功能状态，增加活动范围和握力，其疗效明显。仲伟坤等[8]采用针刀软组织松解术联合医用臭氧局部注射治疗腕三角软骨损伤25例，治疗结束后腕关节功能改善明显。张义等[9]研究认为针刀技术适合治疗慢性运动系统损伤，尤其适用于软组织慢性损伤和周围神经卡压综合征。姚斌[10]采用手法复位加针灸治疗腕三角软骨损伤50例，通过疏通手腕部经脉来达到治愈三角软骨损伤的目的，临床效果显著。

参 考 文 献

[1] 袁帅，赵明宇，廉杰，等. 筋滞骨错理论指导下治疗腕关节三角纤维软骨复合体损伤临床疗效观察[J]. 世界复合医学，2016，2（2）：66-68.

[2] 徐青. 关节松动术结合耐力性康复训练治疗运动员腕三角软骨复合体损伤的有效性分析[J]. 山东体育科技，37（2）：90-93.

[3] 鲜明，刘舒，叶锐彬，等. 郑氏手法结合粘膏支持带治疗我国高水平体操运动员三角软骨盘复合体损伤的疗效观察[J]. 按摩与康复医学，2022，13（5）：19-21.

[4] 李涛，董玉娟，李秋梅，等. 复合手法治疗腕部三角软骨盘损伤临床观察[J]. 宁夏医学杂志，2021，43（11）：980-982.

[5] 仰卫军. 针灸结合中药外敷治疗腕三角软骨损伤40例[J]. 中医外治杂志，2020，29（5）：21.

[6] 张乐伟，秦伟，李建平，等. 中医牵抖手法治疗腕部三角软骨盘损伤39例临床报道[J]. 中国运动医学杂志，2018，37（9）：785-786.

[7] 尚清芳. 健侧阳谷穴留针运动配合局部放血治疗三角软骨盘损伤的疗效观察[J]. 国际医药卫生导报，2017，23（9）：1383-1385.

[8] 仲伟坤，张海英，刘晓静，等. 针刀软组织松解术联合医用臭氧局部注射治疗三角纤维软骨复合体损伤效果观察 [J]. 山东医药，2014，（38）：88-89.

[9] 张义，权伍成，尹萍，等. 针刀疗法的适应证和优势病种的分析 [J]. 中国针灸，2010，30（6）：525-526.

[10] 姚斌. 手法加针灸治疗腕三角软骨损伤 50 例疗效观察 [J]. 山西中医学院学报，2011，12（6）：28-29.

第六节　腱鞘囊肿

腱鞘囊肿是在关节或腱鞘附近发生的囊性肿物，病名出自《儒门事亲》，俗称"筋团子"。可分为单房性、多房性。囊内含有无色透明或微白色、淡黄色的浓稠胶状物体，或厚黏液素。古称"腕筋结""筋聚""腕筋瘤""筋结"等。因其内容物状如桃胶，故中医又称其为胶瘤。腱鞘囊肿可发生于任何年龄，但多见于青年及中年，女性多于男性。本病好发于腕部，故在本章中对其进行介绍。

一、病因病机

中医认为，劳伤筋脉，或寒湿刺激，致使经脉阻滞，气血运行失畅，筋膜肌腱失其濡养，导致关节囊或腱鞘产生黏液性或脓状变性液而成本病。

腱鞘囊肿的发病原因不甚清楚。除部分病例有外伤史外，一般无明显诱因。多数人认为是由于关节囊、韧带、腱鞘中的结缔组织发生退行性变。囊壁致密硬韧，壁内无衬里细胞，囊内为无色透明胶冻样的黏液。多为劳累或外伤，引起腱鞘内的滑液增多后发生囊性疝出，以及结缔组织的黏液性变所致。从好发部位及女性多见的临床特点分析来看，似与长期过度劳损有关。发病原因多与损伤有关。

二、诊断与鉴别诊断

（一）临床表现

本病可发生在任何年龄，以青年及中年女性多见。好发于腕背、腕掌面的桡侧，手的掌指关节附近的掌侧面，足背侧面足背动脉附近等处。少数也可发生在膝及肘关节附近的肌腱和腱鞘上。一般生长较慢，也有突然发现者，少数可自然消失，以后可再生长出。囊肿的大小及张力可因过度活动而增大，充分休息后而减小。除少数患者无症状外，多数患者有局部胀痛和不适感，手掌侧的囊肿握物时有挤压痛。常可在腕背舟骨、月骨间关节，或小多角骨、头状骨间关节，即拇长伸肌腱与指伸总肌腱间隙部位露出圆形包块，当调节关节位置或张力大时，包块易被误认为是骨突。直径 1～1.5cm，表面光滑，不与皮肤相连，基底固定，质地为橡皮样或有囊性感，关节位置调节或囊内压降低时，可出现波动，反之硬如实质性肿瘤，疼痛与压痛较轻。腕背或掌侧有囊性肿物，皮色正常，表面光滑，不与皮肤粘连，触之有囊性感，病程久，按之较硬。

（二）诊断

1）好发于青年及中年女性。

2）可扪及自小豆至乒乓球大小不等、半圆形、表面光滑、压之有胀痛感的肿块。

3）肿块与皮肤无粘连，与深处组织附着，几无活动性，均有囊性感。

（三）鉴别诊断

1. 指间关节的扭挫伤

指间关节的扭挫伤可发生于各指。受伤后，关节剧烈疼痛，继之迅速肿胀常呈现于伸直位，但不能伸直，手指活动受限。指间关节侧副韧带损伤时，可在一侧有疼痛感，并有侧向活动及侧弯畸形。X 线摄片有时可见有侧移位或指基底部撕脱骨折。

2. 指屈肌腱腱鞘炎

指屈肌腱腱鞘炎多见于手工劳动者，起病缓慢，渐渐加重。局部压痛明显，在掌侧面、掌骨头部有压痛并可触及一黄豆大小的结节。屈伸活动时此结节有弹跳感。如狭窄严重时，手指多固定于伸直位不能屈曲，或固定于屈曲位不能伸直。

三、治疗

腱鞘囊肿的治疗目的：消散囊肿、疼痛及患处不适感。可配合练功。主要的治疗方法如下。

（一）中药疗法

根据腱鞘囊肿的病因、症状、体征及舌苔脉象，进行辨证论治。

1. 外伤型

伤后气滞血瘀，肿痛较重，治宜活血化瘀止痛，常用疏经活血汤加减。

2. 虚寒型

囊肿由虚寒所致，治宜温经散寒、养血通脉，常用当归四逆汤加减。

3. 劳损型

劳损日久，或治疗不及时，肾阴亏损，常用六味地黄汤加减。

常用经方与验方

1. 当归四逆汤（《伤寒论》）加减

【组成】当归 12g，桂枝 9g，芍药 9g，细辛 3g，通草 6g，大枣 10g，炙甘草 6g。

【功效与适应证】温经散寒，养血通脉。主治营血虚弱，寒凝经脉所致的疼痛。

【制用法】水煎服，日 1 剂，每次 100ml，每日 2 次口服。

2. 天池伤科验方

【组成】桃仁 20g，红花 15g，炙川乌 9g，穿山龙 10g，千年健 10g，地枫 9g，当归 10g，姜黄 10g，苍术 10g，威灵仙 9g，醋延胡索 10g。

【功效与适应证】活血通痹止痛。治疗腱鞘囊肿之经络痹阻证。

【制用法】水煎服，日 1 剂，每次 100ml，每日 2 次口服。

（二）理伤手法

对发病时间短，未经治疗而囊性感明显，囊肿壁薄而略活动者，将腕背屈或掌屈（肿物在背侧者掌屈，反之背屈），使囊肿较为固定与突出后，术者用拇指挤压囊壁，囊肿壁被外力挤压后其内容物被压向一边而引起对囊壁的反作用力，使囊壁裂开，一般情况术者拇指下感觉张力突然降低，这时再用手揉捏囊肿部位，使之逐渐减小或消失。破溃后的囊肿与相邻近皮肤大致平衡或略高于邻近皮肤，然后术者用右手拇指按住破溃的囊肿表皮部位，顺时针方向用力按摩 3min，后嘱患者自己用健侧拇指在当日内每隔 4h 用同样方法按摩 3min，再用同样方法，每日早、中、晚各按摩 1 次，如此方法按摩 1 周，囊肿消失。叩击法治疗：患者坐位，术者立位，术者拇指按揉患处由轻逐渐加重，数分钟后患处则比原来波动感更明显，然后术者左手紧握患肢五指并向上提拉，使患肢手背向上弓起，右手持卷成筒状书本猛击患处，一般 1 次即可。如见囊肿未散可按上述手法重复叩击。囊肿消散后，再轻揉患处数分钟即可，无须用药。

（三）固定疗法

用大小合适的纸壳加绷带，给以适当的压力包扎固定后，将腕部用提肘带固定于胸前 1 周左右。

（四）练功疗法

手法治疗 24h 后，疼痛减轻即可练习腕、指关节活动，包括伸、屈腕及各指，旋转前臂等功能锻炼。

（五）针灸疗法

1. 针刺破挤法

对于囊壁厚，病程长，手法无效果者，可用不同类型的针，刺破囊壁，挤出内容物，或用粗针头吸出内容物，注入醋酸氢化可的松，用纱布加压包扎固定。

2. 针刀疗法

先在囊肿正中做好标记，下垫一软垫，使囊肿隆起较明显，戴无菌手套，皮肤常规消毒，以 1%利多卡因 2ml 加醋酸泼松 1ml 做囊壁外围封闭，然后左手拇、示指固定囊肿，右手持针刀在囊肿正中刺入，在外囊壁多次刺破，进囊后又分别向前后左右和根部多次刺破，将囊壁结构破坏，将囊液挤出针孔，然后以手用力压迫针孔数分钟，之后用创可贴覆盖 2 天，一般 1～3 次治愈。

3. 点刺隔姜灸

取囊肿中心点，消毒后，用消毒后的三棱针从囊肿中心点迅速刺入，刺破肿块后马上用力加以挤压，囊内胶状透明黏液可随之从针孔中溢出，囊肿即见消，为防止复发，局部再加隔姜灸 15min，然后再用创可贴外敷针孔。3 天后复诊，若囊肿未全消，再灸患部 1～3 次至愈。

4. 火针拔罐

先将局部皮肤常规消毒后，以左手拇示指捏住囊肿部位，右手持烧红的粗火针迅速刺入囊肿内，深度以穿透囊肿壁为宜，刺入后留针 1min。火针刺后迅速加拔火罐，令吸出囊肿内容物，如此可反复进行（一般 3 次即可），以拔罐时无囊肿内容物吸出为止。术后局部涂搽甲紫溶液以防感染。每周 1 次，3 次后观察疗效。

四、现代中医药研究

（一）病因病机的相关研究

腱鞘囊肿在中医学中属"筋结""筋瘤""筋聚"范畴。病机为外伤筋膜，邪气直入，郁滞筋脉，水液运化不畅，积聚于骨节经络而成，多因患部关节过度活动、反复持重、经久站立等，劳伤经筋，以致气血津液运行不畅，凝滞筋脉，不得疏泄，遂成本病。病邪属有形实邪[1]。

腱鞘属于人体正常组织结构之一,其由外层腱纤维鞘和内部的滑膜共同构成,而滑膜能够分泌大量的滑液,使肌腱在鞘内滑动时通过减少摩擦而发挥一定的保护作用[2-3]。但是当受到外伤、局部营养不良、局部慢性劳损、退行性黏液样变性等相关因素的影响时,其就会引起关节囊、韧带、腱鞘等一系列结缔组织的不同程度损伤,导致腱鞘或关节内滑液大幅度增多,从而发生囊性渗出而最终形成囊肿,同时会随着滑液的进一步产生而逐渐增大[4-5]。

（二）治疗方法的相关研究

由于腱鞘囊肿有自然消失的可能以及较高的复发率,因此通常从非手术治疗开始。临床常用的治疗方法有针灸、推拿、碾压、敷药、封闭、穿刺等。针灸治疗:毫针是一种操作简便、极易被患者接受的治疗方式。赵耀东等[6]对90例腱鞘囊肿患者采用双向扬刺法进行对比治疗,结果表明双向扬刺法治疗腱鞘囊肿临床疗效显著。灸法是主要借助火的热力给人体温热性刺激,再依靠经络的作用,以达到方便治病目的的一种方法。灸法具有温经散寒、消瘀散结、防病保健的作用。姜会枝等[7]采用艾灸(隔姜灸)疗法治疗100例腱鞘囊肿患者,经1~2周治疗后,患者疼痛及功能障碍均得到良好恢复。蜂针疗法是医师以镊子夹持蜜蜂,在中医针灸理论的指导下,使蜜蜂尾部蜇针蜇刺人体相应腧穴,将蜂毒的药理作用与穴位的治疗作用相结合的一种疗法。蜂针具有抗炎、抗肿瘤、镇痛、降血压、抗菌等作用[8]。薛国圈等[9]用蜂针配合蜂宝热敷袋,集蜂疗(蜂毒)、药疗、热疗为一体,治疗腱鞘囊肿185例,取得了满意的疗效。针刀治疗:针刀通过在非可视条件下进行闭合性松解术,通过切、割、削和分离以达到切开瘢痕、分离粘连与挛缩、疏通堵塞的目的,从而使疾病的病理构架被破坏,软组织和骨关节的力平衡得以恢复,使患者恢复健康,同时针刀还可发挥穴位刺激、疏通经络、调节人体气血的作用。习嘉宁等[10]将小针刀结合十字交叉缝扎法治疗腱鞘囊肿,结果表明治愈率与手术切除相近,但局部不会残留手术瘢痕,且短期疼痛水平更低,治疗费用远低于手术切除;与囊肿抽吸联合激素封闭法相比,小针刀结合十字交叉缝扎法可以降低复发率。段晓天[11]运用局部注射与按压分推手法治疗腕背腱鞘囊肿,结果表明局部注射液联合按压分推手法对改善腕背腱鞘囊肿的临床症状、提高腕背腱鞘囊肿的临床疗效均呈现出积极的促进作用。

参 考 文 献

[1] 向澍. 针刀治疗腱鞘囊肿研究进展[J]. 中医外治杂志, 2016, 25(1): 49-51.

[2] 陶琳, 郭长青. 郭长青教授针刀配合放液治疗腕背腱鞘囊肿10例[J]. 中国当代医药, 2012, 19(2): 102-103.

[3] 颜惠萍. 火针治疗腱鞘囊肿临床观察[J]. 西部中医药, 2014, 27(7): 104-106.

[4] 王永述, 王相明, 柳顺发, 等. 应用留置针经皮穿刺抽吸酒精固化治疗腱鞘囊肿29例的疗效观察[J]. 贵阳中医学院学报, 2012, 34(6): 112-114.

[5] 张志洪. 非手术治疗腱鞘囊肿的临床体会[J]. 中国卫生产业, 2012, (34): 91.

[6] 赵耀东, 韩豆瑛, 尹秦, 等. 双向扬刺法治疗腱鞘囊肿临床观察[J]. 中国针灸, 2014, 34(4): 347-349.

[7] 姜会枝, 李小华, 袁晓雪. 艾灸阿是穴治疗腱鞘囊肿[J]. 中国社区医师(医学专业), 2011, 13(12): 176.

[8] 张冰清, 刘晓波. 蜂毒的主要成分及药理作用的研究进展[J]. 药学研究, 2016, 35(3): 172-174.

[9] 薛国圈, 迟红霞, 杨钰柱, 等. 蜂针、蜂宝热敷袋治疗腱鞘囊肿183例[J]. 现代中西医结合杂志, 2011, 20(4): 458-459.

[10] 习嘉宁, 岳辰, 李红军, 等. 小针刀结合十字交叉缝扎法治疗腱鞘囊肿临床研究[J]. 新中医, 2022,

54（2）：139-143.

[11] 段晓天. 局部注射联合按压分推手法治疗腕背腱鞘囊肿的临床研究 [J]. 中国现代医生，2015，53（9）：47-49.

第七节　桡骨茎突狭窄性腱鞘炎

桡骨茎突狭窄性腱鞘炎，是临床常见病和多发病之一，临床以患者桡骨茎突部疼痛，可放射至手或肩、臂、腕及拇指，活动时疼痛加剧为特征，引起患病的原因是腕指在短时间内活动过度，腱鞘受到急慢性损伤或感受寒凉的刺激。本病因好发于桡骨茎突处，故称其为桡骨茎突狭窄性腱鞘炎。中医学属"伤筋"范畴。

一、病因病机

局部充血、水肿，腱鞘内外层增厚而使腔道狭窄，肌腱与腱鞘轻度粘连，肌腱肿胀，鞘内张力增加，而产生疼痛及功能障碍。临床常见于体弱血虚，血不荣筋者，如产后常抱婴儿的妇女、从事轻工业的工人、钢板誊写员等。拇长展肌腱及拇短伸肌腱二腱长时间过度劳累，可造成本病。

桡骨茎突部有一浅骨沟，上有韧带覆盖，形成一骨纤维鞘管，拇长展肌腱和拇短伸肌腱从此管中通过，出鞘管后折成一定角度分别止于第一掌骨基底和拇近节指骨基底。当拇指及腕部活动时，此折角增大，从而增加了肌腱与管壁的摩擦。由于腕指经常活动或短期内活动过量，腱鞘受到急、慢性劳损或慢性寒冷刺激而引起局部肌腱、腱鞘的损伤性炎症。由于局部充血、水肿，腱鞘内外层增厚而使腔道狭窄，肌腱与腱鞘轻度粘连，肌腱肿胀，鞘内张力增加，而产生疼痛及功能障碍。因桡骨茎突处的腱沟窄而浅，且底面凹凸不平，沟面覆以腕背韧带，拇长展肌腱及拇短伸肌腱通过此鞘管后，折成一尖锐角度，两肌腱在桡骨茎突处穿过由韧带覆盖而具有滑膜内层的腱鞘，拇长展肌腱常有分裂的肌腱束，因此造成腱鞘的相对狭窄。加之拇指活动度较大，容易间接摩擦，造成劳损或引起创伤。因此致使腱鞘发生损伤性炎症，致肌腱、腱鞘发生水肿、肥厚，使管腔变窄，肌腱在管内滑动困难而产生相应的症状。手工操作者，特别是用拇指用力捏持操作的工种，为了稳定拇指拇长展肌经常处于紧张状态，增加该肌腱与鞘管的摩擦，故发病率较高。女性的折角大，故发病率较男性高。

二、诊断与鉴别诊断

（一）临床表现

自觉腕部桡侧疼痛，提物乏力。桡骨茎突部可微有肿胀，局部有压痛。伸拇受限，拇指做大幅度伸屈活动时产生疼痛，疼痛严重者可放射到全手，甚至夜不能寐。有时于桡骨茎突部可触及摩擦感，拇指运动无力，以握拳时为甚。

（二）诊断

1）本病发病缓慢，女多于男。

2）腕关节桡侧疼痛，持重物时疼痛加重，部分患者疼痛向手或前臂部传导，可见拇指软弱无力。

3）患侧桡骨茎突处可见结节状轻微隆起，压痛明显。

4）握拳尺偏试验阳性：将拇指屈于掌心，然后握拳，将腕轻度尺偏，桡骨茎突部出现剧痛。

（三）鉴别诊断

1. 腕部扭挫伤

腕部扭挫伤临床表现为腕部酸痛无力，腕指部呈现一定的特殊位置。局部有压痛，腕关节的功能受到限制。超过 6h 局部可有皮下瘀血。根据病史与临床表现及检查不难诊断腕部扭挫伤。

2. 腕管综合征

腕管综合征是指由于腕管内容积减少或压力增高，使正中神经在腕管内受压而引起的以正中神经支配区的感觉及运动障碍为主要表现的症候群。腕管综合征除了拇指疼痛、活动受限外，还导致正中神经支配区感觉减退及示、中指功能障碍。

三、治疗

桡骨茎突狭窄性腱鞘炎的治疗目的：消除疼痛和肿胀，改善功能，以达到不影响工作、生活的目的。具体治疗方法如下：

（一）中药疗法

按本病的中医辨证分型分而治之。

1. 气滞血瘀证

患处刺痛、肿胀，痛处固定，可扪及结节，患指屈伸不利，动则痛甚，可有弹响声或交锁，舌质紫暗、有瘀斑，苔薄白，脉涩。治宜化瘀通络、除痹止痛。方用身痛逐瘀汤加减。

2. 寒湿痹阻证

局部有冷痛，遇寒加重得温痛减，患指屈伸不利，有弹响声或交锁，舌质淡，苔薄白，脉细或沉细。治宜祛风散寒，除湿通络。方用蠲痹汤加减。

常用经方与验方

1. 身痛逐瘀汤（《医林改错》）

【组成】秦艽9g，川芎9g，桃仁6g，红花6g，甘草3g，羌活9g，没药9g，五灵脂9g，香附9g，牛膝9g，地龙9g，当归15g。

【功效与适应证】化瘀通络，除痹止痛。主治寒湿痹阻经络所致的疼痛。

【制用法】水煎服，日1剂，每次100ml，每日2次口服。

2. 天池伤科验方

【组成】桃仁20g，红花15g，炙川乌9g，穿山龙10g，千年健10g，地枫9g，当归10g，姜黄10g，苍术10g，威灵仙9g，醋延胡索10g。

【功效与适应证】活血通痹止痛。治疗肿胀、疼痛、经络不通等。

【制用法】水煎服，日1剂，每次100ml，每日2次口服。

（二）理伤手法

推按阳溪手法：医者左手拇指置于阳溪穴部（相当于桡骨茎突部），右手示指及中指挟持患肢拇指，余指握住患者其他四指，并向下牵引，同时向尺侧极度屈曲；然后，医者用左拇指捏紧桡骨茎突部，用力向掌侧推压挤按，同时右手用力将患者腕部掌屈，最后伸展，反复3～4次，每日1次。手法治疗后在桡骨茎突处敷以消肿止痛膏，以绷带包扎固定，并配合海桐皮汤熏洗。

（三）固定疗法

发病早期或症状较轻者应尽可能减少手部活动，如洗衣、拧毛巾等。可用大小合适、能与拇指贴合的纸板或铝板，将拇指固定在背伸20°，桡侧偏15°和拇指外展位，根据患者情况可固定3～6周。

（四）练功疗法

应在不引起桡骨茎突部疼痛的情况下，循序渐进地进行拇指与腕部及其他各指的活动练习。

（五）针灸疗法

1. 毫针治疗

取阳溪为主穴，配合谷、曲池、手三里、列缺、外关等，得气后留针15min左右，隔日1次，疗程为4周左右。

2. 针刀治疗

将针刀刀口沿肌腱方向平行刺入鞘管，直接将增厚而狭窄的腱鞘处切开，或在骨面上进行纵向剥离，解除卡压现象，但应特别注意勿损伤肌腱、邻近的血管及神经分支。

四、现代中医药研究

（一）病因病机的相关研究

桡骨茎突狭窄性腱鞘炎属于祖国医学"筋痹""筋伤"范畴。中医认为，本病好发于气血亏虚又劳累过度、感受外邪或外伤刺激，致局部气血运行不畅、血不荣筋者[1]。《素问·长刺节论》言："病在筋，筋挛节痛，不可以行。"本病属本虚标实。王毅等[2]认为此病好发于肝肾亏虚者，肝主筋，筋束骨，骨属肾，筋脉赖于精血濡养，肝肾亏虚则精血不荣，不荣则痛。宋雅兰等[3]认为风寒湿三邪客于筋骨致关节屈伸不利。《素问·痹论》言"风寒湿三气杂至，合而为痹也""痹在于筋则屈不伸"，贼风虚邪于肌肤腠理入侵，邪客于筋脉。《灵枢·刺节真邪》言"搏于筋，则为筋挛"，风性善行、寒性收引、湿邪重着凝滞，三邪客于关节则见气血不通、瘀血阻滞，筋脉不荣则疼痛拘急。杨天颖[4]认为，本病发于手阳明经气血不通，《灵枢·经筋》言"手阳明之筋，起于大指……结于肩髃"，手阳明经循行过腕部，为多气多血之经，易瘀易滞，结于腕则发为疼痛。本病尚好发于正虚体弱时，正气不足则邪易自腠理而入，客于经络，气血不荣不通，发为筋痹。《灵枢》："粗理而肉不坚者，善病痹。"

现代医学认为桡骨茎突处有一由骨沟和腕背横韧带组成的骨纤维性鞘管[5]，拇长展肌腱和拇短伸肌腱由此通过并形成一定的曲度，第一伸肌腱隔室空间相对较小，当拇指及腕关节活动如屈伸拇指或对掌活动时，该处曲度加大，肌腱与管鞘壁摩擦增大，反复的、过度的摩擦使肌腱增粗，管鞘壁增厚，肌腱及腱鞘局部水肿、渗出，进而使二者间的空隙减小，肌腱在活动时由于管鞘卡压产生疼痛。

（二）治疗方法的相关研究

目前中医和西医对桡骨茎突狭窄性腱鞘炎都有各自的认识及治疗方案，大致可分为保守治疗和手术治疗，其中保守治疗主要以改善临床症状为主，但不去除易感病因，则易迁延复发。手术治疗主要以松解粘连和局部减压为主，但部分手术会有一定的并发症，不论手术治疗还是保守治疗都各有利弊[6]。本书重点介绍中医治疗。中药治疗：中药治疗桡骨茎突狭窄性腱鞘炎主要以外用药物途径为主。目前常用的中药外治法包括中药熏洗、中药膏、膏药外敷等。竺东杰等[7]采用中药熏洗配合穴位贴敷治疗狭窄性腱鞘炎40例，治疗结果显示患者临床症状明显改善。周德健[8]的一项研究中则发现中药熏洗联合体外冲击波治疗桡骨茎突狭窄性腱鞘炎是一种有效的治疗方法。廖志浩等[9]则发现温通膏外敷联合局部封闭疗法治疗桡骨茎突狭窄性腱鞘炎具有较好的疗效，能显著缓解疼痛，增加腕关节活动度，减少复发率。艾灸治疗：艾灸法主要通过直接作用于疼痛部位，以达到改善局部循环、减轻炎症、镇静止痛、温通经络、散寒祛湿的功效。李茹等[10]则通过隔药饼灸结合围刺疗法治疗25例桡骨茎突狭窄性腱鞘炎，发现与单纯双氯芬酸二乙胺乳胶剂外用相比，其可明显改善桡骨茎突狭窄性腱鞘炎的疼痛症状及腕关节活动度，临床疗效较理想。针刺治疗：能达到疏通经络，理气止痛的效果。王振丹[11]在患者患侧阳溪、手三里、列缺进针，配合适当手法使得气，患者临床症状缓解明显。针刀治疗：针刀疗法起源于中国古代九针，与现代医学相结合，常在压痛点进针，通过剥脱分离粘连肌肉，疏通局部气血，以达到减轻患者痛苦的目的。刘福和刘瑞文[12]选取患侧压痛点，平行于桡动脉进针，纵向剥离腱鞘内粘连组织，取得满意的临床疗效。陈平等[13]在患者患部进行局麻后，在压痛点进针，沿腱鞘走向进行松解，嘱患者适当活动腕关节防止粘连，临床效果显著。手法治疗：通过在痛点进行手法理筋整复，持续拨动患处紧张肌肉，缓解肌肉紧张及减轻局部肌肉粘连，疏通患处血管，达到促进气血运行、缓急止痛的目的。曹必伟[14]在患侧桡骨茎突处使用拇指揉法和大鱼际揉法，配合关节活动，疗程结束后，发现本方法可显著降低患者疼痛评分。汪桂珍[15]的一项临床研究则表明压痛点强刺激推拿配合针刺疗法是一种治疗桡骨茎突狭窄性腱鞘炎的有效方法，且较单独使用针刺方法的效果更佳。

参 考 文 献

[1] 王悦，袁秀丽. 桡骨茎突狭窄性腱鞘炎中医治疗临床进展[J]. 新疆中医药，2022，40（1）：87-89.

[2] 王毅，廖怀章. 桡骨茎突狭窄性腱鞘炎中西医治疗研究进展[J]. 湖南中医杂志，2018，34（12）：164-167.

[3] 宋雅兰，余阳，陈芷涵，等.《黄帝内经》对"筋痹"的认识及针灸治疗探讨[J]. 中医临床研究，2018，10（9）：97-99.

[4] 杨天颖. 浮针联合肌肉力量训练治疗桡骨茎突狭窄性腱鞘炎临床观察[J]. 实用中医药杂志，2021，37（1）：114-115.

[5] 林坤山，黄立羡，练克俭. 冲击波结合反阿是穴治疗桡骨茎突狭窄性腱鞘炎[J]. 中国中医骨伤科杂志，2016，24（4）：49-50.

[6] 陶红成，黄英如，金贵根. 桡骨茎突狭窄性腱鞘炎治疗进展[J]. 实用中医药杂志，2021，37（4）：709-712.

[7] 竺东杰，张辽，史燕红. 中药熏洗配合穴位贴敷治疗狭窄性腱鞘炎40例疗效观察[J]. 湖南中医杂志，2018，34（12）：70-71.

[8] 周德健. 中药熏洗联合体外冲击波治疗桡骨茎突狭窄性腱鞘炎20例临床研究[J]. 江苏中医药，2018，50（10）：35-36.

[9] 廖志浩，陈希，吴雪茹，等. 温通膏外敷和局部封闭治疗桡骨茎突狭窄性腱鞘炎的疗效观察[J]. 广州

中医药大学学报，2017，34（4）：526-530.

[10] 李茹，金晓飞，陈利芳，等. 隔药饼灸结合围刺疗法治疗桡骨茎突狭窄性腱鞘炎 25 例临床观察 [J]. 中医杂志，2018，59（10）：866-870.

[11] 王振丹. 针刺治疗桡骨茎突狭窄性腱鞘炎疗效观察 [J]. 智慧健康，2019，5（2）：150-151.

[12] 刘福，刘瑞文. 小针刀治疗 516 例狭窄性腱鞘炎心得体会 [J]. 临床医药文献电子杂志，2016，3（46）：9133，9136.

[13] 陈平，肖德华，郭韧，等. 超声引导下小针刀治疗桡骨茎突狭窄性腱鞘炎的临床观察 [J]. 中医临床研究，2017，9（21）：41-42.

[14] 曹必伟. 推拿联合冲击波治疗桡骨茎突狭窄性腱鞘炎的临床研究[J]. 中国继续医学教育，2020，12（31）：155-158.

[15] 汪桂珍. 压痛点强刺激推拿配合针刺法治疗桡骨茎突狭窄性腱鞘炎的疗效观察 [J]. 按摩与康复医学，2019，10（16）：19-21.

第八节 腕管综合征

腕管综合征，又名腕管狭窄症。是正中神经在腕管内被卡压而致的一组临床综合征，表现为手的活动笨拙，拇、示、中指感觉迟钝、刺感、麻感、疼痛，大鱼际萎缩和拇指无力等。属中医"痹证"范畴。

一、病因病机

中医认为，本病多属慢性损伤，由于局部经络筋脉受损致局部气血经脉不畅，不通则痛。同时当腕部受外伤造成扭挫、脱位、骨折时，更易引起腕横韧带增厚，或骨折后畸形愈合和腕部劳损。部分患者是因为肿物或痛风。

腕管有四壁：前壁为腕横韧带，后壁为头状骨、舟状骨、小多角骨及覆盖于其上的韧带，桡侧壁为舟骨结节和大多角骨结节，尺侧壁为豌豆骨、钩骨钩突及其韧带。在腕管内通过的有拇长屈肌腱、指浅屈肌腱、指深屈肌腱及正中神经。腕管的容积可拓展性小，凡是导致腕管容积减小或内容物增多者均可导致腕管内压力增高，卡压腕管内组织从而引发腕管综合征。

腕管内容积减小：腕部损伤如月骨脱位、桡骨远端骨折畸形愈合、腕横韧带的增厚等都可使腕管容积减小，压迫正中神经。腕管内容物的增多：长期反复腕部活动可使手和腕发生慢性劳损，指屈肌腱和正中神经长期与腕横韧带来回摩擦，肌腱、滑膜水肿使管腔压力增高，正中神经受压；常见的腱鞘囊肿、脂肪瘤、钙质沉着等也会增加腕管的内容物。其他：如风湿和类风湿疾病、产后或闭经期内分泌功能紊乱，以及结缔组织病和掌长肌先天性肥大等，均可引起正中神经卡压。

二、诊断与鉴别诊断

（一）临床表现

主要表现为手指麻木、刺痛，患手桡侧 3 个半手指感觉异常、麻木或刺痛，以夜间和清晨为最著，甚至于睡眠中因手指麻痛而惊醒。有时疼痛向上放射至肘，有时拇指外展对掌无力，动作不甚灵活，但当挥动患手后，症状即可减轻或解除。多见于职业性损伤，如用手抓、搬运、捻、捏、扭等劳动的工作者。

（二）诊断

1）多见于中年妇女。

2）患手桡侧 3 个半手指感觉异常、麻木或刺痛，夜间加剧，有时痛醒，温度增高时疼痛明显，活动或甩手后减轻。患手握力减弱，握物或端物时偶有失手的情况。

3）特殊检查

叩诊试验（Tinel 征）阳性：轻叩腕管正中部位之正中神经（桡侧腕屈肌与掌长肌之间），患者正中神经分布的手指有放射性触电样刺痛感。

屈腕试验阳性：患者两肘放在桌上，前臂与桌面垂直，两腕掌屈，此时正中神经被压在腕横韧带的近侧缘上。40s 后症状加剧即为阳性。

压脉带试验阳性：应用血压表，气囊充气至收缩压与舒张压之间，使患手充血，1min 后患手症状加剧。

4）神经电生理检测：通过对神经传导的检测来判断正中神经损害的部位及程度，是较敏感及准确的检查方法。

5）影像学检查：X 线检查可以发现是否有骨性压迫；MRI 检查可以发现腕管内容积的改变及正中神经形态的变化。

（三）鉴别诊断

1. 神经根型颈椎病

神经根型颈椎病麻木区域不单在手指，往往前臂同时也有痛觉减退区，并且也出现相应颈神经支配区肌肉的运动障碍、腱反射的变化，同时伴有颈部症状与体征等。

2. 旋前圆肌综合征

旋前圆肌综合征是正中神经通过旋前圆肌或指浅屈肌腱时受压导致的所支配的肌肉运动障碍，以旋前圆肌区疼痛为主，无夜间痛，抗阻力旋前时疼痛加剧（旋前圆肌激发试验阳性），腕部 Tinel 征阴性，掌皮支区感觉减退，腕部神经传导速度正常。

3. 胸廓出口综合征

胸廓出口综合征为臂丛神经受压所致，主要表现为手臂内侧感觉异常，多位于手指及手的尺神经分布区域，还有锁骨下血管受压的表现。

三、治疗

腕管综合征的治疗目的：解除神经压迫、扩大腕管容积、减轻腕管压力，消除麻木、疼痛、功能障碍等症状。具体治疗方法为：

（一）中药疗法

根据患者的症状、体征及舌苔脉象，辨证论治。

1. 阳虚寒凝证

腕部疼痛，拇、示、中指麻木，患手喜温恶寒，伴手指冰冷、发绀，舌淡胖、苔白滑，脉沉迟。治宜温经散寒，养血通脉，方用当归四逆汤加减。

2. 气滞血瘀证

腕部刺痛，痛处固定，拇、示、中指麻木不仁，指端活动不便，或伴有大鱼际肌萎缩，舌淡苔暗，脉弦。治宜行气活血，祛瘀通络，方用身痛逐瘀汤加减。

常用经方与验方

1. 当归四逆汤（《伤寒论》）
【组成】当归12g，桂枝9g，芍药9g，细辛3g，通草6g，大枣10g，炙甘草6g。
【功效与适应证】温经散寒，养血通脉。主治营血虚弱，寒凝经脉所致的疼痛。
【制用法】水煎服，日1剂，每次100ml，每日2次口服。
2. 天池伤科验方
【组成】白术10g，红花15g，人参6g，苦参6g，升麻9g，地枫9g，葛根6g，防风10g，苍术10g，黄芪30g，川芎10g，乌梢蛇10g，全蝎10g，郁金10g。
【功效与适应证】舒筋通络，通痹止痛。治疗肿胀、疼痛、麻木、经络不通等。
【制用法】水煎服，日1剂，每次100ml，每日2次口服。

（二）理伤手法

运用理筋手法按压、揉摩外关、阳溪、鱼际、合谷、劳宫等穴及痛点；然后将患手轻度拔伸下，缓缓旋转、屈伸桡腕关节；再用左手握腕，右手拇、示两指捏住患手拇指远节，向远心端迅速拔伸，以发生弹响为佳；依次拔伸第2、3、4指。以上手法可每日1次，经1~2周后疼痛可缓解。

（三）固定疗法

经手法治疗后，根据病因、病情，用石膏托或夹板固定腕部于轻度背伸位1~2周。如症状缓解可解除固定。

（四）练功疗法

固定24h后疼痛减轻，在有外固定的情况下练习各指伸屈活动，3~5天后练习腕伸屈及前臂旋转活动，使肌肉及肌腱在固定物中运动，防止失用性萎缩及粘连。

（五）针灸疗法

1. 毫针治疗
取内关、外关、劳宫、大陵、合谷、鱼际、列缺、十宣等穴，强刺激，每日1次，2周为1个疗程。

2. 针刀治疗
手腕平放于操作台上，掌心向上，腕关节下部放一脉枕，使腕关节呈背屈位。让患者用力握拳向掌握侧屈腕，在腕部掌侧可有3条纵行皮下的隆起，中间者为掌长肌腱，桡侧者为桡侧腕屈肌腱，尺侧为尺侧腕屈肌腱。在远侧腕横纹尺侧的内侧缘定一进针刀点，沿尺侧腕屈肌的内侧缘向远端移2~2.5cm再定一点，在远侧腕横纹上的桡侧腕屈肌腱的内侧缘定一点，再沿桡侧腕屈肌腱向远端移动2~2.5cm再定一点（呈平行四边形状）。在此四点上分别进针刀，刀口线一律与肌腱平行，针体和腕平面成90°角，深度0.3~0.5cm，沿两侧屈肌腱内侧缘将腕横韧带分别切开2~3mm，与此同时，将针刀侧面沿屈肌腱内侧缘向中间平推数下，目的是将肌腱和韧带间的粘连剥开。术毕，针孔用创可贴覆盖后，被动过伸、过屈腕关节 3～5 次。

3. 穴位埋针

取患侧大陵穴。常规消毒后，用镊子把消过毒的 28 号皮内针取出，取准穴位直接刺入，得气后用胶布固定。夏季留针 1～3 天，冬季留针 3～5 天。嘱患者不要沾水，注意局部卫生，留针期间不必限制患肢的活动，使患肢在活动中增强针感。埋针 2 次为 1 个疗程。

四、现代中医药研究

（一）病因病机的相关研究

中医学对腕管综合征尚无统一病名，因外损所致者，可归于"伤筋"范畴；因内伤、受邪所致者，可归于"痹病"范畴。结合症状，又可归于"手痹"范畴[1]，表现为以手指麻木疼痛为主。《证治准绳》引李东垣言："麻者气之虚也""真气弱不能流通，……故生麻木不仁"。可见，本病的发生多与禀赋不足，气血亏虚，不足以濡养肢体脉络有关。另外，元气虚弱加之不良的生活习惯，导致风寒湿瘀流注经脉，痹阻不通，亦可发为本病，如《古今医鉴》曰："手足痛而不仁也，盖由元精内虚，而风寒湿三气所袭，不能随时驱散，流注经络，入而为痹。"因此，本病病因可概括为"不荣则痛""不通则痛"。"不荣则痛"为各种原因所致气血亏虚，精血不足，腕部筋脉失其濡养，筋脉失养引发的疼痛，其痛属虚证；"不通则痛"为外感风寒湿邪，邪气留滞于手腕部筋骨，日久气滞血瘀，气血阻滞引发的疼痛，其痛属实证。

腕管综合征是临床常见的神经卡压疾病之一，主要由各种原因，如外伤，慢性劳损，异常解剖，合并糖尿病、高血压、痛风等基础疾病，以及医源性腕管容积狭窄，使腕管内压力升高，正中神经受卡压发生充血、水肿、粘连，以致纤维化所致。从生理解剖结构方面来讲，腕管内压力增高导致正中神经受压迫而出现正中神经所支配区域出现如麻木、疼痛、手指无力持物及血管、神经营养障碍性疾病[2-4]。既往研究[5-6]表明，本病多发于中年女性，但随着近些年人们工作与生活方式的改变，腕管综合征的发病率有所上升，且有年轻化趋势，给患者日常生活工作带来较大影响。

（二）治疗方法的相关研究

目前临床治疗腕管综合征的方法多种多样，且疗效各异[7]。非手术治疗多应用中药、针刺、推拿、针刀等方法。中药治疗：历代医家根据临证经验对本病多有不同的见解，多数医家从气虚论治。现代中医提出了很多新的见解，姚新苗等[8]将腕管综合征从"血痹"论治，以黄芪桂枝五物汤为主方，取其益气和血通痹的功效，同时添加桑枝、羌活等引经药，使药力直达上肢病所，如风邪偏重，则适量添加防风、防己等药物祛风通络；如血虚络瘀，则适量添加鸡血藤、当归、川芎等药物养血通络。盛丽等[9]应用中药损伤散治疗腕管综合征，通过高频超声检查技术，发现治疗后桡腕关节平面、钩骨钩平面、豌豆骨平面、钩骨远端平面以及桡动脉和尺动脉流速、阻力指数较治疗前均有显著改善，从客观角度证明了中药损伤散治疗腕管综合征的确切疗效。针灸治疗：针刺、艾灸在治疗腕管综合征方面具有明显的优势，其主要作用是改善局部血液循环，改善神经系统功能，促进组织再生等[10]。袁月等[11]通过文献分析研究发现，现代医家针灸治疗腕管综合征以局部取穴，辅以循经取穴为主，重用五输穴等，常用穴位包括大陵、合谷、内关、外关、阳溪等。蒋遥[12]将 96 例轻重度腕管综合征患者随机分成治疗组和对照组，治疗组采用电针结合井穴点刺放血治疗，结果表明腕管综合征疗效较好且复发率低。针刀治疗：将传统疗法与现代医学相融合[13]，通过改变解剖结构，松解患腕韧带，通过切割的方法直接阻断筋膜、肌肉间的粘连，并能够提高腕管内容量，缓解正中神经所受压力，还能加快病变部位血液流速[14]。程少丹等[15]在治疗时只选取了舟骨结节掌面尺侧缘上部定点，并使用新型 AENS 针刀，形状像注射器针头，针尾结构和注射器针尾相似，这样可在治疗时使声音放大方便医生判断治疗是否妥善，且因内部结构是空心的，治疗时积液和出血都能从针心流出达到减张减压的目的。邢建瑞等[16]通过在针体距尖端刃 15mm 范围内加工一个侧刃并使之和尖刃在同一平面改进了传统针刀尖端部分，且其进针点是在中掌横纹与远侧掌横纹之间距离掌长肌腱尺侧约 0.5cm 处，取得了较好的疗效。推拿治疗：推拿是"以人疗人"的方法，属于崇尚的自然疗法的一种。目前临床上采用推拿治疗腕管综合征的手法多样，包括点、按、揉、拨、推等。周秋云[17]选取合谷、劳宫、内关、阳溪、曲泽、极泉等穴位，通过推揉法＋按揉法＋揉拨法＋拨伸法＋搓揉摆腕法治疗腕管综合征，治疗 2 个疗程后，患者症状得到明显改善。王聪聪等[18]采用传统推拿疗法配合缠推法推拿手六井穴（少商、商阳、少冲、少泽、中冲、关冲）治疗，疗效良好。

参 考 文 献

[1] 付怡，王永生. 中医药治疗腕管综合征临床研究进展[J]. 亚太传统医药，2022，（5）：231-234.

[2] 方颖华，王燕玲，林树东. 超声引导下小针刀松解腕横韧带联合前臂相关激痛点灭活治疗腕管综合征[J]. 中国医学创新，2021，18（15）：57-60.

[3] 罗艳红，陈怡，韦玉国，等. 高频超声测量正中神经横断面积及受压率对腕管综合征严重程度的诊断价值[J]. 中国医药科学，2020，10（17）：185-188.

[4] 纪柳. 正中神经横断面积及扁平率的超声参数与腕管综合征严重程度的相关性分析[J]. 新疆医科大学学报，2021，44（8）：922-926.

[5] 隋珂珹，张永庆，马爱军. 正中神经感觉-运动指数在腕管综合征中的应用[J]. 中华手外科杂志，2021，37（3）：192-195.

[6] 赵水宁，张禀评，夏瑞琴，等. 高频超声对老龄腕管综合征的诊断价值[J]. 中国中西医结合影像学杂志，2021，19（4）：373-377.

[7] 姚严，张曦元，高文，等. 推拿治疗腕管综合征研究进展[J]. 按摩与康复医学，2021，（21）：75-77.

[8] 彭志强，姚新苗. 姚新苗教授针药并用治疗腕管综合征经验[J]. 中国乡村医药，2020，27（23）：22-23.

[9] 盛丽，霍树靓. 高频超声在评价中药治疗腕管综合征的应用价值[C]//中国超声医学工程学会. 中国超声医学工程学会第七届全国肌肉骨骼超声医学学术会议论文汇编. 南昌：中国超声医学工程学会，2019：2.

[10] 丁乾，沈芳. 针刺与艾灸对腕管综合征患者周围神经电生理特征的影响[J]. 临床和实验医学杂志，2015，14（14）：1198-1202.

[11] 袁月，赵树明，李萍. 针灸治疗腕管综合征临床选穴规律分析研究[J]. 针灸临床杂志，2021，37（4）：42-46.

[12] 蒋遥. 电针结合井穴点刺放血治疗腕管综合征临床疗效观察[J]. 四川中医，2018，36（3）：186-188.

[13] 卢承印，王朋涛，张来福，等. 腕管松解术后口服筋肌复生胶囊治疗中重度腕管综合征的临床疗效[J]. 中国医药导刊，2021，23（5）：325-328.

[14] 郑颂耀，李展新，翁丽荣，等. 斜切松解术治疗腕管综合征[J]. 实用手外科杂志，2021，35（1）：37-39.

[15] 程少丹，王学昌，张洋，等. 弧刃针刀治疗轻中度腕管综合征的随机对照研究[J]. 中国中医骨伤科杂志，2017，25（4）：5-9.

［16］邢建瑞，杨秀丽，李艳，等. 改良小针刀腕部微创减压治疗腕管综合征［J］. 实用骨科杂志，2013，19（3）：259-261.

［17］周秋云. 浅谈腕管综合征的推拿治疗［J］. 按摩与康复医学，2010，1（1）：81.

［18］王聪聪，石玉生. 缠推法治疗轻度腕管综合征20例［J］. 河南中医，2012，32（10）：1364.

第五章 腰部筋伤

第一节 腰部扭挫伤

本病系指腰部肌肉、筋膜、韧带、椎间小关节、腰骶关节的损伤，多由突然遭受直接或间接外力所致，若处理不当，或治疗不及时，也可使症状长期延续，变成慢性。腰部扭挫伤可分为扭伤与挫伤两大类，以扭伤者多见，俗称闪腰、岔气。多发于青壮年和体力劳动者。为骨伤科的常见病。

一、病因病机

祖国医学认为，腰部软组织扭挫伤属中医"筋伤"范畴。其引起的肿胀、疼痛，是由于人体受到外力强烈作用，累及气血经脉，使气血运行不畅所致。正如《杂病源流犀烛》所说："跌仆闪挫，卒然身受，气血俱伤病也。"《素问·阴阳应象大论》又云："气伤痛，形伤肿。"筋脉破损，血溢脉外，气血凝滞，流通不畅，故见肿痛。骨为干，筋为刚，筋伤后，刚之不刚，故见活动受限。

腰部扭挫伤可分为扭伤与挫伤两大类，可单独发病，也常合并存在。其发病机制与临床表现大致相同，多因体位不正，弯腰提取重物用力过猛，或弯腰转身突然闪扭，致使腰部肌肉强烈收缩，而引起腰部肌肉、韧带、筋膜或脊柱小关节过度牵拉、扭转，甚至撕裂及腰骶或骶髂关节错缝。当脊柱屈曲时，两旁的骶棘肌收缩，以抵抗体重和维持躯干的位置，这时如负重过大，易使骶棘肌和腰背筋膜的附着部发生撕裂伤；当脊柱完全屈曲时，主要靠韧带来维持躯干的位置，这时如负重过大，易造成棘上、棘间和髂腰韧带的损伤；腰部活动范围过大、过猛时，椎间小关节受到过度牵拉或扭转，可使滑膜嵌插于关节内，致脊柱活动功能受限。

腰部挫伤多为直接暴力所致，如车辆撞击、高处坠跌、重物挫压等，致使肌肉挫伤，血脉破裂，筋膜损伤，造成瘀血肿痛，活动受限，甚则合并肾脏损伤。

二、诊断与鉴别诊断

（一）临床表现

有明确的外伤史。伤后腰部即现剧烈疼痛，不能伸直，仰俯转侧均感困难，常以双手撑住腰部，防止因活动而发生剧痛。严重者不能坐立和步行，有时伴下肢牵涉痛，深呼吸、咳嗽、喷嚏、用力大便时均感震痛，脊柱多呈强直位。

（二）诊断

1）查体时，可见患者腰肌紧张，腰椎生理前凸的改变，拒按。

2）腰肌及筋膜损伤时，腰部各方向活动均受限制，动则痛剧，在棘突旁骶棘肌处，腰椎横突或髂嵴后部有压痛。棘上或棘间韧带损伤时，压痛多在棘突上或棘突间，在脊柱弯曲受牵拉时才疼痛加剧；髂腰切带损伤时，其压痛点在髂嵴后部与第5腰椎间三角区，屈曲旋转脊柱时疼痛加剧。椎间小关节损伤时，腰部被动旋转活动受限，尤其后伸活动明显受限并使疼痛加剧，脊柱可有侧弯，有的棘突可偏歪，棘突两侧较深处有压痛。若腰部挫伤合并肾脏损伤时，可出现血尿等症状。

3）X线片主要显示腰椎生理前凸消失呈肌性侧弯。不伴有其他改变。

（三）鉴别诊断

1. 腰椎间盘突出症

腰椎间盘突出症又称腰椎间盘纤维环破裂髓核突出症。它是腰椎间盘发生退行性变之后，在外力的作用下，纤维环破裂髓核突出刺激或压迫神经根、血管或脊髓等组织所引起的腰痛，并且以伴有坐骨神经放射性疼痛等症状为特征的一种病变。腰部扭挫伤一般无下肢痛，但有时伴下肢牵涉痛，多为屈髋时臀大肌痉挛，骨盆有后仰活动，牵动腰部的肌肉、韧带所致；所以，直腿抬高试验阳性，而加强试验为阴性，可与腰椎间盘突出症相鉴别。

2. 慢性腰部劳损

慢性腰部劳损病程一般都比较长，发病比较缓慢。一般出现在长期弯腰、坐位或不良姿势的人群当中，一般症状较急性腰扭伤更轻，较容易鉴别。

三、治疗

腰部扭挫伤的治疗目的：活血化瘀，通络止痛，消除腰部疼痛及活动不利症状。主要治疗方法为：

（一）中药疗法

根据腰部扭挫伤的病因、症状、体征及舌苔脉象，辨证施治。

1. 血瘀气滞证

腰痛如刺，不能俯仰转侧，动则痛甚，拒按，腰肌僵硬。舌红苔黄，脉弦紧或弦数。治宜活血化瘀，行气止痛，挫伤者侧重活血化瘀，可用桃红四物汤加减。扭伤者侧重行气止痛，可用舒筋活血汤加减。

2. 肝肾不足证

腰部隐痛，酸软乏力，遇劳加重，腰肌痿软，精神不振。舌质淡，脉细弱。治宜补益肝肾，舒筋活络，内服补肾壮筋汤或疏风养血汤加减。

常用经方与验方

1. 桃红四物汤（《医宗金鉴》）加减

【组成】桃仁10g，红花10g，生地黄15g，川芎10g，当归10g，赤芍9g，大黄15g，乌药9g，皂角刺9g，牛膝15g。

【功效与适应证】活血化瘀，通络止痛。主治软组织损伤所致的肿痛。

【制用法】水煎服，日1剂，每次100ml，每日2次口服。

2. 芍药甘草汤（《伤寒论》）加减

【组成】芍药20g，甘草20g，三七6g（另服）。

【功效与适应证】益阴柔肝，缓急止痛。治气滞血瘀，筋脉拘急之证。

【制用法】水煎服，日1剂，每次100ml，每日2次口服。服时送服三七粉（每次6g）。

3.天池伤科验方

【组成】桑寄生20g，杜仲15g，当归15g，川续断15g，土虫10g，赤芍30g，秦艽20g，木通10g，大黄10g（后下），木香5g，枳实10g。

【功效与适应证】活血化瘀，通络止痛，治疗急性腰部扭挫伤。

【制用法】水煎服，日1剂，每次100ml，每日2次口服。

（二）理伤手法

1. 手法一

患者取俯卧位，医者先用轻揉手法缓解患者腰背部肌肉痉挛，再施用"端提"手法。患者取坐位，医者立于患者身后，取蹲裆势，双手穿过患者腋下至胸前相抱，嘱患者放松，术者迅速用力将患者向上垂直提起约10～15cm，当听到腰部有"咔咔"响声，谓之手法成功。此时患者立即感到疼痛减轻，腰部活动障碍明显改善或消除。

2. 手法二

先让患者俯卧在按摩床上，按揉脊柱两侧的肌肉，以舒筋解痉，清除腰部肌肉的紧张。然后让患者患侧向上侧卧在按摩床上，患侧腿屈曲，健侧腿伸直，使全身肌肉放松。医者立于患者腰部背后，右腿向前迈半步，两足站稳，自然叉开，一手抓住患者肩头，另一手抓住髋部，双手前后轻轻扭动患者，逐渐增大幅度。当医者有明显抵抗感时，巧力向后拉动肩头，向前推动髋部，即可听到"咔咔"响声。当局部疼痛减轻或消失时，手法即完毕。嘱患者慢慢俯卧，再轻轻按摩脊柱两侧的肌肉作为最后调理，以使经络通畅，气血调达。然后下床，做腰部功能测定，以检查效果。运用上述手法如果一次不能成功，休息片刻，消除精神紧张后可进行第二次，达到局部疼痛减轻或消失时即告成功。

（三）固定疗法

患者如腰部扭挫伤较重，腰椎活动受限明显，因疼痛不能下地活动，可嘱患者佩戴腰围，以保护受损部位，休息时可摘除，待病情好转后停止使用。

（四）练功疗法

待患者腰痛症状减轻后，适当进行腰背肌和腹肌的功能锻炼，如仰卧位配合呼吸进行抬腿练习，八段锦中的"双手攀足固肾腰"练习等；经常后伸、旋转腰部，做直腿抬高或压腿等动作，以增强腰腿部肌力，有利于腰椎的平衡稳定。

（五）针灸疗法

1. 毫针治疗

取肾俞、膀胱俞、气海俞、大肠俞、腰阳关、委中、承山、昆仑、腰夹脊、阿是穴等，采用平补平泻手法，直刺0.5～1寸，留针15～20min，每日1次，7日为1个疗程。

2. 针刺放血治疗

除局部取阿是穴外，腰部取腰阳关。用28号1.5寸毫针直刺，得气后单向捻转至不能捻转为止，使产生强烈针感，至患者不能忍受为度，快速出针。阿是穴出针后要放血10～15滴，再按压针孔止血；其余各穴出针后立即按压针孔止血。

3. 耳穴治疗

首先在耳郭上找出扭、挫伤相应部位的耳穴，局部常规消毒后，用 30~31 号 0.5~1 寸毫针刺入并加捻转，待患者诉针刺局部有麻胀或痛感时，即可停止运针手法，针刺的同时应嘱患者活动患部肢体，第一次治疗留针时间不应短于 50min，留针期间每隔 10min 捻针 1 次，出针后再以耳压法巩固疗效。每日 1 次，7 次为 1 个疗程。

4. 针挑治疗

近部取穴：选取病灶局部穴位（阿是穴）进行针挑术。远部取穴：根据经脉所过、主治所及的取穴原则，选取距离病痛处较远的部位的腧穴进行针挑术。常用的穴位：腰阳关、委中、委阳、阿是穴。操作：最常用的是巾钳、缝衣针、三棱针、不锈钢的圆利针或钩针进行挑刺。有的则加上拔火罐的综合治疗方法。针具（巾钳）消毒待用。先给患者做普鲁卡因过敏试验，阴性者方可施针挑术。根据不同的伤情，选定穴位，用碘酒、酒精棉球常规消毒后，再用 2% 普鲁卡因皮下局部麻醉，每穴约 0.5ml，1min 后，左手绷紧皮肤，右手持巾钳，一次多穿一些皮肤，提起有节奏地不断上下摇摆，每分钟约 40~80 次，好像扯着皮肤按摩一样，摇摆幅度视身体各部分皮肤的松紧程度而定，皮肤松的摇摆幅度可大些，皮肤紧的摇摆幅度可小些。每次摇摆约 15~25min。然后，再用闪火法加拔火罐，留罐时间视病情及出血量而定，出少量（约 2~3ml）血为宜。起罐后伤口用消毒纱布敷好，以防感染。禁忌证和注意事项：体质虚弱、严重贫血、低血压、低血糖者慎用。孕妇、产妇、习惯性流产者禁用；月经期间最好不挑。危重传染病患者和严重心、肝、脾、肾功能损害者禁用。外伤大出血、血友病、血小板减少性紫癜等患者禁用。重度下肢静脉曲张者慎用。皮肤有感染、溃疡、瘢痕，不要直接挑患处。血管瘤上和动脉禁挑。

5. 针刀治疗

患者俯卧位，局部常规消毒，以压痛点或疼痛点为进针刀穴位，待患者有酸胀感时做纵向疏通剥离、横向剥离、平行推动；针刀感达到疼痛部位后即可出针刀，再以针刀进针处为中心，用真空火罐在施术处行负压拔罐，火罐使用酒精或碘伏消毒。拔出瘀血 5~10ml，拔罐时间为 5~10min，以局部颜色暗红、发紫为度，取罐后用无菌干棉球清除出血，再用创可贴贴刀口以防感染。

四、现代中医药研究

（一）病因病机的相关研究

腰部扭挫伤是骨科临床常见病、多发病，具有发病率高、疼痛剧烈、活动困难等特点。在中医理论中，腰部扭挫伤被归纳为"闪腰""岔气"范畴，跌闪腰筋、气滞血瘀、经络不通是造成腰部扭挫伤的主要原因，因此在治疗中主张行气活血、滑利关节、调畅督脉[1-3]。督脉起于内胞宫，向后行于脊背正中，脊背受伤处致血行不畅，留而为瘀，不通则痛，影响腰背。腰背部为督脉及足太阳膀胱经循行所在，为人体阳脉之总纲，总督一身之阳气。督脉在腰背部与足太阳膀胱经同行，其络脉深入脊柱两旁，与足太阳膀胱经的循行相互贯通。《素问·刺腰痛》曰："衡络之脉令人腰痛，不可以俯仰，仰则恐仆……恶血归之。"《丹溪心法·腰痛》言："腰痛主湿热，肾虚，瘀血，挫闪……"由此可见历代医者认为导致该病的主要因素为外伤与外感之邪气[4]。

腰部扭挫伤多发于青壮年，多为间接外力所致，如搬运重物用力或体位不正所致，伤后疼痛剧烈持续，咳嗽时、用力大便时疼痛加剧，腰部不能挺。轻者导致骶棘肌和腰背肌不同程度的损伤，重者可发生棘上、棘间韧带的损伤，甚至局部瘀血堆积导致肿胀疼痛，功能活动受限。

（二）治疗方法的相关研究

腰部扭挫伤的临床治疗方法多种多样，大量数据表明中医对腰部扭挫伤的治疗具有较好的作用。治疗包括中药、针灸推拿、拔罐、刺络放血、小针刀、穴位注射、正骨手法等方面[5]。中药疗法：急性腰扭伤患者中药内治的基本原则是活血化瘀、行气止痛。在辨证论治的基础上，运用祛风散寒、活血化瘀、通络止痛的药物治疗急性腰扭伤，可以起到良好的临床疗效。赵文海[6]运用虚实辨证治疗急性腰扭伤，实证采用葛根汤加减，虚证采用醴泉饮加减，取得了良好的疗效。郭琳[7]研究麻黄附子细辛汤加味治疗急性腰扭伤的临床疗效发现，运用麻黄附子细辛汤加味的治疗组总有效率非常高。证明麻黄附子细辛汤加味可以明显缓解急性腰扭伤患者的临床症状，改善患者预后。涂爱国等[8]在运用四黄膏外敷的基础上结合卧床休息治疗急性腰扭伤，证明四黄膏外敷结合卧床休息有助于缓解患者的疼痛，提高腰椎功能。针刺治疗：针刺治疗可大体分为毫针治疗、温针治疗、火针治疗等。以中医基础理论为指导，运用辨证取穴治疗腰部扭挫伤是临床上一种重要的保守治疗方法。朱博文等[9]针刺带脉治疗急性腰扭伤38例，取穴腹部及背部压痛点，配合呼吸进行补泻手法的操作，治疗后明显改善患者疼痛及功能评分。王存有等[10]对浮针治疗急性腰扭伤的有效性和安全性进行系统评价，发现浮针治疗急性腰扭伤镇痛作用明显，优于传统针刺和推拿手法等其他传统治疗方法。艾灸疗法：灸法是我国传统医药的外治法之一，艾灸通过激发全身气血、调节脏腑功能而达到调和阴阳，促进机体康复的作用。胡正喜等[11]在32例急性腰扭伤患者腰部附近的反应物部位进行所有热敏化穴探查，然后再进行回旋灸、雀啄灸、温和灸，结果显示临床效果显著。拔罐疗法：可显著降低肌肉僵硬度，对机体具有调节新陈代谢，丰富局部营养状态，增强免疫力，改善局部血液循环，促进受损组织修复的作用。李志霞等[12]采用常规治疗和常规治疗结合牛角罐治疗并做对比，结果观察到在改善腰椎活动度方面，常规治疗结合牛角罐组明显好于常规治疗组。证明牛角罐治疗能够改善腰椎功能，促进患者康复。刺络放血疗法：放血疗法又称刺血疗法、泻血疗法、净血疗法。中医认为，痛则不通，通则不痛。放出少量瘀血，可以达到祛瘀生新、通络止痛的效果。陈艳婷等[13]遵循"远近取穴通经络、俞募配穴调脏腑、上下配伍和阴阳、左右思变畅六经"的原则，在临床上运用岭南刺血疗法治疗急性腰扭伤，临床疗效显著，其可在短时间内缓解主要症状。针刀疗法：针刀作为一种介于针灸和手术之间的微创疗法，具有疏经通络、活血止痛的治疗效果。孙欢等[14]研究小针刀结合局部封闭治疗急性腰扭伤的临床疗效发现，相对于采用局部封闭治疗的对照组，采用封闭治疗联合小针刀的治疗组治愈率较高，证明小针刀结合局部封闭治疗急性腰扭伤临床疗效显著。杨东亮等[15]证明小针刀针刺委中穴放血治疗急性腰扭伤临床疗效确切，可以明显缓解患者症状，恢复腰椎功能。推拿疗法：推拿具有疏经通络，活血化瘀的作用，推拿通过降低肌张力、缓解肌痉挛，从而发挥松解粘连，恢复关节活动度，提高肌肉力量的作用[16]。马炽等[17]采用经穴推拿手法治疗急性腰扭伤，通过对经穴的疏导及对痛点的揉拨，患者临床症状改善明显。张晶晶[18]采用传统推拿手法治疗急性腰扭伤，结果显示，中医推拿对急性腰扭伤患者缓解肌肉痉挛、调整组织顺应性的作用较好，临床价值显著，可行性高。

参 考 文 献

[1] 杨永光. 董氏针灸配合推拿手法治疗急性腰扭伤的疗效观察 [J]. 内蒙古中医药, 2019, 38（2）: 64-66.

[2] 上官医峰. 电针推拿、舒筋活血膏及红外线照射护理联合治疗急性腰扭伤的临床效果分析 [J]. 现代诊

断与治疗，2019，30（16）：2895-2897.

[3] 阎霜，王潆彬. 急性腰扭伤现代推拿疗法从腹论治思路探讨 [J]. 天津中医药大学学报，2018，37（5）：372-375.

[4] 李宗洋，崔镇海，谷天，等. 针刺治疗急性腰扭伤研究进展 [J]. 长春中医药大学学报，2021，（2）：456-459.

[5] 钟远鸣，叶伟权，邱伟，等. 急性腰扭伤中医药治疗进展 [J]. 陕西中医，2022，（2）：269-272.

[6] 崔镇海，李宗洋，金美英，等. 赵文海教授虚实辨证治疗急性腰扭伤186例 [J]. 中国中医骨伤科杂志，2021，（11）：52-54，57.

[7] 郭琳. 麻黄附子细辛汤加味治疗急性腰扭伤临床观察 [J]. 实用中医药杂志，2018，34（8）：897-898.

[8] 涂爱国，郑玲. 四黄膏外敷治疗急性腰扭伤患者49例 [J]. 中国中医药现代远程教育，2016，14（15）：91-92.

[9] 朱博文，袁欣瑶，叶树良，等. 针刺带脉治疗急性腰扭伤38例 [J]. 中国针灸，2022，48（2）：871-872.

[10] 王存有，李建伟，要晓鑫，等. 浮针治疗急性腰扭伤系统评价与Meta分析 [J]. 亚太传统医药，2021，17（4）：114-118.

[11] 胡正喜，陈莉秋，范鹏，等. 腧穴热敏化艾灸治疗急性腰扭伤32例 [J]. 上海针灸杂志，2011，30（1）：42.

[12] 李志霞，康玉闻，杨原芳，等. 牛角罐治疗急性腰扭伤的临床观察 [J]. 中国中医急症，2019，28（12）：2200-2202.

[13] 陈艳婷，陈秀华，王国书，等. 岭南刺络放血疗法在急性腰扭伤中的应用 [J]. 中国中医急症，2021，30（1）：109-112.

[14] 孙欢，王堂虎，王冲，等. 小针刀结合局部封闭治疗急性腰扭伤临床观察 [J]. 中医药临床杂志，2016，28（5）：709-710.

[15] 杨东亮，梁鸿富. 小针刀针刺委中放血疗法治疗急性腰扭伤62例临床观察 [J]. 中国民族民间医药，2016，25（12）：101-102.

[16] 倪建俐，黄姝，袁晴. 中医特色疗法治疗中风后肢体功能障碍研究进展 [J]. 陕西中医，2020，41（9）：1339-1341.

[17] 马炽，高扬. 经穴推拿治疗急性腰扭伤临床观察 [J]. 湖北中医杂志，2022，44（2）：56-58.

[18] 张晶晶. 中医推拿手法治疗急性腰扭伤的临床效果 [J]. 中国当代医药，2021，28（29）：157-159.

第二节　第三腰椎横突综合征

第三腰椎横突综合征是以第三腰椎横突部明显压痛为特征的慢性腰痛。也有的称第三腰椎横突周围炎或第三腰椎横突滑囊炎。它是腰肌筋膜劳损的一种类型，由于第三腰椎居全腰椎之中心，活动度大，其横突较长，抗应力大，劳损机会多，故易产生腰痛和臀部痛。本病多见于青壮年，尤以体力劳动者最为多见。

一、病因病机

第三腰椎横突综合征或因急性腰部扭挫伤，或因慢性腰部劳损，或外感风寒湿邪，合而成痹，致使腰部经络不通，瘀血阻络所致。患病日久或素体肝肾不足，以致筋脉失养，督脉空虚，气血亏耗，而见腰痛绵绵。

腰椎位于活动度很小的胸椎和固定于骨盆的骶椎之间，呈生理性前凸，第三腰椎位于生理性前凸的顶部，是躯体活动的枢纽。第三腰椎横突不同于第一、二腰椎横突前侧有下部肋骨覆盖，第四、五腰椎横突外侧有髂骨保护，而第三腰椎则缺少保护；第三腰椎横突最长、弯度也大，尤其尖部有许多与躯干活动有密切关系的肌肉和筋膜附着。当躯干活动超出正常活动范围，或本身第三腰椎横突增生或肥大时，就会因其在腰部频繁活动中，受强大的剪力作用而引起肌肉和筋膜紧张、收缩、张力过大而出现撕裂损伤，局部渗出、充血出现无菌性炎症，引起横突周围肌肉筋膜粘连、增厚、肌腱挛缩等病理变化，使穿过肌筋膜的髂腹股沟神经及伴行的血管受到炎性物质刺激和机械性挤压而产生一系列临床症状。

二、诊断与鉴别诊断

（一）临床表现

多表现为腰部疼痛及同侧腰肌紧张或痉挛。腰部及臀部弥散性疼痛，可涉及大腿后侧、内收肌，少数可放射到小腿外侧。晨起、活动后疼痛加重，有时翻身及步行困难。腹压增高（如咳嗽、喷嚏等）不会引起疼痛加重。疾病早期可见患侧腰部及臀部肌肉痉挛，表现为局部隆起、紧张，病程长者则可出现病侧肌肉萎缩。竖脊肌外缘第三腰椎横突尖端处有明显的局限性压痛，并可摸及一纤维化的软组织硬结，有时压迫该处可引起同侧下肢反射痛，反射痛的范围多不过膝。直腿抬高试验多呈阴性，少数可呈阳性，但多超过 50°，加强试验阴性。

（二）诊断

1）多有轻重不同的腰部外伤或慢性劳损史。
2）腰部疼痛，晨起、弯腰时疼痛加重，有时向下放射至膝部。
3）第三腰椎横突尖部压痛明显，并可触及纤维化的软组织硬结。腰部活动受限，直腿抬高试验阴性，少数患者呈阳性，但加强试验阴性。
4）X 线检查：X 线片除可见第三腰椎横突明显过长外，有时左右横突不对称，或向后倾斜。

（三）鉴别诊断

1. 腰椎间盘突出症
腰椎间盘突出症的疼痛多位于腰骶部，腿痛重于腰痛，并呈坐骨神经分布区疼痛，腹压增高时疼痛加重，直腿抬高试验和加强试验阳性。

2. 急性腰扭伤
急性腰扭伤有明确的腰部扭伤史，在扭伤后立即出现急性剧烈腰痛，范围局限，有明确的疼痛部位，疼痛可放射至臀部及左下肢，坐、立、走时均呈现特有的腰部侧弯姿势，多弯向患侧，出现腰部活动障碍，骶棘肌痉挛，脊柱运动受限。

3. 腰椎肿瘤
腰椎肿瘤多见于中年以上人群，腰痛呈进行性加重，有夜痛症，经对症处理后，又不能缓解者，应高度警惕。若患脊髓、马尾部肿瘤，可伴有大小便失禁、马鞍区（即会阴部）麻木刺痛、双下肢瘫痪等。

4. 腰椎结核
腰椎结核临床表现为腰痛伴低热、贫血、消瘦等症，同时血沉增快，拾物试验阳性；X 线检查可见骨质破坏，腰大肌脓肿。

三、治疗

第三腰椎横突综合征的治疗目的：消除腰部疼痛，改善活动不利情况，提高患者生活质量。具体治疗方法为：

（一）中药疗法

根据患者病情、症状、体征及舌苔脉象，辨证论治。

1. 风寒阻络证

腰部冷痛，转侧俯仰不利，腰肌硬实，遇寒痛增，得温痛缓。舌质淡苔白滑，脉沉紧。治宜散寒宣痹，温经通络，方用独活寄生汤或羌活胜湿汤加减。

2. 气滞血瘀证

腰痛如刺，痛处固定，拒按，腰肌板硬，转摇不能，动则痛甚。舌暗红，脉弦紧。治宜活血化瘀，行气止痛，方用地龙散加减。

3. 肝肾亏虚证

腰痛日久，酸软无力，遇劳更甚，卧则减轻，腰肌痿软，喜按喜揉。偏阳虚者面色无华，手足不温，舌质淡，脉沉细；偏阴虚者面色潮红，手足心热，舌质红，脉弦细数。偏肾阳虚者治宜温补肾阳，方用补肾活血汤加减。偏肾阴虚者，治宜滋补肾阴，方用知柏地黄丸加减。

常用经方与验方

1. 地龙散（《太平圣惠方》）加减

【组成】地龙 15g，官桂 10g，苏木 10g，麻黄 10g，黄柏 15g，当归尾 20g，桃仁 20g，甘草 5g。

【功效与适应证】活血化瘀，行气止痛。主治瘀血阻络所致的腰痛。

【制用法】水煎服，日 1 剂，每次 100ml，每日 2 次口服。

2. 天池伤科验方

【组成】当归 10g，党参 10g，丹参 10g，川牛膝 10g，狗脊 10g，桑寄生 10g，熟地黄 10g，全虫 3g(研末吞服)，制川乌 6g(先煎 1h)。

【功效与适应证】活血化瘀，舒筋活络，行气止痛。治疗患病日久，迁延不愈之证。

【制用法】水煎 3 次，取汁合用，早中晚各 1 次，日 1 剂，5 日为 1 个疗程，每疗程间隔 2 日。

（二）理伤手法

1. 手法一

患者取俯卧位，术者立于伤侧。掌推揉患处及其附近软组织和同侧臀部，待患者放松及病变部位软组织松弛后，患者感觉温暖舒适。此时术者可触摸到钝厚的第三腰椎横突尖端及其周围变硬钙化的劳损点及压痛点。然后术者用拇指反复揉、弹拨、疏理按压第三腰椎横突尖端及周围痛点。以上手法需用时 20min。亦可让患者健侧卧位，术者立其后，在患者腰部揉拨、点按第三腰椎横突尖端及臀部痛点部位。然后术者双手拇指点压腰部并嘱患者扭腰摆腿数次，需用 15min。最后患者取仰卧位，术者双手协同做屈膝屈髋回旋，拉直下肢动作数次。另外，可根据患者有无坐骨神经痛、腹股沟及大腿内前方紧张疼痛感而分别点压肾俞、气海俞、大肠俞、环跳、秩边、委中、阳陵泉、血海、阴陵泉。推拿疗法每日 1 次，15 天为 1 个疗程。

2. 手法二

患者取俯卧位，腰部放松，医者先于患侧第三腰椎横突处施以按揉法，以舒缓肌紧张，随后医者用拇指指腹做针对条索状硬块物垂直方向弹拨 10~15 次，继以双拇指重叠按压该处 40s，手法要柔和，动作由浅及深，由轻至重，以患者可忍受为度，并配合揉法以消散瘀结之肿，上述手法可重复 2~3 次。在条索状硬块物稍柔软后，沿竖脊肌部施以擦法，待肌肉放松后，再行定点旋扳第三腰椎横突。以右侧为例，患者取左侧卧位，靠近床边，左下肢伸直，右下肢屈髋屈膝，嘱全身放松；医者面对患者，右手把持患者右肩，左拇指抵顶右侧第三腰椎横突，左前臂搭在患者右臀部，双手相对用力，把患者腰部被动旋转至最大限度，左手拇指同时用力外旋一下即可。患者俯卧位，沿竖脊肌部施行擦法，以透热为度，手法告毕。上述手法每日 1 次，5 次为 1 个疗程，一般 1~2 个疗程即可痊愈。

（三）固定疗法

患者可佩戴腰围，以保护第三腰椎横突部位，尽量避免弯腰，睡硬板床，待病情好转后停止使用。

（四）练功疗法

急性期给予适应性牵拉活动，以卧床休息为主。中后期进行"飞燕式"锻炼：患者取俯卧位，双下肢自然伸直，双手置于腰后，抬头，同时，上胸部及双下肢离床，以腹部为支撑点，使身体后伸呈一弧线，形似"飞燕"，吸气停留 3~5s 后呼气还原。以上动作 10 次为 1 组，锻炼时由少到多，逐渐增加次数。锻炼后以症状不加重为度。每日治疗 1 次，配合 2~3 组功能训练，每周 5 次，1 周为 1 个疗程。连续治疗 2 个疗程，共 2 周。练功时注意循序渐进，切莫贪多求快，以免加重病情。

（五）针灸疗法

1. 毫针治疗

常用穴位：阿是穴、腰痛点及肾俞、环跳、秩边、委中、承山，可在痛点（阿是穴）用强刺激的方法。深刺达病区，捻针柄以提高针感，已有酸、麻、胀、窜等"得气"征时，可留针 10~20min，10 次为 1 个疗程，一般需 1~2 个疗程。

2. 齐刺电针治疗

患者俯卧于治疗床上，在患侧第二、三腰椎棘突间及旁开 2 寸左右，第四、五腰椎棘突间及旁开 2 寸左右作标记。常规消毒，取 30 号 3 寸毫针缓慢刺入肌肉直达横突骨面，后将针提取少许，调整针尖方向，使针斜向外侧而入，针尖径直沿横突尖边缘刺入 5cm 为宜，后在此针旁上下各刺入 1 针（规格相同），也要求使针沿着横突尖边的上下角深入约 5cm，之后于同侧第四、五腰椎棘突及旁开约 2 寸处，取 30 号 4 寸毫针 1 支刺入，要求同上。术毕将齐刺之毫针连接电针仪，连于第四、五腰椎棘突间旁开约 2 寸处，选用疏密波，电流大小以患者能耐受为度。时间为 30min，如两侧腰部疼痛则依上法刺两边，每日治疗 1 次，10 次为 1 个疗程，可连续治疗 2 个疗程。

3. 透刺治疗

取穴：外关透内关，腰 2 透腰 4（第三腰椎横突尖端压痛点上下各 2cm 处）。针刺方法：

先用 40~50mm 毫针刺外关透内关，大幅度提插捻转泻法，同时嘱患者活动腰部。然后取俯卧位，用长 75mm 毫针从腰2（压痛点上 2cm 处）进针，斜刺透向腰4（压痛点下 2cm 处），捻转 1min，使针感传至疼痛区域，留针 30min。起针时先起腰部，然后令患者下地活动，再次捻转外关透内关后出针，每日 1 次，10 次为 1 个疗程。

4. 针刀治疗

患者俯卧位，腹下垫一枕头，在腰部竖脊肌外缘第三腰椎横突尖端找到压痛最明显或有囊状感处，作一标志，常规消毒皮肤，铺洞巾，术者戴手套，用1~3 号针刀，针刀方向为人体纵轴平行刺入皮下，逐层深入并体会针刀刺入的摩擦感直至骨面，在横突骨面用横行剥离法，感觉有松动即可出针，针后在局部用闪罐法，留罐 5min，或拔出血约 2~5ml，取罐后用酒精棉球擦净，盖以无菌纱布，胶布固定，7 天后复查，若有余痛或触诊感觉局部囊状感仍明显，可再施术一次，另休息期间，嘱患者做仰卧抱膝功能锻炼，以防术后粘连。

四、现代中医药研究

（一）病因病机的相关研究

中医并没有第三腰椎横突综合征这一病名[1]，中医学将第三腰椎横突综合征归属于"腰痛"范畴，病证表现为经脉痹阻、精血不畅、筋脉拘挛等[2]。其基本病机为气血瘀滞以致经脉痹阻，其内因主要为素体亏虚，卫外不固；外因为风寒湿三气合而杂至，或是跌仆创伤损伤筋脉，以上种种总体可用"不通则痛，不荣则痛"一言以蔽之。

第三腰椎横突综合征是以第三腰椎横突部位明显压痛为特点的慢性腰痛，弯腰或者腰部旋转时疼痛加剧。重体力劳动或长期弯腰工作人群发病率较高，劳累后腰部症状明显加重，病程呈间歇性。目前在我国该病的发病率较高，是困扰人们工作、生活的一系列疾病之一。根据相关研究，本病的病因病机目前主要概括为四种[3]：

1. 机械性卡压理论

本理论主要源于第三腰椎特殊的解剖结构。脊柱从上到下依次分为颈曲、胸曲、腰曲、骶曲四个生理弯曲，腰椎处于中下段并向前凸起。日常活动中，胸椎在肋骨的固定下很难大幅度活动，基本上是以腰椎运动来完成脊柱各解剖位上的活动的，而第三腰椎正处于腰曲的中点，为腰椎活动的轴心，且横突较其他横突长，周围附着的肌肉多，故第三腰椎横突受到的各个方向的牵拉力最大，极易受损。就解剖结构而言，第三腰椎横突周围附着的肌肉主要包括腰大肌、腰方肌、横突间肌、竖脊肌以及由胸腰筋膜延伸形成的腹横肌与腹内外斜肌。胸腰筋膜的中层在内侧附着于各腰椎横突末端[4]。位于胸腰筋膜中层的纤维自外而内，以纤维束的形式附着于各个腰椎横突尾部，各横突间隙中会有一根神经血管束从中穿出，因此，当腰部受力过大或长期处于不良体位，便可能导致这里的筋膜增生变厚、软组织摩擦受损，继而造成神经血管束的卡压，引发腰腿痛等临床症状。此外，腰神经后外侧支周围无明显脂肪组织，并被纤维束固定于横突背侧，当外力作用于横突时很容易造成外侧支损伤引发腰部疼痛。因第三腰椎横突最长，承受的应力最大，故此处是损伤高发点。

2. 炎性物质刺激理论

炎性物质刺激也是产生腰痛的重要原因。腰背筋膜在腰椎活动时通过平衡两侧肌肉张力，起到稳定关节的作用[5]，若一侧的腰背肌筋膜长时间紧张收缩，在肌张力的反复牵拉下，很容易使附着于同侧或对侧横突上的肌筋膜纤维断裂。长此以往，横突周围组织由出血、渗出逐渐转变为无菌性炎症，继而引起肌肉筋膜粘连、增生甚至发展为肌腱挛缩，使局部神经血管受到卡压和炎症刺激，产生腰腿疼痛等临床症状。沈峥嵘[6]等发现以神经解剖为基础，病理退变机械压迫为诱因，局部无菌性炎症和致痛因子共同作用，最终 Na^+ 浓度再分布引起异常电活动为根本的必然结果，解释了非特异性下腰痛的重要原因。

3. 同根反射学说

对于第三腰椎横突综合征所出现的各种症状，有学者利用同根反射学说来解释。所谓同根神经反射现象即当长时间刺激某一子神经后，与其相连的另一子神经可通过同一母神经受到相同的刺激，而产生相应的神经刺激症状。人体每对脊神经根可分为前支、后支，以及走行于椎管内的脊膜支-窦椎神经，升支窦椎神经与降支窦椎神经又连通其相邻的升降支，从而形成脊膜前、后丛。主要分布在脊膜、椎骨、椎骨的韧带及脊髓血管的外膜处等[7]。交感干神经节与脊神经前支通过交通支相连。腰部共有 4～5 对交感神经节。分布在腰椎体的侧面。各神经节通过灰交通支与相应的脊神经相连，末梢支节后纤维并入腹主动脉丛，向下延伸至两侧。主要分布于盆腔脏器中。因此，无论是腰椎神经前支还是后支，只要某一支神经受损，都会通过其所在的母神经来影响其他支神经，继而出现相应的病理症状。由此可推断，当第三腰椎横突综合征的患者出现腰骶部疼痛及运动障碍时，由于腰骶部关节以内的肌肉和皮肤主要受 L_1～L_3 脊神经后外侧支的内侧支支配，可通过阻滞其同根神经的 L_2 脊神经后支的方法治疗。李长文等[8]认为，由于同一椎体节段的神经支配是多元的，因此，当某一节段腰椎产生疼痛时，并不一定是由其所对应的神经支配节段导致的，针对原发病变的脊神经支进行神经阻滞术，效果明显大于疼痛局部神经阻滞。

4. 脊柱失衡与节段错位理论

脊柱整体的平衡是身体维持稳定的关键。张喜林等[9]认为，脊柱是一个功能性整体，虽然脊柱根据所在部位不同，可分为多个节段，但椎体通过与其周围的肌肉、韧带相互连接，已然构成了骨骼-肌肉共同体，脊柱各节段都处于相互协调的空间位置中。因此，任一节段失衡，都将改变脊柱重力线的位置，继而激活关节、肌肉、肌韧带中的本体感受器，引发躯体平衡反射与姿势反射，使脊柱周围运动肌群的张力发生变化，最终造成脊柱形态的改变。王振林等[10]通过临床实践发现，人体脊柱、骨盆是一有机整体，无论从结构、功能抑或病理上都相互协调、相互影响、不可分割。孙霱等[11]认为，脊柱整体的稳定性对于腰椎间盘的保护至关重要，通过锻炼腰背肌提高脊柱整体稳定性，可明显加快腰椎间盘突出症的恢复速度，避免腰椎间盘突出的产生和复发。

（二）治疗方法的相关研究

近年来，第三腰椎横突综合征的发病率呈上升趋势，占腰部疼痛的比例越来越高，男性患者多于女性患者，以青壮年发病率较高，给患者日常生活带来较大痛苦[12-13]。治疗方法上以针灸、针刀、推拿以及中药治疗等为主。针灸治疗：中医认为第三腰椎横突综合征多由气血运行失调、脉络绌急所致，针灸多治以活血行气、疏经活络，针灸治疗的临床效果是可以肯定的。祁红艳等[14]治疗 60 例第三腰椎横突综合征，治疗组 30 例采用毫针于条索状结节斜刺进针，以提插手法由浅入深可以到达横突骨面足量刺激，临床效果显著。吴旭晗等[15]采用浮针疗法，在距离椎体旁压痛点或条索状处 6～10cm 进针，让针尖退至皮下而后放倒针身进行扫散，待疼痛减轻或消失后固定留针 24h，效果十分理想。杨新军等[16]于治疗组行棍针治疗，先用棍针的尖端与腰椎平行方向推拨，针尖与皮肤夹角为 45°，也可以在拨筋时，先从周围逐渐向中心推拨，当感到皮下结节过条索状硬物时可施加力量将其推拨开。再沿坐骨神经找准压痛点，并向周围拨筋，可先从周围逐渐向中心推拨，当感到皮下结节过条索状硬物时可施加力量将其推开。经治疗后，患者临床症状改善明显。针刀治疗：针刀治疗第三腰椎横突综合征作用机制为急、慢性损伤导致第三腰椎横突处力学结构不平衡损伤肌肉产生无菌性炎症导致粘连、瘢痕、挛缩和阻塞，松解第三腰椎横突尖部粘连的组织使其恢复应有的力学结构从而治疗疾病[17]。安军伟等[18]运用针刀治疗第三腰椎横突综合征，选择在第三腰椎横突压痛点用针刀进行松解，同时在第二、第三腰椎棘突中点旁开 2～2.5cm 处寻找压痛点进行针刀经筋层整体松解，临床效果显著。范怡晨等[19]选择在第三腰椎横突尖压痛点进行针刀松解，患者经治疗后腰痛及活动受限情况均得到明显改善，取得了良好的疗效。斜圆刃针治疗：斜圆刃针治疗第三腰椎横突综合征的机制为腰部受到急、慢性损伤引起筋膜间室高压，压迫从筋膜间室穿行支配附着在第三腰椎横突肌肉纤维的感觉支从而引起慢性疼痛，斜圆刃针的作用是减轻筋膜间室压力，解除神经所受的压力从而达到治疗效果。王军等[20]运用斜圆刃针治疗第三腰椎横突综合征，以患侧第三腰椎脊椎上缘 3cm 为进针点垂直进针，到达横突处并抵住尖端紧贴横突尖端铲剥 4～6下，治疗效果显著。推拿治疗：推拿手法治疗第三腰椎横突综合征的作用是放松附着于第三腰椎横突处的肌群，恢复力学结构，使第三腰椎横突周围组织的水肿、痉挛、炎症减轻或消失，从而起到疏通经络、活血化瘀之效[21]。张欣等[22]单纯运用分筋点穴推拿手法治疗，手法步骤：腰背部重点松解两侧竖脊肌，按揉腰背部尤其以第三腰椎横突部为主，拇指分拨以条索状物、第三腰椎横突处耐受为宜，屈肘点压不可用力过猛，掌根自上而下分推腰部背阔肌，最后空拳叩法叩击整个背部。治疗后症状好转明显。占桂平等[23]运用推拿手法治疗，顺序为：掌根推直推两侧膀胱经，揉法揉两侧骶棘肌、骶骨、臀部，用拇指按揉法于患侧第三腰椎横突处进行按揉，弹拨条索状物、结节处，最后在两侧膀胱经行擦法，亦取得较好疗效。中药治疗：中药治疗在第三腰椎横突综合征的治疗中占有重要地位。杨鹏远等[24]运用自制中药热敷治疗，以袋装中药粉剂与热敷灵结合敷贴腰部阿是穴（第三腰椎横突尖部），治疗结束后临床症状缓解明显。曾祥毅[25]依据患者舌苔脉象，给予活血化瘀汤加减，经口服 1 个疗程后，患者腰痛症状改善明显。

参 考 文 献

[1] 徐长斌，董宝强，徐文嵩，等．针刺结筋病灶点配合推拿治疗第三腰椎横突综合征的临床研究［J］．实用中医内科杂志，2022，36（1）：38-40.

[2] 郭增旺．推拿结合针灸治疗第三腰椎横突综合征的疗效观察［J］．中华针灸电子杂志，2021，10（3）：96-98.

[3] 李振，张喜林．腰三横突综合征发病机制分析［J］．按摩与康复医学，2019，10（5）：62-64.

[4] 吴建贤，王斌，石淑霞．下腰痛生物力学特点的研究进展［J］．中华临床医师杂志（电子版），2014，8（24）：110-114.

[5] 李庆兵，陈科汛，万义文，等．慢性腰痛与椎旁软组织相关性浅析［J］．按摩与康复医学，2015，6（16）：1-2.

[6] 沈峥嵘，王勇，吴哲，等．非特异性下腰痛评估量表、发病机制及诊疗的研究进展［J］．中国临床医生杂志，2017，45（8）：17.

[7] 李鹏，刘金生，陈湘南，等．腰部脊神经后支的分布与穴位关系探讨［J］．中国针灸，2017，37（6）：625-628.

[8] 李长文，宋建东，李停，等．脊神经后内侧支阻滞术治疗非特异性腰痛18例［J］．中国中医骨伤科杂志，2017，8（1）：64-65.

[9] 张喜林，沈国权．脊柱微调手法中整体观念思想的基础及临床实践［J］．按摩与康复医学，2015，6（7）：

19-22.

[10] 王振林，任明兴，马辉，等. 整体观念下推拿整脊手法治疗腰椎间盘突出症 [J]. 按摩与康复医学，2014，5（9）：55.

[11] 孙霁，张利秦. 腰背肌肌力训练防治腰椎间盘突出症的临床研究 [J]. 按摩与康复医学，2017，8（9）：12-13.

[12] 何嘉乐，刘悦，陆彦青. 圆利针合谷刺治疗第三腰椎横突综合征的疗效观察 [J]. 广州中医药大学学报，2020，37（2）：285-288.

[13] 王金伟，廖军. 第三腰椎横突综合征简易针刺疗法 [J]. 山西中医，2019，35（4）：49-51.

[14] 祁红艳，黄谦，张磊，等. 毫针速刺法治疗第三腰椎横突综合征的疗效观察 [J]. 中华中医药学刊，2019，37（12）：2947-2950，3094.

[15] 吴旭晗，廖俊茗，罗晓舟，等. 浮针治疗第三腰椎横突综合征 [J]. 长春中医药大学学报，2017，33（5）：784-786.

[16] 杨新军，苗德胜，余海成. 棍针治疗第三腰椎横突综合征的临床疗效观察 [J]. 新疆中医药，2022，40（1）：23-24.

[17] 徐来. 针刀松解法对第三腰椎横突综合征临床疗效的研究 [D]. 武汉：湖北中医药大学，2017.

[18] 安军伟，吴海波，段敬瑞，等. 针刀经筋层整体松解治疗第三腰椎横突综合征临床研究 [J]. 中国中医药信息杂志，2018，25（3）：30-33.

[19] 范怡晨，杨洁红. 针刀治疗第三腰椎横突综合征 52 例 [J]. 广西中医药大学学报，2017，20（1）：37-39.

[20] 王军，郑雷刚，郁金岗. 斜圆刃针治疗腰三横突综合征 60 例临床观察 [J]. 内蒙古中医药，2015，34（9）：60.

[21] 吕凤立，高莹，杨建. 腰三横突综合征中医治疗研究进展 [J]. 西部中医药，2015，28（1）：142-144.

[22] 张欣，仲崇文，曾培，等. 分筋点穴推拿法治疗第三腰椎横突综合征 [J]. 吉林中医药，2017，37（12）：1269-1271.

[23] 占桂平，丁家威，徐福. 推拿结合腕踝针治疗第三腰椎横突综合征 30 例 [J]. 浙江中西医结合杂志，2018，28（9）：783-784.

[24] 杨鹏远，彭洪莲，黄玉英，等. 自制中药热敷贴治疗第三腰椎横突综合征临床疗效观察 [J]. 亚太传统医药，2019，15（10）：135-137.

[25] 曾祥毅，凌耀权，关铭坤. 活血化瘀方联合麦肯基疗法治疗第三腰椎横突综合征的临床观察 [J]. 中国中医急症，2017，26（7）：1300-1302.

第三节　腰椎间盘突出症

腰椎间盘突出症，又称腰椎间盘纤维环破裂髓核突出症，属中医"腰腿痛""痹证"范畴。它是腰椎间盘发生退行性变之后，在外力的作用下，纤维环破裂髓核突出刺激或压迫神经根、血管或脊髓等组织所引起的腰痛，并且以伴有坐骨神经放射性疼痛等症状为特征的一种病变。目前是临床上最常见的腰腿痛疾患之一，好发于 20～30 岁的青壮年，男多于女。其发病部位以 L_4/L_5 椎间盘突出最为常见，L_5/S_1 次之。

一、病因病机

本病属于中医学"痹证""腰腿痛"范畴。历代医家对腰腿痛、痹证等均有所探讨，并逐步对腰腿痛等病的病因病机有了系统的认识和完整的论述。中医认为本病的病因病机可归纳为风、寒、湿、热、闪挫、瘀血、气滞、痰饮等，其根本在于肾虚。

相邻两个椎体之间有椎间盘连接，构成脊椎骨的负重关节，为脊柱活动的枢纽。每个椎间盘由纤维环、髓核、软骨板三个部分组成，有稳定脊柱、缓冲震荡等作用。随着年龄的增长，以及不断遭受挤压、牵拉和扭转等外力作用，椎间盘不断发生退化，髓核含水量逐渐减少而失去弹性，继之使椎间隙变窄，周围韧带松弛，或产生裂隙，是形成腰椎间盘突出症的内在原因。在外力的作用下，如弯腰提取重物时，椎间盘后部压力增加，容易发生纤维环破裂和髓核向后外侧突出。此处也正是脊神经穿出椎间孔的所在，故突出物可压迫脊神经引起明显的神经痛症状。少数患者腰部着凉后，引起腰肌痉挛，促使已有退行性变的椎间盘突出，神经根受压而变扁，发生充血、水肿、变性，表现出神经根激惹征象；久之可有周围组织的增生肥厚，甚至与突出的椎间盘发生粘连。

椎间盘突出症之所以易于发生在下腰部，尤以 L_4/L_5 及 L_5/S_1 多见，是因为此段为全身应力的中点，负重及其活动度更大，损伤概率更高。坐骨神经由 L_4、L_5、S_1、S_2、S_3 五条神经根的前支组成，发生突出后以刺激 L_5 或 S_1 神经根为主，因而表现为坐骨神经痛。边缘型者多为单侧发病，也有的双侧同病，有一部分腰椎间盘突出为中央型，髓核突出于椎管前方中部，压迫马尾甚至同时压迫两侧神经根，出现鞍区麻木、疼痛及双下肢症状。纤维环破裂髓核突出后，椎骨间关节的位置多有改变，有时椎间隙变窄、椎间韧带松弛，椎间小关节错缝，椎体间的活动度增加，久之则加重椎骨的退变，可使腰腿痛加剧，时好时坏，反复不定。

二、诊断与鉴别诊断

（一）临床表现

本病多发生在青壮年，常有腰部急性损伤或长期积累性劳损史、着凉史；腰痛伴坐骨神经放射痛是腰椎间盘突出的主要症状。咳嗽、喷嚏、用力排便时，均可使神经根更加紧张而加重症状，病程长者，其下肢放射部位感觉麻木。

（二）诊断

1）患者多为青壮年，男性为主，有外伤、积累性损伤和感受风寒湿邪病史。

2）反复发作的腰腿痛或单纯腿痛。棘间及椎旁有固定压痛点，向臀部及下肢放射痛，并可因咳嗽、打喷嚏等动作而诱发。

3）腰椎出现侧弯、平腰或后凸畸形，腰部活动受限。

4）患肢肌肉萎缩、受累神经根区的皮肤感觉减退或迟钝，踝及趾背伸力减弱，腱反射减弱或消失。直腿抬高试验阳性、直腿抬高加强试验阳性、起坐伸膝试验阳性、屈颈试验阳性、颈静脉压迫试验阳性。

5）X 线检查无关节病理改变，显示腰椎侧弯、生理曲度变直、腰椎间隙变窄或前窄后宽。

6）CT、MRI 检查，相应节段有髓核突出存在。

（三）鉴别诊断

1. 急性腰肌筋膜炎

急性腰肌筋膜炎好发于腰背筋膜、棘上和棘间韧带以及髂嵴后部等肌筋膜附着处，属软组织风湿性疾病。其急性发作时腰痛剧烈、活动受限、腰肌痉挛，疼痛有时牵扯到臀部、大腿两侧，甚至小腿，但其性质属牵扯性疼痛，与腰椎间盘突出所引起的根性疼痛实质不同。临床缺乏阳性体征，无感觉及反射消失，偶可摸到硬结或条索状物，可有明显的压痛点，痛点封闭可使疼痛症状消失。

2. 第三腰椎横突综合征

第三腰椎横突综合征可有外伤及劳损史，表现为腰痛、臀部疼痛，活动时加重，疼痛可牵涉到大腿后侧，少数到小腿。但直腿抬高试验阴性，无下肢放射痛及神经根受累改变。常可扪及第三腰椎横突过长，骶棘肌外缘横突处有明显压痛点，横突及周围浸润性封闭可明显缓解症状。

3. 腰椎管狭窄症

腰椎管狭窄症多发生于中老年人。起病缓慢，主要症状为腰痛、腿痛及神经性间歇性跛行，站立行走时症状加重；休息、下蹲时症状减轻。一般X线片、脊髓造影、CT或MRI检查可明确诊断。

4. 强直性脊柱炎

强直性脊柱炎发病年纪较轻，多有受寒湿病史。症状以腰背及骶髂部疼痛为主，伴有腰椎进行性强直，脊柱活动受限，且症状与天气变化有关。"4"字试验为阳性，血沉快。X线片检查，早期骶髂关节区有模糊和硬化现象，以后从骶椎向上逐渐形成脊柱骨性融合，呈现竹节样改变。

三、治疗

腰椎间盘突出症的治疗目的：去除由突出物造成的机械压迫和化学刺激，消除或缓解临床症状。治疗方法主要有：

（一）中药疗法

根据患者症状、体征、舌苔脉象，辨证论治。

1. 寒湿证

腰腿冷痛重着，转侧不利，静卧痛不减，受寒及阴雨加重，肢体发凉，舌质淡，苔白或腻，脉沉紧或濡缓。治宜散寒除湿，温经通络，方选乌头汤或甘姜苓术汤加减。

2. 湿热证

腰部疼痛，腿软无力，痛处伴有热感，遇热或雨天痛增，活动后痛减，恶热口渴，小便短赤，舌苔黄腻，脉濡数或弦数。治宜清热祛湿，通络止痛，方选加味二妙散加减。

3. 血瘀证

腰腿痛如刺，痛有定处，日轻夜重，腰部板硬，俯仰旋转受限，痛处拒按，舌质暗紫，或有瘀斑，脉弦紧或涩。治宜活血化瘀，理气止痛，方选桃红四物汤加减。

4. 肝肾亏虚证

腰酸痛，腿膝乏力，劳累更甚，卧则减轻。偏阳虚者面色㿠白，手足不温，少气懒言，腰腿发凉，或有阳痿、早泄，妇女带下清稀，舌质淡，脉沉细。偏阴虚者，咽干口渴，面色潮红，倦怠乏力，心烦失眠，多梦或有遗精，妇女带下色黄味臭，舌红少苔，脉弦细数。偏阳虚者治宜温补肾阳，通经活络，强筋壮骨，方选肾气丸或右归饮加减。偏阴虚者治宜滋阴补肾，舒筋活络，强筋壮骨，方选六味地黄丸或左归饮加减。

常用经方与验方

1. 黄芪桂枝五物汤（《金匮要略》）加减

【组成】黄芪 30g，当归 15g，桂枝 10g，杭芍 10g，生姜 10g，大枣 10g，乳香 10g，没药 10g，全蝎 6g，独活 15g，细辛 6g，乌梢蛇 15g，红花 10g，防风 15g，甘草 10g。

【功效与适应证】调和营卫，消肿止痛。主治腰椎间盘突出由机械压迫、化学性神经炎刺激产生水肿充血及炎症反应，达到活血消肿，抗炎止痛的效果。

【制用法】水煎服，日 1 剂，每次 100ml，每日 3 次口服。

2. 独活寄生汤（《备急千金要方》）加减

【组成】独活 9g，桑寄生 15g，杜仲 10g，牛膝 10g，细辛 3g，秦艽 9g，茯苓 9g，肉桂 9g，防风 9g，川芎 9g，党参 10g，熟地黄 15g，当归 15g，赤芍 9g，甘草 6g。

【功效与适应证】祛风湿，止痹痛，益肝肾，补气血。治疗痹证日久，肝肾两虚，气血不足之证。

【制用法】水煎服，日 1 剂，每次 100ml，每日 2 次口服。

3. 天池伤科验方

【组成】枳壳 10g，牛膝 10g，赤芍 15g，桃仁 15g，红花 15g，地龙 10g，木通 10g，土鳖虫 10g，全当归 12g，陈皮 12g，三七 9g，延胡索 9g。

【功效与适应证】活血化瘀，通络止痛，治疗腰椎间盘突出症之血瘀气滞证。

【制用法】水煎服，日 1 剂，每次 100ml，每日 2 次口服。

（二）理伤手法

椎间盘、髓核、肌肉韧带等软组织属于中医学"筋"的范畴，腰椎间盘突出症髓核突出及纤维环破裂等病理变化属"筋出槽"范畴。髓核突出后破坏了脊柱内在平衡，进而使内外平衡失调，导致两椎体相对位置的改变及两侧软组织肌张力不一，表现为棘突的偏歪和关节突关节错缝，即"骨错缝"。依据"筋出槽、骨错缝"理论运用手法治疗本病，适用于亚急性期和慢性期腰骶部"筋出槽""骨错缝"表现突出的患者。

1. 松解理筋手法

选择按、拨、揉、推、滚、拿、摩、擦等手法，在腰、骶、臀、腿部筋出槽部位和相应经穴处进行治疗。

2. 整骨合缝手法

根据"筋出槽""骨错缝"部位选择相应方法进行治疗，合并椎管内占位、骨质破坏的患者禁用。

3. 侧卧位斜扳法

以左侧卧位为例，患者左下肢伸直，右下肢屈膝屈髋，足背置于左侧腘窝处。术者站于患者腹侧，一手固定其肩部，另一手以手掌或前臂着力，置于其骶部或腰部，两手协同，相反方向用力旋转患者腰部，至极限位置稍停片刻，嘱患者呼气放松时，进一步增加旋转角度，可闻及"咔嗒"声响。通过改变力的作用点和方向，可定位调整骶髂关节、腰骶关节和其他腰椎关节。

4. 坐位旋转扳法

患者坐位，两手手指交叉合抱于后枕部。以右旋为例，术者坐其右后方，右手自患者肩前穿过，搭于其项部，嘱其缓慢前屈腰部，左手拇指置于相应棘突的右侧，当腰椎旋转至极限位置时，拇指同时用力推按。通过改变力的作用点和方向，可定位调整腰骶关节和其他腰椎关节。

5. 仰卧位旋转扳法

患者仰卧位，以右侧为例，术者立于患者右侧，将其右下肢屈膝屈髋，左手固定其右肩，右手扶膝，推向对侧至极限位置。通常可调整腰椎各关节。

（三）固定疗法

急性期使用腰围可维持脊柱稳定，起到保护腰椎的作用，但应避免长期依赖，防止腰背肌肉萎缩。

（四）练功疗法

亚急性期和慢性期，在评估的基础上拟定练功处方，加强腰背肌和腹肌的功能锻炼，如仰卧位配合呼吸进行抬腿练习，八段锦中的"双手攀足固肾腰"练习等；经常后伸、旋转腰部，做直腿抬高或压腿等动作，以增强腰腿部肌力，有利于腰椎的平衡稳定。

1. 蹬腿锻炼法

患者仰卧位，双下肢交替进行屈髋屈膝至最大限度，然后伸直，动作逐渐由慢到快，重复操作10～15次。

2. 拱桥锻炼法

患者仰卧位，两臂伸直平放或屈肘。双膝关节屈曲，两足分开，中间距离约20cm，以枕部、肘部、足跟为着力点，用力抬起躯体，使其向上弯曲，腹挺至最高点时保持片刻，重复5～7次。

3. 下肢后伸锻炼法

患者俯卧位，两侧上肢肘关节屈曲，前臂及手平放于床边，双下肢轮流交替地后伸抬举，重复操作10～15次。

（五）针灸疗法

1. 毫针治疗

针灸治疗具有舒筋、活络、止痛及扶正祛邪的作用，在经络理论指导下，按腰腿疼痛、感觉及功能障碍分布区域辨证取穴，臀部主要取足太阳膀胱经，选秩边、承扶，臀部外侧归属足少阳胆经，取居髎、环跳，大腿前侧归于足阳明胃经，取伏兔、梁丘，大腿外侧归于胆、胃经，取环跳、髀关、风市，大腿后侧属膀胱经、胆经，取环跳、承扶，大腿内侧归于足厥阴肝经与足太阴脾经，取箕门、阴包、血海、曲泉，小腿前侧归于胃经，取足三里、下巨虚，小腿外侧归于胆经，取环跳、阳陵泉，小腿后侧归于膀胱经，取承筋、承山，小腿内侧归于下肢三阴经，取阴陵泉、三阴交，足背内侧归肝、脾、胃三经，取解溪、太冲，足外侧归于膀胱经，取昆仑、申脉，足底归肾经，取涌泉。针刺手法宜平补平泻，或以泻为主，或以补为主，临证应辨证应用。亦可针刺后用艾灸以散寒、疏通经络。急性期每日1次，7次为1个疗程，1个疗程后休息2天。每次留针15min。

2. 芒针治疗

患者取俯卧位，穴位皮肤常规消毒，选30号5寸长芒针，先刺大肠俞，以缓慢捻转进针法，斜向内刺入3～4寸，使针感放射至足跟部。再用6寸长芒针，直刺秩边穴4～5寸，令针感放射至足趾部，留针30min。每日1次，10次为1个疗程。

3. 三棱针放血治疗

根据病情在患者腰部痛点用三棱针点刺5次，加拔火罐；或根据胀痛的患肢所在经络取其井穴如至阴、足窍阴等用三棱针点刺放血，出血10滴左右。放血视情况而定，每3天治疗1次，3次为1个疗程。

4. 电针治疗

主穴为腰3～腰5华佗夹脊穴和肾俞、大肠俞。单侧型和双侧型均配环跳、委中、风市、阳陵泉、悬钟。单侧型取患侧，双侧型取两侧，中央型配命门、腰阳关、肾俞、委中。手法采用平补平泻法，针后接电针治疗仪，用疏密波治疗30min，治疗每日1次，1周5次，10次为1个疗程。

（六）牵引治疗

患者取俯卧位，在前胸及耻骨联合各垫一软枕，使腹部悬空，行脊柱纵轴上下相反方向牵引，重量为20～50kg，牵引时间每次1h左右。牵引状态下术者双手按压、揉捏双侧腰背肌，以疏通经络，然后双手重叠按压脊椎，持续时间10～15min，每日1次，2周为1个疗程。

四、现代中医药研究

（一）病因病机的相关研究

中医学认为，腰痛病因为内伤、外感与跌仆挫伤。内伤多责之禀赋不足，肾亏腰府失养；外感为风、寒、湿诸邪痹阻经脉，或劳力扭伤，气滞血瘀，经脉不通而致腰痛。通过归纳本病的病因病机，发现肝肾亏虚为发病的关键，亦为本病之本，而寒、湿、气滞血瘀等痹阻经络，是为本病之标。通过对腰腿痛病机研究，可以更好地为本病的治疗提供指导，治以急则治其标、缓则治其本[1]。《杂病源流犀烛·腰脐病源流》曰："腰痛，精气虚而邪客病也……肾虚其本也，风、寒、湿、热、痰饮、气滞血瘀闪挫其标也，或从标，或从本，贵无失其宜而已。"《景岳全书》中述："腰痛症凡悠悠戚戚，屡发不已者，肾之虚也遇阴雨或久坐痛而重者，湿也遇诸寒而痛，或喜暖而恶寒者，寒也遇诸热而痛，及喜寒而恶热者，热也郁怒而痛者，气之滞也忧愁思虑而痛者，气之虚也劳动即痛者，肝肾之衰也，当辨其所因而治也。"

腰椎间盘突出的主要病理基础是椎间盘退变，L_4/L_5、L_5/S_1椎间盘突出最为常见[2]。椎间盘突出的发病机制还未明确，近年来出现了很多不同的观点，主要有机械力学学说、免疫炎症学说、基质金属蛋白学说等。目前对椎间盘退变的发病机制的研究越来越深入[3]。从解剖生理结构特点看：椎间盘是盘状的纤维软骨结构，主要由细胞外基质、丰富的细胞外基质细胞以及少量的其他细胞构成，富有弹性。通常营养物质通过软骨终板渗透入髓核，为髓核的新陈代谢提供原料。长期不良姿势导致腰椎间盘受力不均，生物力学平衡失调[4]。长期挤压纤维环并导致其变薄弱，髓核就容易冲破纤维薄弱处，从膨出演变成突出，再由突出逐渐演变成脱出。而椎间盘本身缺乏血液供应，一旦变性、损伤就很难自我修复。椎间盘的组织成分及生理结构是椎间盘突出的解剖基础，正是有弹性易退变的髓核、较薄弱的纤维环、难以自我修复等特点，使得椎间盘突变成为可能。机械力学学说：椎间盘主要由髓核、纤维环和软骨板三个部分构成，是承接上下椎体之间的组织结构，不仅能承担和传递负荷，在限制椎体运动以及缓冲压力中都起到了很重要的作用。腰椎间盘与其周围组织结构协同运动，维持脊柱日常的生理活动。目前认为长期弯腰、抬重物等不良的姿势是腰椎间盘突出的重要诱发因素。免疫炎症学说：正常的椎间盘组织与血液循环系统隔绝，没有机会接触免疫系统；而退变、突出的椎间盘与免疫炎性反应有着非常密切的联系。免疫炎性反应包括免疫反应和炎症反应，二者在细胞的代谢活动中密不可分。各种免疫细胞、炎症细胞、抗体、炎性介质等，都共同参与调节细胞的正常生理活动。退变、突出的椎间盘是一种炎性改变的肉芽组织，可以引起各种炎症的刺激反应。炎症反应中的各种炎性因子相互作用，可能会导致椎间盘发生质的变化，不仅椎间盘更容易突出，而且出现相应的疼痛。张海平等[5]发现腰椎间盘突出的髓核组织中存在大量血管内皮细胞和淋巴细胞，脱出游离组和突出组的免疫细胞阳性率高于膨出组，认为髓核暴露后激活了自身免疫反应中的 T 细胞、B 细胞，而血管内皮细胞参与了退变髓核组织新血管的形成，两者相互作用并参与了椎间盘突出的病理过程。除此之外，椎间盘的免疫炎性反应可能会波及受到它压迫的神经根，引起神经根炎性水肿。神经根受到炎性致痛因子的浸润和水肿的压迫，引起对应肢体的临床症状和体征。除此之外，不同学者对导致椎间盘退变、突出的主要发病机制持有不同观点，但椎间盘突出更可能是多种因素共同作用的结果。袁启令等[6]发现腰椎负荷和 FasL、CASP-9 基因相互作用可能是导致椎间盘突出的重要原因之一，指出环境因素和基因因素共同决定了椎间盘突出症患者的患病风险。腰椎间盘突出的发病过程是复杂的、多级的，每个病变的阶段都可能是一个或者几个因素共同作用的结果，而且每个因素在各个阶段也可能会相互作用。

（二）治疗方法的相关研究

目前，治疗腰椎间盘突出症的方法主要包括手术和非手术治疗两种治疗方案[7]。其中，非手术治疗被广泛认为是腰椎间盘突出症的首选治疗方法[8]。

1. 中药内服治疗

在用中药治疗腰椎间盘突出症的过程中，我们要尤其注重辨证论治，此病多属于本虚标实，内服中药外能祛风寒湿邪，内能调和五脏六腑功能，符合本病证治特点[9]。屠安琪等[10]运用石氏加味逐痰通络汤治疗腰椎间盘突出症，指出内服石氏加味逐痰通络汤治疗腰椎间盘突出症令患者疼痛减轻明显，腰椎功能得到改善。孙凯等[11]纳入 9 项研究 824 例患者进行 Meta 分析，结果证明身痛逐瘀汤加减在治疗腰椎间盘突出症有效率、改善疼痛 VAS 评分方面优势明显。王昭华[12]探讨独活寄生汤对腰椎间盘突出症患者腰部功能及氧化应激反应的影响。结果发现，独活寄生汤可加快腰椎间盘突出症患者的腰部功能恢复速度，且可有效减轻患者临床症状，降低 VAS 评分，改善患者氧化应激反应。

2. 中药外治

中药外治亦为重要的中医传统疗法之一。主伟将[13]探讨中药烫疗方改善风寒湿络型腰椎间盘突出症患者腰椎功能及对炎性因子水平的影响。结果发现，中药烫疗方可改善风寒湿络型腰椎间盘突出症患者腰椎功能症状，减轻疼痛程度，降低炎性因子水平。李芳[14]将 150 例腰椎间盘突出症患者分为观察组和对照组，对照组予单纯塞来昔布治疗，观察组在对照组基础上采用中药熏洗治疗，结果证实中药熏洗联合塞来昔布治疗腰椎间盘突出症患者效果优于单纯塞来昔布治疗腰椎间盘突出症。

3. 针刺治疗

以中医基础理论为指导，运用辨证取穴治疗腰椎间盘突出症是临床上一种重要治疗方法，其疗效佳，经济安全，患者易于接受。黄颖[15]探讨针灸治疗腰椎间盘突出症术后遗留疼痛的有效性。结果发现，针灸治疗腰椎间盘突出症术后遗留疼痛具有较好的临床疗效，可有效缓解疼痛，具有实用性。倪姗姗等[16]分析中医针灸辨证取穴治疗老年腰椎间盘突出症的临床疗效，结果发现，中医针灸辨证取穴治疗老年腰椎间盘突出症疗效显著，可有效减轻患者疼痛，改善腰椎功能，且不良反应少，安全性高。林明琴等[17]观察温针灸治疗寒湿痹阻型腰椎间盘突出症的临床疗效。结果发现，采用温针灸治疗寒湿痹阻型腰椎间盘突出症可以缓解患者疼痛，改善腰部功能，提高生活质量。

4. 艾灸治疗

现代研究表明，艾灸在产生温热的同时可以通过传输能量改善皮肤微循环。杨冬岚等[18]发现腰椎间盘突出症患者经腰或腹部艾灸治疗后可改善症状，增加腰椎稳定性，并且可以减少腰椎间盘突出症的复发。

5. 推拿正骨治疗

推拿手法在临床治疗中应用广泛，手法治疗可改善微循环，提高痛阈，放松痉挛的肌肉，促进组织修复，加速病灶处血肿、水肿吸收，松解组织粘连，清除无菌炎症。而且关节的复位调整手法可以纠正异常椎体之间的解剖位置，从而减轻骨质增生或突出的椎间盘对神经、血管机械性的压迫，减轻疼痛和麻木。宋李华等[19]观察调理任督法推拿对腰椎间盘突出症患者腰椎活动度及血液流变学指标的影响，结果发现，调理任督法推拿可明显改善患者主观症状、体征、膀胱功能、日常生活受限度，降低患者全血高切黏度，改善患者腰椎功能及血液流变学水平，减轻疼痛程度。李佃波等[20]探讨推拿手法治疗腰椎间盘突出症的临床疗效，结果发现，推拿手法治疗可明显改善腰椎间盘突出症患者的生活质量、日常生活能力、疼痛程度及腰椎功能。结果说明推拿手法治疗可提升疗效，能改善运动功能及腰椎功能，减轻疼痛。严振等[21]应用脊柱微调手法治疗腰椎间盘突出症，结果发现，脊柱微调手法治疗腰椎间盘突出症临床显效率优于传统推拿手法，能更有效地改善腰椎间盘突出症患者疼痛及腰椎功能障碍，提高其生活质量。

6. 针刀治疗

针刀以中医古代九针为基础，将传统毫针与现代手术的"刀"相结合，可发挥针刺和刀切割的双重作用。张全金[22]运用小针刀神经根管外口松解术治疗腰椎间盘突出症的同时，配合拨针松解多裂肌，有效改善神经根压迫症状，安全性较高，临床疗效显著。马金明等[23]采用"回"字形针刀整体松解术配合手法整复治疗腰椎间盘突出症，能够平衡脊柱内外环境的稳定性，恢复患者正常的力学生理状态，改善腰椎功能。

参 考 文 献

[1] 王艳丽，宁宇，丁莹，等. 中医非手术疗法治疗腰椎间盘突出症研究进展 [J]. 中医药信息，2022，（1）：80-83.

[2] 玉超杰，楚野，梁斌. 腰椎间盘突出发病机制的研究进展 [J]. 中国临床新医学，2017，10（8）：824-828.

[3] 丛琳，朱悦，屠冠军. 聚集蛋白聚糖基因串联重复多态性与腰椎间盘突出症相关性研究 [J]. 中华外科杂志，2015，53（2）：116-120.

[4] 胡江杉，李佳，黄重生，等. 针刀治疗腰椎间盘突出症的机制研究进展 [J]. 针灸临床杂志，2022，（1）：104-107.

[5] 张海平,张烽,姚羽. 腰椎间盘突出髓核的自身免疫性 [J]. 中国组织工程研究,2012,16(48):8931-8937.

[6] 袁启令,李新友,刘亮,等. Fas/FasL/Caspase-9 凋亡基因多态性和环境危险因素的交互作用与腰椎间盘突出症的关系 [J]. 西安交通大学学报(医学版),2015,36(3):349-356.

[7] 李欣艳. 腰椎间盘突出症的治疗进展 [J]. 内蒙古中医药,2018,37(10):113-115.

[8] 阿热艾·阿达力,周文涛. 中医药非手术方法治疗腰椎间盘突出症研究进展 [J]. 中医药临床杂志,2021,33(4):584-588.

[9] 郝庆武,李宇卫. 李宇卫教授治疗腰椎间盘突出症经验 [J]. 中国中医急症,2015,24(6):1010-1011.

[10] 屠安琪,吴军豪,闻国伟,等. 石氏加味逐痰通络汤治疗痰瘀阻络型腰椎间盘突出症临床研究 [J]. 河北中医,2019,41(7):1014-1016,1020.

[11] 孙凯,朱立国,魏戌. 身痛逐瘀汤治疗腰椎间盘突出症疗效和安全性的系统评价和 Meta 分析 [J]. 中国中药杂志,2020,5(45):1159.

[12] 王昭华. 独活寄生汤对腰椎间盘突出症患者腰部功能及氧化应激反应的影响 [J]. 光明中医,2021,36(16):2739-2741.

[13] 主伟将. 中药烫疗方治疗风寒湿络型腰椎间盘突出症的临床研究 [J]. 现代医学与健康研究电子杂志,2021,5(17):105-108.

[14] 李芳. 中药熏洗联合塞来昔布治疗腰椎间盘突出症患者的效果 [J]. 中国民康医学,2020,32(17):75-77.

[15] 黄颖. 针灸治疗腰椎间盘突出症术后遗留疼痛的有效性研究 [J]. 中国实用医药,2021,16(29):164-166.

[16] 倪姗姗,孙冰,刘华,等. 中医针灸辨证取穴治疗老年腰椎间盘突出症的效果 [J]. 中国老年学杂志,2021,41(16):3452-3455.

[17] 林明琴,方御权,曾珊. 温针灸治疗寒湿痹阻型腰椎间盘突出症的临床观察 [J]. 中国民间疗法,2021,29(15):32-35.

[18] 杨冬岚,周文强,黎健,等. 针刺与艾灸对腰椎间盘突出症患者功能及表面肌电图影响的差异比较 [J]. 中国针灸,2014,34(4):341-346.

[19] 宋李华,王程,李先海. 调理任督法推拿对腰椎间盘突出症患者腰椎活动度及血液流变学指标的影响 [J]. 中国中医急症,2021,30(10):1799-1801.

[20] 李佃波,姜孟家,丁洪磊,等. 腰椎间盘突出症中医骨伤推拿手法治疗的临床疗效 [J]. 按摩与康复医学,2021,12(20):12-14.

[21] 严振,孙武权,朱清广,等. 脊柱微调手法治疗腰椎间盘突出症的多中心临床研究 [J]. 四川中医,2021,39(8):198-200.

[22] 张全金. 小针刀神经根管外口松解配合拨针松解多裂肌治疗腰椎间盘突出症临床研究 [J]. 名医,2019,9(7):60.

[23] 马金明,白仙萍,继磊. "回"字形针刀整体松解术配合手法整复治疗腰椎间盘突出症的临床疗效观察 [J]. 系统医学,2019,4(2):115-117,120.

第四节　腰椎管狭窄症

从目前对本病的认识来看,腰椎管狭窄症是一种临床综合征的观点已被大多数学者所认同,即除导致椎管狭窄的各种独立的临床疾病以外,任何原因引起的椎管、神经根管、椎间孔等的任何形式的狭窄,并引起马尾神经或神经根受压的综合征者,应统称为腰椎管狭窄症。本病发病多缓慢,病程较长,病情为进行性加重。主要临床特征是间歇性跛行,慢性反复的腰痛，一侧、双侧或两下肢交替性放射痛，行走或腰过伸时疼痛加重，休息或腰前屈时疼痛减轻或消失。

一、病因病机

本病属于中医学"腰痛""痹证""痿证"范畴。先天肾气不足、肾气虚衰，以及劳役伤肾为其发病的内在原因。此外，反复遭受外伤、慢性劳损，以及风、寒、湿邪的侵袭为其发病的外在因素。其主要病理机制是肾虚不固，风寒湿邪阻络，气滞血凝，营卫不得宣通，以致腰腿痹阻疼痛。是故清代名医叶天士说："腰为肾府，肾与膀胱相表里，在外为太阳，在内属少阴，又为冲任督带要会，腰痛一证不得不以肾为主。"

本病有多种发病原因。一般分为先天性腰椎管狭窄与后天性腰椎管狭窄两大类。先天性腰椎管狭窄包括有特发性、软骨发育不全性腰椎管狭窄，这种狭窄表现为椎管的前后径和横径呈均匀一致性狭窄，先天性腰椎管狭窄临床上少见。后天性腰椎管狭窄最常见的原因是腰椎退行性变，如腰椎骨质增生、黄韧带及椎板肥厚、小关节突肥大、椎间盘退变等原因使椎管容积狭小。此外，陈旧性腰椎间盘突出、脊椎滑脱、腰椎骨折脱位复位不良、脊柱融合术或椎板切除术等，也可引起腰椎管狭窄。由于椎管容积缩小，压迫马尾神经与神经根而产生腰腿痛。如有外伤炎症等因素，可使症状加剧。先天性发育异常与后天获得性椎管变窄，实际上这两种原因是相互联系、相互影响的。临床上一些患者常因椎弓根较短、椎旁的横径和前后径较小，致椎管的容积狭小。再加之外伤、劳损或中年以后腰椎的退行性变，致使狭窄的椎管因年龄、椎间盘变性、腰椎前凸增大，以及后关节变性等原因而进一步变窄。因此，两者是密切相关的。

二、诊断与鉴别诊断

（一）临床表现

患者的主要症状为腰痛、腿痛和间歇性跛行。腰痛主要在下腰部，腰痛的特点为多显现于站立位或走路过久时，若躺下或蹲位以及骑自行车时，疼痛多能缓解或自行消失，局部多呈现酸胀疼痛，没有固定的压痛点，常强迫于前屈位姿势。腿痛主要因腰部神经根受压所致，常累及两侧，亦可单侧或左右交替出现。腰腿痛多因腰后伸、站立或行走而加重，卧床休息而减轻或缓解，间歇性跛行为本病的重要特征，当患者卧床休息时可无任何症状，在站立或行走时，可出现腰痛腿痛，患侧或双下肢麻木无力。若继续行走，可有下肢发软或迈步不稳。当停止行走或蹲下休息时，疼痛亦随之减轻或缓解。若再行走症状又重新出现。病情严重者，可引起尿急或排尿困难，双下肢不全瘫，鞍区麻木、肢体感觉减退。

（二）诊断

1）中年以上体力劳动者，男性多见。

2）腰椎管狭窄症患者常无明显体征，因卧床检查时，体征已缓解或消失。症状和体征的不一致也是本病的特点之一。在患者伸腰运动或活动后立即检查，体征可能明显些，有的出现类似椎间盘突出症表现，有腰椎生理角度减弱或侧弯，但多较轻。

3）直腿抬高试验阳性者少，常为两侧性或一侧轻一侧重。腰部过伸试验阳性。

4）缓发性持续性下腰痛和腿痛，间歇性跛行，站立或行走过久时加重，休息后减轻。部分患者可出现下肢肌肉萎缩，以胫前肌及伸肌最明显。

5）小腿外侧针刺痛觉减退或消失为常见，跟腱反射消失、膝腱反射无变化，如果有马尾神经受压，可出现鞍区麻木、肛门括约肌松弛无力或男性阳痿。

6）影像学检查：X 线检查：拍摄腰椎正、侧位 X 线片，可提示腰椎管有骨性狭窄。从 X 线片中还可看到脊柱侧弯、生理前凸加大或减小、椎间隙变窄、椎体后缘骨质增生、后纵韧带钙化、小关节突肥大、关节面硬化、假性椎体滑脱等变化。这些对诊断腰椎管狭窄亦有一定的参考价值。CT 检查：采用 CT 检查可准确地测定椎管的形态和管径，对诊断腰椎管狭窄症有重要价值。它可清楚地显示椎管前后径和横径的大小、侧隐窝及神经根管的情况，可见椎体后缘、关节突骨赘及黄韧带肥厚等。MRI 检查：图像清晰，可进行三维成像，立体感强，能确定狭窄的部位，可显示对脊髓压迫的程度，了解脊髓有无萎缩变性，还可显示神经根周围脂肪消失，提示神经根已受压。

（三）鉴别诊断

1. 脊髓源性间歇性跛行

脊髓源性间歇性跛行的代表疾病主要有脊髓型颈椎病、胸椎管狭窄症、椎管内肿瘤等。此类间歇性跛行主要表现为下肢肌张力增高，行走协调性降低，患者可有踩棉花感，胸腹部束带感，与腰椎管狭窄症相比，大小便功能障碍更为常见。可出现感觉平面异常，下肢肌力下降但肌张力增高，膝腱反射和跟腱反射亢进，髌阵挛、踝阵挛、巴宾斯基征阳性等体征。

2. 血管源性间歇性跛行

血管源性间歇性跛行代表疾病为血栓性脉管炎，多见于青壮年男性，有吸烟史，间歇性跛行与体位无关，多无神经受压症状，但有肢体缺血，如步行后动脉搏动消失，小腿青紫、苍白，下肢发凉等。本病感觉异常多位于下肢后部肌肉，同神经根分布无明显相关性，足背动脉和胫后动脉搏动减弱或消失，病程后期可产生肢体远端的溃疡或坏死。

三、治疗

腰椎管狭窄症的治疗目的：减轻患者腰腿痛程度，增强患者行动能力，改善生活质量。具体治疗方法为：

（一）中药疗法

本病以肾虚为本，寒湿痰瘀阻络为标，为本虚标实、虚中夹实之证。

1. 风寒痹阻证

腰腿酸胀重着，时轻时重，拘急不舒，遇冷加重，得热痛缓，舌淡苔白滑，脉沉紧。治宜祛风散寒，温经通络。寒邪重者方选麻桂温经汤加减，风湿盛者方选独活寄生汤加减，湿邪偏重者方选加味术附汤加减。

2. 肾气亏虚证

腰腿酸痛，腿膝无力，遇劳更甚，卧则减轻，形羸气短，肌肉瘦削，舌淡苔薄白，脉沉细。治宜补肾益精，偏于阳虚者治宜温补肾阳，方选右归丸或补肾壮筋汤加减，偏于阴虚者治宜滋补肾阴，方选左归丸或大补阴丸加减。

3. 气虚血瘀证

面色少华，神疲无力，腰痛不耐久坐，疼痛缠绵，下肢麻木，舌质瘀紫，苔薄，脉弦紧。治宜益气活血，化瘀止痛，方选补阳还五汤加减。

常用经方与验方

1. 补阳还五汤（《医林改错》）加减

【组成】黄芪60g，当归15g，川芎10g，桃仁10g，红花10g，赤芍10g，地龙12g，牛膝10g，白术12g，白芍15g，甘草6g。

【功效与适应证】补气活血，通络止痛。主治气虚血瘀引起的腰腿痛。

【制用法】水煎服，日1剂，每次100ml，每日2次口服。

2. 通脉活血汤（《名医治验良方》）加减

【组成】黄芪20g，丹参10g，鹿角片15g，泽兰叶10g，赤芍10g，当归10g，杜仲10g，地龙10g，苏木9g，狗脊10g，羌活10g，威灵仙9g，秦艽9g，延胡索9g。

【功效与适应证】温经通络，活血散寒。主治肾精亏虚、寒邪侵袭之证。

【制用法】水煎服，日1剂，每次100ml，每日2次口服。

3. 天池伤科验方

【组成】熟地黄30g，鹿角霜20g，肉苁蓉15g，淫羊藿15g，熟附片10g，山茱萸20g，枸杞果15g，鸡血藤20g，骨碎补15g，川杜仲20g，紫丹参15g，淮山药15g，广陈皮15g。

【功效与适应证】补肾通督壮腰。治疗腰椎管狭窄症之肾阳虚衰、血瘀阻络之证。

【制用法】水煎服，日1剂，每次100ml，每日2次口服。

（二）理伤手法

三步六法治疗腰椎管狭窄症：

第一步，运用按、揉、弹拨、㨰4个轻手法。按法：术者以两手拇指掌侧面自患者上背部沿脊柱两旁足太阳膀胱经的第二条线，由上而下按摩至腰骶部，连续3次。揉法：术者单手张开虎口，拇指与中指分别置于两侧肾俞穴，轻轻颤动，逐渐用力，重复3次。弹拨法：术者用弹拨法弹拨腰背部腧穴，以三焦俞、肾俞、气海俞、大肠俞和关元俞为重点。弹拨力度逐渐加重。㨰法：术者用手背掌指关节的突出部，沿患者足太阳膀胱经的经线自上而下地滚动，至腰部时稍加力，直至下肢（患侧）足跟部，反复3次。

第二步，术者双手扶住患者双膝，稍用力下按，渐次用力，再左右旋转摇晃双膝以带动腰部活动。

第三步，术者双手弹压患者骶部，并平推腰腿部，以患者有灼热感为佳，最后点按腧穴，拿捏叩击腰腿。

（三）固定疗法

急性发作时，卧床休息最重要，一般屈髋、屈膝侧卧，不习惯长期侧卧亦可在膝部垫高屈髋屈膝仰卧，每日除做必须起床之事，尽量卧床，直至症状缓解。如必须下床活动，需佩戴腰围。

（四）练功疗法

临床症状减轻后应积极进行腰背肌的功能锻炼，可采用飞燕点水、五点支撑练功，以增强腰部肌力，练习行走、下蹲、蹬空、侧卧外摆等动作，以增强腿部肌力。

（五）针灸疗法

1. 毫针治疗

循经取穴，以足阳明胃经、足少阳胆经、足太阳膀胱经穴为主，常用承山、足临泣、阳陵泉、委中、环跳、大肠俞等，根据病之虚实缓急，运用迎随补泻和飞经走气手法，留针 30min，隔日 1 次，20 天为 1 个疗程。

2. 针刀疗法

根据临床症状及 X 线片、CT 等影像学检查，确定治疗节段。常规消毒，在棘突旁一横指处，局麻下垂直进针，在 L_4/L_5 或 L_5/S_1 椎间孔处缓慢进针，当接近神经根时患者常感下肢酸胀或有热感，到接触神经根时，患者常诉下肢有放射麻木感，此时稍退针下肢感觉即消失，在椎间孔内做上下的纵行切割和左右的横行剥离，若感觉椎板间孔内紧张可做上、下、左、右摇动，扩大椎板间孔的针刀切口，此时患者常有下肢轻松感或原有的冷感转热感，即可出针。

（六）牵引疗法

腰椎踝部牵引：患者仰卧，治疗床呈头低脚高位，脚侧床面抬高 15°，患肢直腿抬高约 30°，外展 50°～100°，腿下垫枕，踝部用薄海绵保护后佩戴小腿套牵引患侧，健侧屈髋屈膝位。牵引重量由轻到重，8～20kg，每次 20～60min，每隔 20min 间歇 2min，每天 1～2 次，持续 15～30 天。待患肢症状减轻后，交替牵引健侧，时间及重量可为患侧的 1/2。

四、现代中医药研究

（一）病因病机的相关研究

中医认为腰椎管狭窄症属"腰腿痛""痹证"的范畴[1]，《证治准绳·腰痛》中记载："有风、有湿、有寒、有热、有挫闪、有瘀血、有滞气、有痰积、皆标也，肾虚其本也。"内因为先天肾气不足或后天肾气亏虚，肾气虚衰及劳役伤肾，导致肝肾不足之证，而肾主骨、肝主筋，则筋骨失养，易发筋骨松动，致腰府不荣而痛[2]。外因为风、寒、湿、热、瘀血阻塞经络，不通则痛[3]。外伤或劳损而引发气血运行不畅，且长期的气血运行不畅易产生瘀血，进而加重气血运行不畅程度，导致筋脉得不到供养而产生疼痛情况。

腰椎管狭窄症是指由于各种原因引起的腰椎骨质与周围组织发生骨性、纤维结构形态、椎管容积的变化，导致主椎管、神经根管及椎间孔狭窄，使脊髓、神经根或马尾神经受到刺激或压迫，其典型的症状是腰腿痛、麻木、间歇性跛行、大小便功能变化等。常见的原因有很多，如退行性因素、先天性因素、医源性因素、外伤性因素、腰椎峡部裂、腰椎滑脱、代谢及内分泌疾病、感染性疾病、肿瘤、软骨疾病等[4]。

（二）治疗方法的相关研究

目前，国内外已形成统一治疗指南。治疗方案分为手术治疗和非手术治疗[5]。非手术治疗方法包括中药、针灸、针刀、推拿、牵引等，有创伤小、费用低、风险低等优点，患者依从性高。

1. 中药治疗

从中医角度来看，本病主要是先天肾气不足，外在风、寒、湿、闪仆外伤导致腰部气血运行不畅，或失于濡养，引起的症状，提倡分清标本先后缓急的治疗原则。李同生名老中医[6]

认为本病为肝肾亏虚督脉瘀滞，方药拟通督活血汤加减，达到通督活血、调肝肾、通经络的功效。雷小平等[7]运用独活寄生汤联合温通针法治疗腰椎管狭窄症，通过观察治疗前后的血流动力学指标，分析得出血液循环障碍、血液黏度增加是导致腰椎管狭窄症的主要原因之一，而通过该方正性调控患者体内炎性反应递质及抗炎因子表达，减缓机体炎性反应，并能有效地改善血液流变学，从而可促进患者腰腿痛、间歇性跛行等症状的缓解，加快其腰椎功能的恢复。

2. 针灸疗法

针灸疗法在治疗腰椎管狭窄症上应用较为普遍，具有疏通经脉、理气活血、调补肝肾、消炎镇痛等作用[8]。黄史乐[9]选取腰阳关、阳陵泉、委中、承山等部分经验穴位针刺治疗腰椎管狭窄症；试验验证了电针治疗腰椎管狭窄症优于普通针刺；电针促进代谢、消炎消肿。电针治疗联络经脉，具有疏通经络的作用。康广华等[10]应用毫火针联合按摩较普通针刺联合治疗腰椎管狭窄症的效果较佳，能够缓解患者疼痛，改善其临床表现，提升生活水平，安全性好；毫火针能够刺激穴位、激发阳气、疏通经络。火针具备温通作用，从一定角度增强了温热性。贾海鹏等[11]用温针联合放血疗法治疗腰椎管狭窄症，可以减轻患者间歇性跛行症状及腰椎功能活动受限情况，治疗效果较为明显；夹脊穴温针结合刺血以高温促进炎症消退、振奋阳气。

3. 推拿治疗

推拿治疗具有祛风散寒、通经活络、行气活血、散瘀止痛的作用，可缓解腰椎管狭窄症患者的症状[12]。杨轶等[13]运用叶氏十步正骨法联合射频热凝靶点治疗退行性腰椎管狭窄症，包括揉背、封腰、放通、扳按、牵抖、斜扳、擦运、宣泄、压牵、起伏，通过对脊柱周围软组织的调整，以求"筋柔骨正"。冯彬[14]运用过度屈伸旋扳法治疗腰椎管狭窄症，过度屈伸旋扳法牵拉后纵韧带、黄韧带等软组织，可解除病变软组织粘连，消除充血及炎症水肿，从而减轻神经压迫症状。

4. 针刀疗法

针刀既具有针刺疏通经络的效果，又具有手术刀切割、松解的功能。朱新月等[15]运用针刀松解黄韧带后，黄韧带因其自身的弹性回缩力快速收缩，从而扩大椎管内容积，减轻或消除椎管内压力，经过一段时间黄韧带残端萎缩被吸收，从而使椎管间隙增大，保持远期疗效。吴士振[16]利用针刀侧隐窝减压进行椎管内治疗，可使病变节段椎管内压降低，改善局部血液循环，改善腰部功能。

5. 牵引疗法

牵引疗法可以恢复错位的椎间关节、增大椎间隙和椎间孔容积，使神经根受压缓解，同时使痉挛的腰部肌肉舒张，恢复腰部肌肉不对称的应力，恢复腰椎稳定性。韦以宗等[17]运用四维牵引治疗腰椎管狭窄症，使用脊柱四维牵引仪利用下肢牵引力调整腰椎曲度，可明显改善临床症状。曾浩彬等[18]运用四维牵引治疗腰椎管狭窄症，研究腰大肌肌容积的改变，证实了腰大肌的病变是腰椎管狭窄症的主要病因。通过牵引，可改善腰椎管狭窄症患者腰大肌最大横截面积、纵轴面密度，从而加强腰大肌对腰椎稳定性的作用力。

参 考 文 献

[1] 康健，王世轩. 中医外治法治疗腰椎管狭窄症的研究进展 [J]. 实用中医内科杂志，2022，（1）：97-99.

[2] 赵双利，王世轩，王东海，等. 中医"筋骨并重"理论在腰椎管狭窄症治疗中应用的临床意义 [J]. 辽宁中医杂志，2020，47（1）：117-119.

[3] 王宝剑，高景华，高春雨，等. 舒筋健腰丸治疗腰椎管狭窄症（肝肾不足，风湿瘀阻证）的多中心随机对照试验 [J]. 中国中医骨伤科杂志，2019，27（8）：20-23.

［4］张佳泓，李嘉永，赖心建，等. 退行性腰椎椎管狭窄症的治疗研究进展［J］. 大众科技，2022，（1）：120-123.

［5］李平，陈菁，刘松涛，等. 基于肌筋膜链理论运用推拿手法治疗腰椎管狭窄症的应用研究［J］. 按摩与康复医学，2022，（1）：5-7，11.

［6］何伟，李博宁. 李同生名老中医治疗腰椎管狭窄症经验总结［J］. 中国中医骨伤科杂志，2015，23（11）：67-69.

［7］雷小平，杨永辉，尚荣安，等. 独活寄生汤联合温通针法治疗退行性腰椎管狭窄症患者的临床疗效［J］. 世界中医药，2020，15（21）：3313-3317.

［8］李建垒，曹向阳，宋永伟，等. 老年腰椎管狭窄症的治疗研究进展［J］. 中医临床研究，2021，（1）：142-145.

［9］黄史乐. 电针夹脊穴为主治疗腰椎管狭窄症疗效观察［J］. 辽宁中医杂志，2015，42（3）：593-595.

［10］康广华，刘海永，李学军，等. 毫火针结合按摩治疗退行性腰椎管狭窄症的临床研究［J］. 中国医药导报，2017，14（30）：85-88.

［11］贾海鹏，贺宏，潘冠文. 夹脊穴温针结合刺血治疗退行性腰椎管狭窄症疗效观察［J］. 针灸临床杂志，2016，32（7）：4-6.

［12］陈垄，陈福建，盘庆东. 整脊手法与常规按摩在治疗腰椎管狭窄症中的应用研究［J］. 现代医学与健康研究电子杂志，2021，（19）：72-75.

［13］杨轶，姚冰，张艳平，等. 叶氏正骨十步手法联合射频热凝靶点治疗退行性腰椎管狭窄症［J］. 吉林中医药，2016，36（8）：838-840.

［14］冯彬. 过度屈伸旋扳法治疗退行性腰椎管狭窄症［J］. 智慧健康，2019，5（31）：60-61，75.

［15］朱新月，刘子祥，谷培良，等. 针刀松解腰椎黄韧带的临床解剖学研究［J］. 中国医药导报，2018，15（9）：138-142.

［16］吴士振. 小针刀经侧隐窝减压治疗腰椎管狭窄症疗效观察［J］. 中国中医药科技，2017，24（5）：657-658.

［17］韦以宗，潘东华，韦春德，等. 四维牵引调曲法治疗腰腿痛——269例腰椎间盘突出症、腰椎滑脱症、腰椎管狭窄症疗效报告［J］. 中华中医药杂志，2006，21（2）：122-124.

［18］曾浩彬，王慧敏，郭俊彪，等. 四维牵引干预治疗腰椎管狭窄症患者腰大肌肌容积改变的临床研究［J］. 中华中医药杂志，2015，30（11）：4189-4191.

第五节　梨状肌综合征

梨状肌综合征是指由于损伤引起的梨状肌痉挛、水肿、肥厚、挛缩，压迫、牵拉坐骨神经，或由于梨状肌与坐骨神经解剖变异，产生的一系列相应临床症状体征的病症，亦称梨状肌损伤或梨状肌孔狭窄综合征。该病为一种神经嵌压综合征，是干性坐骨神经痛的主要原因，在临床腰腿痛的患者中占有一定比例，为临床常见的筋伤疾病之一。

一、病因病机

梨状肌综合征属于中医学"伤筋""腰腿痛""痹证"范畴，多由急性扭挫伤或慢性劳损以致局部气血凝滞，经脉不通，血不荣筋，或复感风寒湿邪，营卫不和，气血滞涩，不通则痛所致。该病病理机制为本虚标实，本虚主要是肾虚，肾虚则易感外邪，风、寒、湿、热之邪乘虚入侵；外伤后易气滞血瘀痰积，形成本虚标实之证；风寒湿邪还可伤及肾阳。两者互为因果，形成恶性循环，致使腰腿痛反复发作。

梨状肌为臀部深层肌肉，起于骶骨前方，穿过坐骨大孔，止于股骨大转子，由于该肌所处的特殊部位，故当劳动或运动时姿势不当，极易导致扭挫伤。

现代医学认为，由于外伤、外感风寒、坐骨神经与梨状肌关系变异、周围组织疾病均可引起梨状肌痉挛、水肿或变性，均能压迫或刺激坐骨神经，使坐骨神经局部循环障碍，发生动脉供血不足和静脉回流受阻等病理改变，引起坐骨神经循行路线的疼痛。

二、诊断与鉴别诊断

（一）临床表现

临床表现与损伤程度有关。轻者臀部酸胀、发沉，自觉患肢稍短，轻度跛行，大腿后外侧及小腿外侧有放射性疼痛，有时仅表现小腿后侧疼痛；重者臀部疼痛并有大腿后外侧和小腿外侧放射性疼痛、麻木，自觉臀部有"刀割样"或"烧灼样"疼痛。跛行明显，少数感阴部不适或阴囊有抽搐。严重者双下肢不敢伸直，臀、腿疼痛剧烈，伸直咳嗽时双下肢窜痛。日久患肢肌肉萎缩，大腿后外侧麻木。主要临床表现是臀部或腰骶部疼痛，其特点如下：

1）患者自感患肢变短，由于疼痛常伴有跛行、行走困难或身体半屈，故自觉患肢短缩。臀部酸胀、疼痛和感觉异常，大腿后面和小腿外侧有放射性疼痛，或伴有小腿外侧和足趾麻木感。

2）严重者可呈牵涉样、烧灼样、刀割样疼痛，有时疼痛难忍致使患者坐立不安或改变体位，可影响患者的精神、情绪、食欲和睡眠。

3）疼痛可因腹压增大（如咳嗽、喷嚏）和体位变化（如内旋关节）等加重，致使患者呈胸膝卧位。

4）常有放射和（或）触电样窜麻感，疼痛常沿大腿后侧向足底放射。

5）有时伴有沿神经区域的感觉麻木，这与坐骨神经、腓总神经和阴部神经受损有关。

（二）诊断

1）患者常有下肢损伤或慢性劳损史，如闪、扭、跨越、下蹲，由蹲位突变直立和负重行走等，或部分患者有受凉史，常发于中老年人。

2）臀部疼痛，严重者呈持续"刀割痛"或"烧灼样痛"，多伴有下肢放射痛、跛行或不能行走。

3）梨状肌局部压痛明显，可触及条索状硬结，直腿抬高试验 60° 内疼痛明显，超过 60° 后疼痛减轻，梨状肌紧张试验阳性。

4）X 线检查排除腰椎间隙变窄及髋关节骨性疾病。MRI 及超声检查可显示梨状肌大小、形态、与坐骨神经的位置关系、是否存在水肿等。

（三）鉴别诊断

1. 腰椎间盘突出症

梨状肌综合征应与椎间盘突出症而引起的坐骨神经疼痛相鉴别，梨状肌综合征的主要表现是坐骨神经疼痛，腰椎间盘突出症在 MRI 片上可见清楚显示的突出的椎间盘压迫相应的硬膜囊缘及马尾神经根的影像，无梨状肌肿胀影像学改变。

2. 坐骨神经炎

坐骨神经炎起病较急，多由细菌、病毒感染，风寒湿邪侵袭而致神经水肿，除坐骨神经症状外，坐骨神经路径有压痛为其特点，疼痛为持续性钝痛，并可发作性加剧或呈烧灼样刺痛，站立时疼痛减轻，腰部检查无阳性体征。

3. 臀上皮神经卡压综合征

臀上皮神经为 $L_1\sim L_3$ 后支分支，经腰背部筋膜进入皮下，绕过髂嵴行至臀上部，通常有3支，它在臀部的分布范围较为广泛，且部位较为表浅，易受风、寒、湿邪侵袭或遭受外伤、劳损，致筋脉痹阻，气滞血瘀，"不通则痛"，以致出现疼痛。臀上皮神经卡压综合征的疼痛主要是腰臀部弥散性疼痛，尤以髂嵴中部附近较明显，呈钝痛、酸痛或刺痛，有的向大腿后外侧扩散，但疼痛范围一般不超过膝部，可伴有腰臀股部麻木感，活动时疼痛及麻木加重；在髂嵴中点下两横指处有明显压痛点，有的在该处可扪及条索状硬结，触压时患者感到酸胀、麻木、疼痛难忍，甚至沿臀、股的外侧放射到股下部。做躯干侧弯屈伸试验，可出现患侧臀部的牵扯痛。局部封闭可立即消除疼痛。

三、治疗

梨状肌综合征的治疗目的：解除梨状肌痉挛、水肿状态，消除对坐骨神经的卡压症状。具体治疗方法为：

（一）中药疗法

根据患者临床症状、体征及舌苔脉象，进行辨证论治。

1. 风寒湿阻证

臀腿疼痛，屈伸受限。偏寒者得寒痛增，肢体发凉，畏冷，舌淡苔薄腻，脉沉紧；偏湿者肢体麻木，酸痛重着，舌淡苔白腻，脉濡缓。治宜祛风散寒，化湿止痛，方选蠲痹汤加减。

2. 湿热蕴蒸证

臀腿灼痛，腿软无力，关节重着，口渴不欲饮，尿黄赤，舌质红，苔黄腻，脉滑数。治宜清热化湿，疏风通络，方选薏苡仁汤或加味二妙散加减。

3. 气滞血瘀证

臀痛如锥，拒按，疼痛可沿大腿后侧向足部放射，痛处固定，动则加重，夜不能眠，舌红苔暗黄，脉弦。治宜活血化瘀，行气通络，方选桃红四物汤加减。

4. 肝肾亏虚证

臀部酸痛，腿膝乏力，遇劳更甚，卧则减轻。偏阳虚者面色无华，手足不温，舌质淡，脉沉细；偏阴虚者面色潮红，手足心热，舌质红，脉弦细数。偏阳虚者治宜温补肾阳，方选右归丸或补肾壮筋丸加减；偏阴虚者治宜滋补肾阴，方选左归丸或大补阴丸加减。

常用经方与验方

1. 桃红四物汤（《医宗金鉴》）加减

【组成】桃仁10g，红花10g，生地黄15g，川芎10g，当归10g，赤芍9g，大黄15g，乌药9g，皂角刺9g，牛膝15g，知母10g。

【功效与适应证】活血化瘀，理气止痛。主治气血瘀滞所致的肿痛。

【制用法】水煎服，日1剂，每次100ml，每日2次口服。

2. 麻黄附子细辛汤（《伤寒论》）加减

【组成】炮附子10g（先煎半小时），独活20g，威灵仙10g，川牛膝15g，川芎15g，当归15g，木瓜10g，白芍10g，麻黄10g，炮山甲10g，炙甘草6g，细辛3g。

【功效与适应证】温经通络，活血散寒。主治风寒湿邪侵入经络，阳虚血瘀络阻之证。

【制用法】水煎服，日1剂，每次100ml，每日2次口服。

3. 天池伤科验方

【组成】当归20g，白芷10g，桑枝10g，白芍15g，续断15g，川芎15g，牡丹皮10g，五加皮5g，杜仲20g，生地黄15g，桃仁10g，红花10g，牛膝15g。

【功效与适应证】活血化瘀，消肿止痛，治疗梨状肌综合征之瘀血阻络之证。

【制用法】水煎服，日1剂，每次100ml，每日2次口服。

（二）理伤手法

患者取俯卧位，自然放松下肢，术者立于患侧，手法如下：第一步，用揉法、擦法作用于梨状肌体表部位，约5min，并用拇指指腹弹拨理顺梨状肌条索状和束状隆起，分解粘连。第二步，用肘尖、拇指腹、屈曲的中指指间关节点按梨状肌和环跳、殷门、承扶、委中、承山、昆仑、足三里等穴位约10min。第三步，左手掌根按压住梨状肌，右手肘窝捂住患肢膝上前方，两手同时用力，向上搬动大腿3次。第四步，抗牵伸法：一名助手固定患者两侧腋部，另一助手与术者各握持踝关节上部，做对抗性逐渐用力牵伸，此法需重复3次。第五步，屈膝屈髋按压法：术者将患者髋、膝做强度屈曲，并用力向后外方做顿挫性按压。第六步，屈髋牵张法：将患肢直腿抬高达90°左右，助手在抬高的足底前部做背屈动作3次。第七步，在梨状肌处施叩击法及掌根按压10s，镇静收功。每日1次，7次为1个疗程。

（三）练功疗法

患者病情略缓解后，需进行练功，以促进康复。常用方法有：

1. 钟摆运动

站立位，患者需做腰椎挺直、膝关节绷直，健侧的下肢做支撑，将患肢尽量后摆，随后回收，再与健肢并齐的钟摆运动。

2. 腰背肌锻炼

腰背肌锻炼包括小燕飞，即以腹部着地、头脚两头翘。五点支撑法，即四肢加头部，随后往上拱，有助于梨状肌综合征的缓解。

3. 髋部和功能锻炼

髋部和功能锻炼包括做髋关节内外旋和内收外展等活动，对梨状肌综合征的缓解有一定帮助。

4. 空中练习法

患者取仰卧位，先使踝关节处于背伸位置，相当于踮脚尖，屈髋、屈膝，用力向斜上方进行蹬腿动作，建议每次做15～20次，有助于梨状肌综合征的缓解。

（四）针灸疗法

1. 毫针治疗

取穴以足太阳膀胱经、足少阳胆经和足阳明胃经三阳经上的腧穴为主。常用穴位有秩边、环跳、承扶、委中、阳陵泉、承山、丘墟、阿是穴等，每次选用4～6穴。疼痛重者，采用平补法或平泻法；疼痛轻者用平补法，最好配合电针，中等或中强刺激。秩边、环跳、阿是穴可深刺 3 寸以上，使局部酸胀或麻电感向下肢放射，留针 20～30min，急性期每日针 1 次，好转后隔日 1 次，10 次为 1 个疗程。

2. 灸法

在梨状肌投影处做温和灸 10～30min，每日 1 次。

3. 针刀治疗

常规消毒、铺巾，局麻满意后，选用 3 号针刀，垂直于局部皮肤，刀口与坐骨神经走行一致，快速刺入皮肤达皮下组织层，然后慢慢深入，当出现第 2 个突破感、患者有明显酸胀感时，表明针刀已到达梨状肌病灶部位，此时需将针刀刀体做"十"字形摆动 3～4 下（钝性摆动剥离，可避免对神经、血管的损伤），患者出现非常明显的酸胀感或向下肢的放射感即可，出针按压 3min 以防出血，无菌纱布或创可贴外敷治疗点。每 5 日治疗 1 次，2 次为 1 个疗程，疗程间休息 2 日。

4. 电针疗法

主穴取秩边、环跳；配穴取阿是穴，即秩边与环跳之间的两个压痛点。患者取俯卧位，穴位常规消毒后进针，深刺强刺激，使患者有触电感，并向足部传导后，连接电针治疗仪的四根电极于针体，采用连续波，频率 75 次/分，电流强度以患者能耐受为度。留针 20min，每日 1 次，10 日为 1 个疗程，疗程间隔 3 天。

5. 穴位埋线疗法

取阿是穴、承扶。腰骶部疼痛加肾俞透大肠俞。先令患者侧卧屈膝，患侧在上。医者用右手大拇指均匀用力寻找压痛点，标定后局部常规消毒。戴无菌手套。用 2% 的利多卡因做穴位局部浸润麻醉，然后剪取 1 号铬制羊肠线 3cm，用小镊子将其穿入制作好的 9 号腰椎穿刺针管中。再做垂直快速进针，当针尖达局部梨状肌时，寻找强烈针感向臀下部或下肢放射后，缓慢退针，边退边推针芯，回至皮下时快速拔针。用干棉球按压片刻，后用创可贴固定。施术后令患者俯卧，行承扶及其他穴位埋线，操作同上。埋 1 次即为 1 个疗程，一般隔 7 天进行第 2 个疗程。

四、现代中医药研究

（一）病因病机的相关研究

本病在中医学中属"伤筋""痹证""臀股风"等范畴，多因局部扭伤或感受外邪，气血瘀滞经脉，导致气血运行不畅，筋脉失养[1]。病机为臀部扭伤致局部出血，血有形，形伤肿，瘀血阻滞，经络不通，不通则痛。或风寒湿邪侵袭，经络阻滞，气血运行不畅，最终形成气滞血瘀之证[2]。《诸病源候论·虚劳病诸候》云："肝藏血而候筋，虚劳损血，不能荣养于筋，致使筋气极虚；又为寒邪所侵，故筋挛也。"《素问·痹论》云："痛者，寒气多也，有寒故痛也。"表明气血亏虚，肝血不足以荣筋，感寒而挛急作痛，血脉闭阻不通，不通而痛。治疗当以温经散寒，活血通络为主[3]。

梨状肌位于臀区深层[4]，形状为三角形，起自部分骶骨前端，终止于股骨大转子，主要作用是配合臀部内外相关肌群以完成由骶神经支配的下肢外展及外旋动作[5]。梨状肌具有特殊解剖结构，肌肉运动能够影响神经功能。若髋关节旋转或外展超出正常范围则可能损伤梨状肌。而处于紧张状态的梨状肌卡压坐骨神经，并刺激局部及其所支配肌肉，产生放射性疼痛[6]。坐骨神经以从梨状肌下缘出口骨盆者居多，少部分可从梨状肌肌肉中走行，故与梨状肌相交时会有部分变异。梨状肌在损伤或受凉的状态下较易呈现痉挛，出现一系列坐骨神经刺激症状，引起梨状肌综合征[7]。梨状肌综合征问题不仅局限于梨状肌，坐骨神经位置及分布问题为梨状肌综合征的因素之一[8]。本病的主要病因包括：①解剖因素：以分裂或走行异常为主的梨状肌及坐骨神经问题；②直接因素：严重外伤、手术或由其引发的缺血性损伤。

（二）治疗方法的相关研究

本病不建议选择外科治疗，手术风险性较高且疗效不佳，临床以保守治疗为主，关于中医药的相关报道较为多见[9]。中医药治疗无创伤，包括推拿手法治疗、局部封闭、理疗、中药、针灸等。

1. 保守治疗

初期使用消炎镇痛药、理疗等解除肌肉痉挛，疗效显著[10]。

2. 针灸疗法

针灸是祖国医学中被人最广泛认可并接受的治疗方式。杨新军等[11]采用棍针治疗梨状肌综合征，利用棍针对病患疼痛部位的软组织进行刺激，以激发人体的自身免疫系统，实现拨散筋结，治疗软组织疾患的目的，临床效果显著。王华等[12]运用浮针联合活血通络汤治疗梨状肌综合征，以疼痛点为基准，在痛点周围的正常软组织上进针，针尖朝向患处，平刺入皮下疏松结缔组织内进行扇形扫散。浮针治疗部位为中医理论中皮部的皮下疏松结缔组织，通过运针对皮部进行扫散，可以加强皮部经气，畅通气血，使瘀血散而新血生。施研[13]将210例患者随机均分为3组，分别予推拿、电针、推拿联合电针三种治疗手段，进行对比分析，其研究表明推拿联合电针的治疗效果比单一推拿或电针的治疗效果更佳。李宇恒[14]以温针灸组作为治疗组，将温针灸施于阿是穴及环跳穴上，治疗结束后临床效果明显。

3. 针刀疗法

运用针刀可以剥离粘连的肌肉组织，迅速解除神经的卡压状态，相对于开放手术创伤性更小，相对于普通针具刺激强度更大。阚方绪等[15]运用针刀于患者的髂后上棘和尾骨尖部位的连线中点与股骨大转子连线的中部、内侧1/3处沿下肢纵轴下刀，针体与皮肤垂直，迅速刺入患者皮下组织层部位，当患者出现麻木感或下肢出现过电样的感觉时，说明针尖已经刺入梨状肌下孔坐骨神经出口的位置，经治疗后，患者症状缓解明显。周煜达等[16]采用针刀结合肌肉能量技术对梨状肌综合征进行治疗，治疗结果表明在针刀治疗基础上应用肌肉能量技术能更好地促进梨状肌综合征患者症状的改善、功能的恢复。

4. 推拿疗法

推拿是用推、拿、揉、捏等不同手法达到推行气血、祛邪扶正疗效的一种治疗方法。其不良反应小，风险低，适用群体广泛。陈玉琼[17]运用推拿配合中药外敷治疗梨状肌综合征。推拿治疗可以起到舒筋活络，缓解痉挛，调和气血的作用，经治疗后，患者疼痛及功能受限情况明显改善。王忠岩[18]采用推拿联合针灸治疗梨状肌综合征，结果显示推拿手法可以疏通患者经络，解除其痉挛，减轻疼痛症状。

5. 中药治疗

中药治疗本病以活血化瘀、祛风散寒、除湿止痛为治则。万涛等[19]运用神农活血汤治疗梨状肌综合征，方中桂枝温经通络、散寒止痛，独活祛风寒湿邪，补骨脂温补脾肾，桃仁、红花、当归、川芎活血化瘀，香附、蒲黄、五灵脂行气活血、通利血脉，白芍养血柔筋止痛，杜仲、桑寄生、牛膝补肝肾、强筋骨，黄芪补中益气、利水消肿，炙甘草调和诸药。诸药合用，共奏温经散寒、活血通络之效，可消除梨状肌充血水肿、痉挛，减轻肌筋膜室间压力，恢复神经血供，促进受损组织恢复。

参 考 文 献

[1] 李石胜，吴耀持，王健雄. 针灸疗法用于梨状肌综合征的研究进展 [J]. 中国中医药现代远程教育，2020，18（14）：153-155.

[2] 王华，王正. 浮针联合活血通络汤治疗梨状肌综合征疗效观察 [J]. 实用中医药杂志，2022，38（2）：177-179.

[3] 万涛，冷海昌. 神农活血汤治疗梨状肌综合征寒凝血瘀型疗效分析 [J]. 实用中医药杂志，2021，37（2）：189-191.

[4] 贾玉洁，张梦洁，孙志. 梨状肌综合征临床治疗的研究概述 [J]. 中国中医药现代远程教育，2020，18（5）：138-140.

[5] 赵姿茗，王胜，赵岩. "梨十针" 治疗梨状肌综合征 30 例临床观察 [J]. 湖南中医杂志，2017，33（3）：89-91.

[6] 黄翔，李晓宏，李世杰，等. 不同方式引导下梨状肌注射治疗梨状肌综合征的效果比较 [J]. 广东医学，2016，37（1）：81-83.

[7] 付爱玲. 彩色多普勒超声引导神经阻滞治疗梨状肌综合征的临床体会 [J]. 河南外科学杂志，2016，22（1）：57-58.

[8] 杨稀月，陶宗欣，苏芬莲，等. 超声对梨状肌综合征的病因探讨 [J]. 微创医学，2015，10（1）：62-63，77.

[9] 周建斌，刘光东，李开平，等. 梨状肌综合征的针刀治疗和针刺治疗效果比较 [J]. 中外医疗，2015，34（36）：172-174.

[10] 陈如勇，王丽. 推拿结合针刺治疗梨状肌综合征 50 例临床研究 [J]. 江苏中医药，2016，48（11）：63-64.

[11] 杨新军，苗德胜，余海成. 棍针治疗梨状肌综合征的临床疗效观察 [J]. 新疆中医药，2022，40（2）：21-22.

[12] 王华，王正. 浮针联合活血通络汤治疗梨状肌综合征疗效观察 [J]. 实用中医药杂志，2022，38（2）：177-179.

[13] 施研. 电针结合推拿治疗梨状肌综合征的临床研究 [J]. 中医临床研究，2018，10（13）：39-41.

[14] 李宇恒. 温针灸与电针法治疗梨状肌综合征的临床疗效对比观察 [D]. 济南：山东中医药大学，2015.

[15] 阙方绪，文一舟，王文春. 针刀治疗梨状肌综合征的临床疗效观察 [J]. 中医临床研究，2018，（25）：32-34.

[16] 周煜达，高宏，邱纪方，等. 针刀结合肌肉能量技术对梨状肌综合征的疗效观察 [J]. 中国康复，2018，（3）：237-239.

[17] 陈玉琼. 推拿配合中药外敷治疗梨状肌综合征 29 例 [J]. 浙江中医杂志，2019，（6）：416.

[18] 王忠岩. 推拿联合针灸治疗梨状肌综合征的效果观察 [J]. 大医生，2018，（3）：53，57.

[19] 万涛，冷海昌. 神农活血汤治疗梨状肌综合征寒凝血瘀型疗效分析 [J]. 实用中医药杂志，2021，37（2）：189-191.

第六章 髋部筋伤

第一节 髋部扭挫伤

髋部扭挫伤是指髋关节在过度外展、内收、屈曲、过伸时，由于摔跤或高处坠落，扭挫而致髋部周围肌肉、韧带的撕伤或断裂，圆韧带、关节囊水肿，中医通称为髋部筋伤。临床上可根据损伤的时间而称为新鲜扭挫伤和陈旧伤，以青壮年较多见，早期的明确诊断和针对性的治疗措施对疾病的转归有良好的作用。

一、病因病机

髋部扭挫伤属中医"筋伤"范畴，是由于人体受外力强烈作用，累及气血经脉，气血运行不畅，而致肿胀、疼痛。正如《杂病源流犀烛》所说："跌仆闪挫，卒然身受，气血俱伤病也。"《黄帝内经》又云："气伤痛，形伤肿。"筋脉破损，血溢脉外，气血凝滞，流通不畅，故见肿痛。骨为干，筋为刚，筋伤后，刚之不刚，故见活动受限。

《医宗金鉴·正骨心法要旨》曰："胯骨，即髋骨也。又名髎骨。若素受风寒湿气，再遇跌打损伤，瘀血凝结，肿硬筋翻，足不能行。"指出了髋部在损伤后再感受外邪侵袭，则会加重损伤的症状。

青壮年多因摔倒或高处坠下时，髋关节姿势不良受到扭挫损伤，其肌肉、韧带和关节囊或有撕裂、断裂伤，或有嵌顿现象。小儿髋臼及股骨头尚未发育成熟，外展外旋扭伤后，股骨头受到顶撞或松弛之关节囊短暂嵌入关节腔，可引起关节内滑膜炎、关节囊水肿或关节内侧软组织肿胀。多见于跳跃、奔跑、跳皮筋、劈叉、体操等运动损伤。

二、诊断与鉴别诊断

（一）临床表现

损伤后局部疼痛、肿胀、功能障碍，患肢呈保护性姿态，如跛行、拖拉步态、骨盆倾斜等。

（二）诊断

1）患侧腹股沟部有压痛及轻度肿胀，股骨大转子后方亦有压痛，髋关节各方面运动时均可出现疼痛加剧。

2）偶有患肢外观变长。

3）本病预后较好，一般2～3周后可痊愈。若经久不愈，髋关节功能进行性障碍，或伴有低热，则应注意与其他疾病相鉴别。

4）X线检查无异常发现。

（三）鉴别诊断

1. 髋关节结核

髋关节结核发病以青少年最多，一般为单发，常发生在脊椎，其次为膝、髋及肘关节等。发病缓慢，可有下午低热，患处疼痛、压痛、叩痛及关节痉挛，关节活动受限。

2. 化脓性髋关节炎

化脓性髋关节炎起病急、高热、寒战，髋关节疼痛，并可呈屈曲挛缩畸形。白细胞总数及中性粒细胞升高，血沉加快，有败血症表现。关节穿刺可抽出脓性液体，细菌培养可得化脓菌。

常用经方与验方

1. 身痛逐瘀汤（《医林改错》）

【组成】秦艽9g，川芎9g，桃仁6g，红花6g，甘草3g，羌活9g，没药9g，五灵脂9g，香附9g，牛膝9g，地龙9g，当归15g。

【功效与适应证】祛风散寒，除痹止痛。主治风寒湿痹所致的疼痛。

【制用法】水煎服，日1剂，每次100ml，每日2次口服。

2. 天池伤科验方

【组成】桃仁10g，川芎10g，红花10g，没药6g，当归15g，五灵脂6g，香附6g，牛膝15g，地龙10g，续断10g，苏木15g，大黄10g，甘草6g。

【功效与适应证】活血散瘀，行气止痛。治疗肿胀、疼痛，经络不通等。

【制用法】水煎服，日1剂。每次100ml，每日2次口服。

三、治疗

髋部扭挫伤的治疗目的：消除髋部肿胀、疼痛症状，改善功能障碍情况，提高患者生活质量。具体治疗方法为：

（一）中药疗法

根据髋部扭挫伤的症状、体征及舌苔脉象，进行辨证论治。

1. 血瘀气滞证

髋部疼痛肿胀，刺痛不移，夜间痛甚，局部压痛，关节屈伸不利。舌暗红或有瘀点，脉弦或沉涩。治宜活血行气止痛，方用活血止痛汤加减。

2. 风寒湿痹证

髋部疼痛，伴麻木，疼痛遇天气转变加重，喜热畏寒，关节屈伸不利。苔薄白，脉弦滑。治宜祛风散寒，除湿通络，方用调痹汤加减。

3. 筋脉失养证

髋部隐隐疼痛，时轻时重，劳累后疼痛加重，休息后缓解，步行乏力。舌淡苔薄，脉弦细。治宜养血壮筋，方用壮筋养血汤加减。

（二）理伤手法

患者取俯卧位，术者立于一侧，在髋部痛点采用按揉、拿揉、弹拨、揉、拔伸等法，并配合髋部被动活动。以舒筋通络，消肿止痛，滑利关节。若大腿内侧疼痛，患者改取仰卧位，伤肢屈膝屈髋，轻微旋外位。术者立于患侧，双手拇指按压疼痛部肌肉，用分筋法左右弹拨，然后顺肌肉走行方向上下疏通数次，顺筋归位，同时将髋关节伸直，使血脉流畅，筋络舒展。

（三）固定疗法

避免髋关节剧烈活动、患肢免负重、卧床休息，尽量选择平卧位，床的软硬要合适，必要的情况下可以戴髋关节支具固定辅助治疗，注意保暖，不能受凉。

（四）练功疗法

对于肌肉纤维部分断裂者，早期患肢应处于外展拉长受伤肌肉位，以防瘢痕挛缩形成；后期主动加强练功，促进功能恢复。包括：踝关节屈伸练习，膝关节伸直练习，髋关节屈曲、外展练习等。

（五）针灸疗法

1. 毫针治疗

以环跳、居髎、承扶、风市、阿是穴等局部穴为主，均直刺或斜刺 0.5～1 寸，用捻转手法，中等强度刺激，留针 15min。

2. 针刺耳穴法

首先在耳郭上找出与扭、挫伤相应部位的耳穴，局部常规消毒后，毫针刺入并加捻转，患者诉针刺局部有麻胀或痛感时，即可停止运用手法，针刺的同时应嘱患者活动患侧肢体，第一次治疗留针时间不应短于 20min，留针期间每隔 10min 捻针一次，出针后再以耳压法巩固疗效。每日针 1 次，7 次为 1 个疗程。

3. 点刺放血治疗法

选取患处压痛最敏感点或肿痛最明显处为针刺点，据损伤范围的大小选 1～3 个点，以三棱针点刺 2～3 下后拔罐，每处出血 3～5ml，依病情隔 2～3 天治疗 1 次，病程超过 2 个月者可配合隔日 1 次的局部艾条温和灸，每次 10～15min。

四、现代中医药研究

（一）病因病机的相关研究

《黄帝内经》中称髋关节为"髀枢""髀关""髀厌"，又名"机"，指髀骨枢纽处[1]。髋部扭挫伤归属于中医"筋伤""痹证"范畴。历代文献对于该病的相关论述较少且散乱。现代中医提出了"髋痹"，并把髋部扭挫伤归为髋痹的一种表现。髋痹为肢体痹之一，因多种原因引起髋部脉络闭阻，气血运行不畅，筋骨失养所致。外邪入侵：气运太过或不及，风寒湿热等外邪入侵，经络闭阻，髋部气血瘀滞，而致本病；久居湿地，或素体虚弱，外感风寒湿等邪，邪侵髋部，经络阻塞，而致髋痹。身体亏虚：禀赋不足、年老体虚、肝肾亏虚、精血不盈，筋骨失养而致髋痹。劳逸过度、痰瘀气滞、饮食不节：长期劳损、跌仆闪挫等损伤筋骨血脉而致髋痹；过食或嗜食辛辣厚味、过度饮酒或嗜酒，伤及脾胃，脾胃虚弱，津液不化，湿积成痰，痰阻经络而引起髋痹；忧思郁怒，气机不利，气滞血瘀，脉络痹阻，而发病。本病病因为外因"邪"和内因"虚瘀"两方面。其病机是经络闭塞，气血不通。病位在髋，与肝脾肾等脏器密切相关。本病病程长短不一，病情复杂，常伴有虚实夹杂之证[2]。

髋关节是一个复杂的结构，主要由骨、韧带和肌肉组织组成，互相协调构成一个稳定的头臼关节，其中任何一部分发生病变都会导致髋关节整体力学的失衡，从而开启髋关节的病变[3]。髋关节扭挫伤临床表现主要是患侧髋部疼痛、肿胀，下肢不能着地，走路时明显跛行，仰卧时患肢髋关节屈曲，伸趾受限。局部可触及紧张的软组织，且有压痛，有的髋部疼痛，并沿大腿内侧向膝部放射[4]。是临床常见的一种髋部软组织损伤，多属髋错缝。任何年龄都可发生，尤以儿童多见。早期准确诊断和及时有效的治疗均能获得显著效果[5]。髋部扭挫伤是骨科临床常见疾病，其病因尚不明确，可能由于累积性微小创伤、长期应力失衡引起关节周围疼痛。其皮下软组织及皮下血管发生损伤，但患处皮肤表面未发生破溃，因此患者不易早期察觉，随着病情发展，皮下浅肌层的部分组织受损，皮下毛细血管出血发展为炎症，刺激释放炎性因子，痛患加剧；且外力作用于髋关节时，关节囊、韧带、肌腱可随髋关节的过度扭转发生损伤，滑液囊、肌纤维可发生出血，关节囊内可诱发无菌性炎症，联合皮下出血进一步导致机体病情发展；同时，组织应激释放组胺、前列腺素等物质，刺激血管产生疼痛。此时若患者仍未积极治疗，病情进一步发展，机体组织会出现变性、粘连，甚至出现代偿性增厚、张力增大等病理形态改变，进一步迫害局部血管的形态，形成恶性循环[6]。

（二）治疗方法的相关研究

髋部扭挫伤的治疗方法众多，其中中医中药、推拿、针刺等治疗手段十分重要。周子康等[7]运用消痹汤结合中药外敷治疗髋关节疼痛、活动受限，结果表明中药治疗该病疗效确切，效果显著。丁晓红等[8]采用温经活络除痹法联合摇髋推拿手法治疗儿童髋部疾患，对照组采用皮肤牵引治疗，观察组在皮肤牵引治疗的基础上，采用温经活络除痹法联合摇髋推拿手法治疗。结果显示该法能够有效改善髋关节疾病患儿临床症状及髋关节活动度，缓解疼痛，提高治疗总有效率。王炳[2]采用推、揉、滚、擦、按、捏和动法等手法，治疗成人髋部扭挫伤，经治疗后，大部分患者局部肿胀消失，疼痛缓解，功能完全或基本恢复正常。周灵等[9]运用温针灸治疗骨痹，局部取穴得感后留针可起到疏通经络、消肿止痛的效果。王玲等[10]运用银质针松解术治疗髋关节周围软组织疾患，研究中将银质针松解术运用于患者的治疗中，首先，通过针刺刺激皮肤感受器，可引起局部血管扩张。其次，感觉神经末梢受到针刺刺激后可释放出血管活性物质，引起血管扩张反应，由此使得病变软组织得到明显的解痉和松弛。同时血循环的增加可促进局部致痛物质的排泄，达到解除疼痛的目的。周维[11]研究发现，针刀治疗髋部疾病具有独特优势，运用"髋四刀"可明显改善髋关节功能和疼痛程度，为临床治疗髋关节疾病提供了新思路。

参 考 文 献

[1] 柳直，姚五平，樊小青，等. 中医中"髋"的认识探讨[J]. 中医药临床杂志，2016，(10)：1422-1424.
[2] 王炳. 成人髋关节积液推拿手法治疗初步探索[J]. 社区医学杂志，2019，(15)：885-887.
[3] 刘经鹏，滕居赞. 银质针疗法治疗髋关节疾病的机理和现状[J]. 大众科技，2019，(10)：83-85.
[4] 程延清. 论人体四肢关节伤筋的中医推拿治疗[J]. 光明中医，2011，(4)：748-751.
[5] 王庆甫. 中医骨伤科学[M]. 北京：中国医药科技出版社，2012.
[6] 杨雷刚，杨云刚，杨秀明. 银质针松解术治疗髋关节周围软组织损伤疗效观察[J]. 陕西中医，2019，(10)：1451-1453.
[7] 周子康，郭天贵，曹玉净. 消痹汤结合中药外敷治疗湿热阻络型成人髋关节滑膜炎的临床疗效观察[J]. 中华中医药学刊，2022，40（10）：194-197.

［8］丁晓红，柴伟杰，康华，等. 温经活络除痹法联合摇髋推拿手法治疗髋关节滑膜炎疗效观察［J］. 现代中西医结合杂志，2018，（16）：1729-1732.

［9］周灵，李民，张代明，等. 温针灸联合髋周推拿治疗阳虚寒凝型膝骨关节炎临床观察［J］. 风湿病与关节炎，2017，6（10）：31-34.

［10］王玲，曹正培，王晓英. 银质针松解术治疗髋关节周围软组织疾患临床疗效观察［J］. 江西医药，2018，（5）：453-454.

［11］周维. "髋四刀"疗法干预髋关节骨性关节炎的疗效观察［D］. 武汉：湖北中医药大学，2016.

第二节　髋关节暂时性滑膜炎

本病是一种非特异性炎症所引起的短暂的以急性疼痛、肿胀、跛行为主的病症，属中医学"痹证"范畴。目前对其发病机理尚无统一认识，故临床病名称谓很多，如一过性滑膜炎、单纯性滑膜炎、小儿髋关节半脱位等。本病多见于3～10岁儿童，男略多于女；本病发生后，有些患者可以自行恢复，多数患者需针对性治疗方可痊愈，否则有继发股骨头无菌性坏死的可能，故早期诊断，及时治疗是本病的关键。

一、病因病机

因其主症为疼痛，中医学多归属于"痹证"，也可归属于"骨错缝"范畴。外伤损伤局部关节筋脉，关节内积液积血，积而不散，瘀而化热，或风、寒、湿、热等外邪侵袭经络，或脾失健运，痰湿内生，闭阻筋脉，留注关节，不通则痛。亦有小儿跑跳等运动时，由于髋关节过度外展或内收，髋关节间隙增宽，腔内负压致关节滑膜或韧带嵌顿，致"骨错缝"而发病。

西医学对本病发生的确切病因及病理机制仍未完全明确，一般认为儿童股骨头发育未成熟，关节囊较松弛，感染、外伤等均可刺激关节滑膜，引发炎症反应，炎症介质的刺激可引起关节内肌肉痉挛，从而导致关节疼痛、局部肿胀、活动受限等症状。如伴有血管损伤，或血管痉挛，可造成股骨头供血不足，出现股骨头缺血性坏死。

二、诊断与鉴别诊断

（一）临床表现

多见于3～10岁儿童。多有蹦跳、滑倒、剧烈运动或外伤史或感染病史。最早的症状是疼痛，伴有患髋屈伸不利，不敢活动，下肢外展、外旋，跛行。查体可见股三角区肿胀，压痛明显，拒绝活动患肢，髋关节活动受限并有肌痉挛。患肢髋关节可处于屈曲、内收、内旋位，骨盆倾斜，两下肢不等长。患侧"4"字试验阳性。

（二）诊断

1）检查可见髋关节处于屈曲、内收、内旋位，运动受限并有肌痉挛，拒绝移动患肢。

2）患者身体摆正可见骨盆倾斜，两腿长短不齐。

3）X线表现为髋关节囊肿胀，关节间隙稍增宽，无骨质破坏。

4）髋关节穿刺检查显示穿刺液透明，细菌培养阴性。关节囊滑膜组织检查为非特异性炎症变化。实验室检查白细胞总数可增高，血沉略快。

（三）鉴别诊断

1. 化脓性髋关节炎

化脓性髋关节炎起病急、高热、寒战，髋关节疼痛，并可呈屈曲挛缩畸形。白细胞总数及中性粒细胞升高，血沉加快，有败血症表现。关节穿刺可抽出脓性液体，细菌培养可得化脓菌。

2. 髋关节滑膜结核

髋关节滑膜结核有明显的结核中毒症状，初起髋关节疼痛，活动受限，跛行，托马斯征阳性。X线片可见关节囊肿胀，关节间隙稍宽或窄，晚期可发展为骨关节结核，骨质破坏明显。

3. 小儿股骨头缺血性坏死

小儿股骨头缺血性坏死患儿有髋关节滑膜炎等病史，局部活动轻中度受限。X线片显示股骨头骨骺密度增高或碎裂，股骨颈变短变宽。

三、治疗

髋关节暂时性滑膜炎的治疗目的：根据患者病因对症治疗，消除疼痛，改善髋关节活动度，具体治疗方法如下：

（一）中药疗法

根据患者症状、体征及舌苔脉象，辨证论治。

湿热内蕴者，髋部疼痛，局部灼热感，小便赤少，舌红苔黄腻，脉滑数，治宜清热利湿、宣痹止痛，方选三妙丸加减；损伤血瘀者，髋部以刺痛为主，伴大腿内侧及膝部疼痛，疼痛固定，舌紫暗或有瘀斑，脉弦，治宜活血化瘀，行气止痛，方选桃红四物汤加减；脾胃虚弱者，髋部酸痛，萎软乏力，面黄无华，纳呆便溏，神疲懒言，舌淡苔白或厚腻，脉缓，治疗宜健脾化湿，方用香砂六君汤加减。

常用经方与验方

1. 桃红四物汤（《医宗金鉴》）加减

【组成】桃仁 10g，红花 10g，生地黄 15g，川芎 10g，当归 10g，赤芍 9g，大黄 15g，乌药 9g，皂角刺 9g，牛膝 15g，知母 10g。

【功效与适应证】活血化瘀，行气止痛。主治损伤瘀血所致的肿痛。

【制用法】水煎服，日 1 剂。每次 100ml，每日 2 次口服。

2. 天池伤科验方

【组成】秦艽 12g，海风藤 12g，威灵仙 10g，五加皮 6g，续断 10g，宣木瓜 10g，防风 10g，细辛 2g，地龙 10g，连翘 20g。

【功效与适应证】祛风除湿，宣痹止痛。治疗风寒湿痹引起的疼痛。

【制用法】水煎服，日 1 剂。每次 100ml，每日 2 次口服。

（二）理伤手法

术者先用揉、拿、捏手法在疼痛部位施术，放松肌肉，减轻疼痛，患者仰卧于床上，一助手立于健侧，一手压健膝，另一手压患侧髂前上棘固定骨盆。术者立于患侧，一手握患侧踝部，另一手握膝部，先轻柔屈膝屈髋，在无痛范围内做屈伸运动，至患者放松时，突然屈膝屈髋至最大程度，停留 1min，再做下一手法。腿长者做屈髋内收内旋患肢，腿短者屈髋外展外旋患肢，然后伸直患肢。

（三）固定疗法

患病期间应注意卧床休息，减少患病关节的活动，可用拐杖或手杖辅助活动，必要的情况下可以戴髋关节支具固定辅助治疗。

（四）练功疗法

待患者临床症状减轻后，后期可进行练功疗法，以促进功能恢复。包括：踝关节屈伸练习，膝关节伸直练习，髋关节屈曲、外展练习等。但需注意练功疗法应循序渐进，切莫贪多求快，以免加重病情。

（五）针灸疗法

1. 毫针治疗

取肾俞、白环俞、环跳、承扶、殷门、委中、阳陵泉等穴。方法：每次选择 3～5 个穴位，用泻法。选穴以常用穴为主，根据其疼痛部位可加夹脊穴、阿是穴，循经取穴。直刺 0.5～1寸，留针 20min。每天 1 次，7 次为 1 个疗程。

2. 耳针治疗

耳针取坐骨、肾上腺、臀、神门、腰椎、骶椎等穴。方法：用中强刺激，留针 10～15min。每天 1 次，7 次为 1 个疗程。耳针治疗具有调和阴阳、疏通经络、扶正祛邪的作用。

（六）牵引疗法

皮肤牵引：绝对卧床 1 周，患肢伸直中立位皮肤牵引制动，重量约 1～2kg。由于髋关节暂时性滑膜炎滑膜肿胀，渗出增多，关节腔内压增高，可影响股骨头血液供应，导致股骨头缺血坏死。患肢皮套牵引，可限制活动，解除肌肉痉挛，减轻疼痛，减轻关节腔压力，从而减轻对股骨头血液的影响，减少甚至避免后遗症的发生。

四、现代中医药研究

（一）病因病机的相关研究

《医宗金鉴·正骨心法要旨》曰："胯骨，即髋骨也，又名髁骨。若素受风寒湿气，再遇跌打损伤，瘀血凝结，肿硬筋翻，足不能直行，筋短者，脚尖着地，骨错者，臀努斜行。"本病的中医病因病机为正气受损，卫外不固，风寒湿邪乘虚而入，致使关节络脉不通，气血运行受阻[1]。因本病以髋部的疼痛、肿胀和跛行等为主要临床表现，大多数学者将其归属于中医学"痹证"范畴[2]。小儿形气未充，肝肾不足，筋骨不坚，易受外邪侵袭。刘又文根据发病部位将其归于中医学"髋痹证"，认为本病主要是由下肢过度外展、外旋使关节囊受到拽伤，股骨头与髋臼窝之间发生微小移动；或外伤后复感外邪，湿浊流注关节，气血闭阻不通，肌肉关节失于濡养所致[3]。

髋关节暂时性滑膜炎又称急性髋关节一过性滑膜炎、刺激性髋关节综合征及毒性滑膜炎等，是一种可自愈的非特异性炎症。男孩发病是女孩的 2～3 倍。据统计 1～13 岁儿童的发病率为每年 0.2%，约有 3%的可能发展为关节功能障碍[4]。儿童急性髋关节暂时性滑膜炎的发病机制主要为外伤、感染、抗原抗体反应、免疫反应、过敏反应等[5]。

（二）治疗方法的相关研究

目前，临床上髋关节暂时性滑膜炎的治疗方法以中西医结合治疗为主[6]。中医治疗髋关节暂时性滑膜炎有着自己特点和优势。当代中医学者以推拿疗法为主，配合中药内服、微波疗法、中药熏洗等，以达到益气活血、祛风除湿、化瘀通络的作用[7]。

1. 推拿疗法

手法的作用主要是通过推拿使疼痛部位的软组织得到放松。有剥离粘连、整复移位以及消肿止痛、活血散瘀、舒筋活络的作用，可以达到止痛、消肿、松解、调理以及复位的目的。陈小砖等[8]运用整脊结合推拿治疗髋关节暂时性滑膜炎，首先采用掌揉、滚法、掌推、拿法等理筋手法进行软组织的放松，然后触诊脊柱辨别错位类型，最后用骨盆及腰椎整复手法进行复位，效果显著。

2. 中药内服

中医药治疗髋关节暂时性滑膜炎有悠久的历史，临床疗效肯定。中药内服配合外敷综合治疗髋关节暂时性滑膜炎行之有效，可以减轻疼痛，有效缓解临床症状，缩短治疗时间[9]。夏晓娜等[10]在观察中药对髋关节暂时性滑膜炎临床疗效的研究中通过对比微波对照组与加用中药独活寄生汤加减治疗组的疗效，发现中药治疗本病疗效确切，且安全性高。

3. 微波疗法

微波治疗髋关节暂时性滑膜炎疗效肯定，在国内外已经得到广泛应用。局部微波理疗，能增强局部血液循环，加快局部代谢，增强局部组织营养和免疫力，提高组织再生能力，达到解痉、止痛、促进炎症消散及加速创口修复的目的。李兴兰[11]通过观察对比微波配合中药离子导入治疗及一般的针灸和拔罐疗法治疗髋关节暂时性滑膜炎的临床效果，发现微波配合中药离子导入治疗组治愈率明显高于对照组，得出微波配合中药离子导入治疗髋关节暂时性滑膜炎疗效好、安全性高的结论。

4. 中药熏洗

通过局部的熏洗，使药力直达病所，从而达到活血化瘀、通络散寒、消肿止痛的治疗目的。赵春超等[4]应用活血止痛散熏洗治疗儿童髋关节暂时性滑膜炎，活血止痛散中乳香、当归、红花可促进毛细血管与淋巴管扩张，利于血液循环及淋巴液的回流，实现活血化瘀的功效；川楝子、川椒、川牛膝、土茯苓等可消肿、止痛、行气、活血，使局部微循环速度加快，促进吸收组织水肿。以上诸药合用后，可发挥消肿止痛、行气活血、祛瘀通络的功效。

参 考 文 献

[1] 林宝城，高坤，陈小砖，等. 骨盆调整结合中药足浴治疗暂时性髋关节滑膜炎临床观察 [J]. 广西中医药，2021，（1）：28-31.

[2] 李文龙，刘又文. 暂时性髋关节滑膜炎的中西医临床研究现状 [J]. 风湿病与关节炎，2015，（12）：73-76.

[3] 马向浩，刘又文，张蕾蕾，等. 活血通络法治疗小儿创伤性髋关节滑膜炎疗效观察 [J]. 风湿病与关节炎，2015，4（8）：39-41.

[4] 赵春超，黎立，钟荣林. 应用活血止痛散熏洗治疗儿童髋关节暂时性滑膜炎 [J]. 世界最新医学信息文摘，2019，（42）：166.

[5] 欧阳俊锋. 30 例儿童急性髋关节暂时性滑膜炎的诊断及治疗方法 [J]. 世界最新医学信息文摘，2017，（37）：91-92.

[6] 侯翔，黎金焕，黄庆恩，等. 髋关节一过性滑膜炎的治疗进展 [J]. 大众科技，2016，（10）：51-53.

[7] 王会超，张晓东，朱英杰，等. 髋关节滑膜炎的中西医临床研究现状 [J]. 风湿病与关节炎，2013，（5）：63-66.

[8] 陈小砖，杨林，李知行，等. 整脊结合推拿治疗暂时性髋关节滑膜炎临床研究 [J]. 针灸临床杂志，2017，（6）：39-41.

[9] 高轩，丁幸坡，张雨，等. 仙方活命饮加味内服外敷治疗儿童髋关节滑膜炎临床观察 [J]. 风湿病与关节炎，2015（4）：13-15.

[10] 夏晓娜，翁良波，张寒飞. 独活寄生汤加减结合微波治疗髋关节滑膜炎的临床观察 [J]. 中国中医急症，2014，（6）：1167-1168.

[11] 李兴兰. 微波配合中药离子导入治疗髋关节滑膜炎疗效观察 [J]. 现代中西医结合杂志，2012，（16）：1752-1753.

第七章 膝部筋伤

第一节 膝关节侧副韧带损伤

膝部外伤引起侧方韧带损伤，关节不稳定及疼痛者称为膝关节侧副韧带损伤，中医称之为"虎眼里缝伤筋"（内侧副韧带损伤）、"虎眼外缝伤筋"（外侧副韧带损伤），临床上有部分损伤和完全性损伤之分，内侧副韧带损伤较常见。若与交叉韧带损伤和半月板损伤同时发生，则称为膝关节损伤三联征。

一、病因病机

膝关节侧副韧带损伤属中医学"伤筋"范畴。其主要病理机制为气滞血瘀，脉络不通。《素问·阴阳应象大论》指出："气伤痛，形伤肿。"形气相伤以肿痛为先，故肿胀、疼痛为本病的主要表现，也是局部经络、气血损伤的病理反应。膝侧副韧带损伤后脉络受损，气机凝滞，血溢脉外，瘀滞于肌肤关节，形成血肿或炎性反应。

膝关节轻度屈曲时，膝或腿部外侧受到暴力打击或重物压迫，迫使膝关节做过度的外翻动作时，可使膝内侧间隙拉宽，内侧副韧带发生扭伤或断裂。如为强大的旋转暴力，则易合并内侧半月板或前交叉韧带的损伤，其病理变化分为韧带扭伤，部分断裂或完全断裂。一般情况下，外力迫使膝关节过度内翻，可发生外侧副韧带的损伤或断裂。若暴力强大，损伤严重，可伴有关节囊的撕裂、腘绳肌及腓总神经的损伤。

二、诊断与鉴别诊断

（一）临床表现

膝关节内侧或外侧副韧带处肿胀疼痛，膝关节功能障碍，膝关节呈半屈曲位。

（二）诊断

1）多见于体力劳动伤及体育运动伤。有小腿急骤外展或内收的外伤史。

2）若有腓总神经损伤者，可伴有足下垂。

3）膝关节内外侧副韧带处有固定压痛点，由于损伤部位不同，压痛点可位于副韧带的起点或止点。

4）压病点位于韧带中部者，可用内收外展试验与半月板破裂鉴别。若侧副韧带破裂可在破裂处触及一裂隙。

5）X线检查时外翻（或内翻）位可见关节间隙增宽。MRI检查对软组织损伤显示更清楚，有助于本病的鉴别诊断。

（三）鉴别诊断

1. 膝关节半月板损伤

膝关节半月板损伤有外伤史，伤后关节疼痛、肿胀，有弹响和交锁现象，膝内外间隙压痛，慢性期股四头肌萎缩，以股四头肌内侧尤为明显，麦氏试验和研磨试验阳性。

2. 膝关节交叉韧带损伤

膝关节交叉韧带损伤时，也表现为关节肿痛、松动、活动受限。但交叉韧带受伤后，膝关节局部无压痛、瘀斑，抽屉试验及拉赫曼（Lachman）试验为阳性；而侧副韧带损伤，可出现肿胀、瘀斑、局部压痛明显，内、外翻应力试验为阳性。膝关节 MRI 检查可以明确鉴别。

三、治疗

膝关节侧副韧带损伤的治疗目的：缓解疼痛，恢复膝关节功能。具体治疗方法为：

（一）中药疗法

根据患者的症状、体征及舌苔脉象，辨证论治。

1. 瘀血留滞证

伤后肿胀严重，剧烈疼痛，皮下瘀斑，膝关节松弛，屈伸障碍，舌暗有瘀斑，脉弦或涩。治宜活血化瘀，消肿止痛，方用桃红四物汤加减。

2. 筋脉失养证

伤后迁延，肿胀未消，钝痛酸痛，喜揉喜按，肌肉萎缩，膝软无力，上下台阶有错落感，舌淡无苔，脉细。治宜养血壮筋，方用壮筋养血汤加减。

3. 湿阻筋络证

伤后日久，肿胀反复，时轻时重，酸楚胀痛，或见筋粗筋结，屈伸不利，舌淡胖，苔白滑，脉沉弦或滑。治宜除湿通络，方用羌活胜湿汤、薏苡仁汤加减。

常用经方与验方

1. 壮筋养血汤（《伤科补要》）加减

【组成】白芍 9g，当归 9g，川芎 6g，川续断 12g，红花 5g，生地黄 12g，牛膝 9g，牡丹皮 9g，杜仲 6g，白术 10g。

【功效与适应证】养血活络，强筋壮骨。主治筋脉失养证。

【制用法】水煎服，日 1 剂。每次 100ml，每日 2 次口服。

2. 天池伤科验方

【组成】党参 15g，茯苓 15g，白术 15g，山药 15g，白扁豆（炒）12g，莲子 9g，薏苡仁 10g，砂仁 10g，桔梗 9g，甘草 10g，牛膝 15g，煅龙骨 30g（先煎），煅牡蛎 30g（先煎）。

【功效与适应证】强筋壮骨，祛湿止痛。治疗湿阻筋络引起的膝关节疼痛。

【制用法】水煎服，日 1 剂。每次 100ml，每日 2 次口服。

（二）理伤手法

理伤手法治疗膝关节侧副韧带损伤具有良好的效果。第一步：过伸法。患者仰卧（以左侧为例）。术者站在患侧，面向患者头部，左手握患侧足跟，抬起下肢并向远端牵引；右手掌心抵住患腿髌骨下缘，揉推髌骨向近心端数次后，左手牵引足跟部同时用力向上抬高小腿一次，右手掌心用力推髌骨向下、向后上方一次，双手同时发力配合，使膝关节做一次被动过伸，听到关节弹响即可。该手法有改善膝部股胫关节因疼痛导致的关节间隙不整和内侧副韧带纤维肿胀及疼痛痉挛作用，有助于恢复膝部的正常力学关系。第二步：腘窝二步推拿法。嘱患者俯卧位，在患侧腘窝处，腘横纹中点下方 2cm 处的腘肌压痛点，用拇指指腹做与腘肌纤维走行相垂直方向弹拨 3～5 次即可（腘肌起于股骨外髁，止于胫骨上端内侧），可改善肌纤维肿胀，松解粘连及止痛。继分筋手法之后，在腘肌压痛点处用拇指按压，沿着与腘肌纤维相平行方向，理筋 3～5 遍即可，有利于纤维肿胀消退、镇痛；继上两步手法后，以拇指指腹在腘肌痛点点按 30s 即可，镇痛效果更好。第三步：小腿旋转法。患者取俯卧位，术者左手握患足前部，抬起小腿以膝部为支点，向下向外用力甩动小腿 30 次，松解膝部韧带、肌腱等软组织粘连和消肿。第四步：膝部震颤法。嘱患者健侧卧位，患膝在上，健侧屈膝，膝部置于床缘，腿伸直，患膝放在健膝之上，并嘱其尽量放松患腿。趁其不备，术者用右手握拳重叩击患膝外侧 3 次，此时患肢小腿随叩击自然上下颤动即可。此手法可借胫骨上端颤动，具有恢复副韧带位置，促进肿胀吸收、松解粘连等作用。

以上四步手法亦可适当选用，对急性损伤，隔日 1 次，一般 1～3 次症状可减轻。慢性病例，有纤维粘连变性者，在进行手法治疗同时，在局部施行小针刀松解术，5～7 天 1 次。

（三）固定疗法

膝关节侧副韧带损伤后，应根据病情轻重选择固定方式，损伤较轻时，应使用柔性支具，损伤较重时，应使用刚性支具。并配合功能锻炼。

（四）练功疗法

在伤后各期均需注意股四头肌的锻炼。早期以踝关节背伸及环转、直腿抬高为主，后期可进行单足站立、蹲马步等锻炼。同时进行屈伸功能锻炼，按固定及术后要求进行锻炼，必要时需在麻醉下协助进行屈伸锻炼。

（五）针灸疗法

1. 毫针治疗

患者取坐位或卧位，取阿是穴、犊鼻、足三里、阳陵泉、阴陵泉、委中及梁丘等穴，针刺得气后 15min 提插捻转 1 次，留针 30min，刺激量由小到大，先轻后重，因人而异。每日 1 次，7 次为 1 个疗程。

2. 小针刀疗法

患肢伸直，在膝内副韧带上找准压痛点，局部皮肤消毒后，小针刀刀口线和韧带纵轴平行刺入，当刀口接触骨面时开始剥离。若在韧带附着点处，用纵向剥离；若不在附着点处则横行铲下，出针压迫针孔片刻。7 天后不愈再行 1 次治疗。

3. 电针疗法

令患者取坐位或仰卧位，腿部肌肉放松，膝关节呈 90°位。取穴：外侧副韧带损伤取梁丘、犊鼻；内侧副韧带损伤取血海、内膝眼。操作方法：一般用 3 寸毫针，采用泻法。针尖向病变部位刺入，出现较强酸胀感即可。用电针治疗仪，波型为疏密波，通电 20min。每日 1 次，7

次为 1 个疗程。

4. 艾灸疗法

寻找明显压痛点作为阿是穴，取适量艾绒做成小艾炷，如麦粒大小，放在点有蒜汁的穴位上，然后用香火点燃，1 次灸 3 壮。隔日 1 次，5 次为 1 个疗程。

四、现代中医药研究

（一）病因病机的相关研究

膝关节侧副韧带损伤属于临床常见疾病，其中以内侧副韧带损伤最为常见。膝关节内侧副韧带损伤归属中医"筋伤"范畴，其发病主要是因意外扭伤或外界暴力损伤膝关节局部筋络，局部气血运行失畅，气滞血瘀，血溢脉外，形成血肿块，不通则痛[1]。而见膝关节肿胀、疼痛、活动受限、行走困难等[2]。《素问·阴阳应象大论》云："气伤痛，形伤肿。"气伤故壅闭而不通则痛；形伤故稽留而不化则肿。治宜行气活血，疏经通络[3]。

膝关节侧副韧带损伤是活动中常见的损伤，膝内侧副韧带损伤是膝关节最常见的韧带损伤。膝关节内侧结构为 3 层：第 1 层为深筋膜层，覆盖了缝匠肌；第 2 层为内侧副韧带浅层、内髌骨韧带、后内侧角韧带，与半膜肌腱鞘的附着部分融合；第 3 层为内侧副韧带的深层和内关节囊。内侧副韧带浅层、深层以及后内侧关节囊、内侧半月板、交叉韧带是膝关节主要起静力稳定作用的结构，能够阻止其过度外翻、内外旋[4]。内侧副韧带的上端起于股骨的内收肌结节的前下方的股骨内上髁，下行分为前后两束，其前束纤维相对较长，向下至于胫骨粗隆的水平面，其后束纤维相对较短，为扇形，向后下方止于半月板、关节囊，并且与斜韧带的起点连接。在膝关节活动的过程中，膝内侧的副韧带总有部分纤维处在紧张状态之中，从而保持着膝关节稳定性，使股-胫骨在一定范围活动。内侧副韧带损伤为膝关节中发生率最高的韧带损伤。正常解剖下膝关节有大约 10°的外翻，在轻度屈曲位时遭受外侧暴力冲击极易引发过度外翻，内侧副韧带受间接冲击力而出现损伤。若内侧副韧带深部纤维断裂，其内侧半月板亦出现断裂，更甚者并发前后交叉韧带撕裂及关节滑膜。内侧副韧带遭遇急性损伤后，若未及时得到有效治疗，易使其膝内侧结构松弛，降低关节稳定性，极易产生骨关节炎，且断裂的纤维回缩出现瘢痕连接，使膝关节疼痛且出现功能障碍[5]。

（二）治疗方法的相关研究

现代医学多选择手术治疗本病，但术后并发症较多。中医药治疗本病方式多样，具体如下。

1. 推拿疗法

治疗手法一般采用摇晃、按揉、捋顺、弹拨理筋通络、活血祛瘀，有的采用弹筋、分拨、拍法、平推法、屈伸手法等，以散瘀镇痛、温热透里，激活气血循环而增强损伤组织的修复，最后被动屈伸旋转膝关节，以拉松韧带及膝关节囊腔，尽快恢复关节正常活动功能[6]。张庆久[7]对比不同保守疗法治疗运动员膝关节内侧副韧带损伤。其中推拿治疗时令患者取仰卧位，患肢放松伸直呈外旋位，先用理筋手法沿韧带走向理筋 10～20 次，再在损伤局部及其上下肌肉施以揉法、摩擦法、捏拿法、掐法，然后用拇指在痛点处用弹拨法弹拨 3～5min，以达到放松肌肉和止痛的目的。结果显示应用电针和推拿结合康复训练的综合治疗方法治疗膝关节内侧副韧带损伤的效果更佳。陈吉娣等[8]运用推拿、理疗和康复训练等对女曲国少队员内侧副韧带损伤进行综合治疗，结果显示推拿治疗在整个治疗过程中为重要一环。

2. 针刺疗法

针刺能降低血管通透性,调整局部血液循环,促进炎性渗出物的吸收。针刺取穴主要为压痛点、双膝眼、鹤顶、阳陵泉、血海等。李帅帅等[9]采用锋勾针加温针治疗,锋勾针取痛点,针准确地探明最痛点与下肢平行垂直进针,针深至骨面,同时将针身转至与皮肤成直角,连续勾刺4~6次,动作缓慢,以针下发出响声为度。温针取血海、阴陵泉、梁丘、足三里,行提、插、捻、转手法,得气后,针柄上套上1寸长艾条一节,从近皮肤端点燃,燃尽后再换上一节,待第二节燃尽后取针。此疗法可以改善局部经气,疏通局部经络。王婷[10]认为治疗选针灸为要,配合手法揉、捏、按、摩,能理筋通络、活血祛瘀,针后推拿可舒筋活血,促进消肿,疗效显著。

3. 中药疗法

张挥武等[11]采用中药外敷结合运动疗法治疗膝关节内侧副韧带损伤,结果表明患者膝关节疼痛及功能活动方面均改善明显。

参 考 文 献

[1] 娄小丽,邢勇胜.针刺膝痛穴对膝关节内侧副韧带Ⅲ度损伤患者疼痛缓解及膝关节功能恢复的影响[J].新中医,2022,(3):182-186.

[2] 石鲲,魏千程,燕忠生.针刀治疗急性膝关节内侧副韧带损伤临床观察[J].中国中医急症,2014,23(12):2292-2293.

[3] 王菲,赵东东,赵萌.康复训练联合竹管治疗膝关节内侧副韧带损伤的疗效观察[J].湖南中医杂志,2021,(10):63-64,96.

[4] 赵欣宇,张炜,陈廖斌,等.膝关节内侧副韧带损伤的诊疗现状[J].临床外科杂志,2015,23(1):73-76.

[5] 姚群,岑冠,杨汉云.中药熏洗联合针刺治疗膝关节内侧副韧带损伤临床研究[J].新中医,2021,(24):107-110.

[6] 武海峰,李志平.Ⅲ度膝关节内侧副韧带损伤诊疗分析[J].临床医药实践,2015,24(3):235-237.

[7] 张庆久.不同保守疗法治疗运动员膝关节内侧副韧带损伤的疗效对比分析[J].辽宁体育科技,2021,(3):63-66.

[8] 陈吉娣,王德亚,郭旭东.推拿、理疗和康复训练对女曲国少队员膝关节内侧副韧带损伤的疗效[J].按摩与康复医学,2017,(1):39-40.

[9] 李帅帅,曹玉霞,王海军.新九针疗法为主综合治疗膝关节骨性关节炎[J].光明中医,2018,33(2):182-184.

[10] 王婷,陈付艳.针推联合风湿骨痛膏治疗膝骨性关节炎疗效观察[J].湖北中医药大学学报,2019,21(5):95-97.

[11] 张挥武,刘蓓,赵大仁,等.中药外敷结合运动疗法治疗膝关节内侧副韧带损伤的临床疗效观察[J].中国运动医学杂志,2020,(7):531-534.

第二节　膝关节半月板损伤

膝关节半月板损伤是指在各种暴力作用下,膝关节半月板破裂或劳损,引起膝关节疼痛、弹响、交锁、功能障碍。引起半月板损伤的外力因素有两种,一为撕裂性外力损伤,二为研磨性外力损伤。本病多见于青壮年体力劳动者或运动员。多数患者有膝关节扭伤史,受伤后膝关节疼痛、活动受限、肿胀，30%～40%的患者有膝关节交锁症状。膝关节半月板损伤是膝部常见的损伤，如不及时治疗，会给患者的膝关节功能带来严重影响。

一、病因病机

膝关节半月板损伤属于中医学的"伤筋"病，其主要由于劳累、外伤、感染等原因致机体免疫力低下，脏腑功能亏虚，风、寒、湿邪气乘虚侵入机体凝滞关节、经络，而致经气运行受阻，气血壅滞，不通则痛。

膝关节在屈曲135°左右做强力外翻或内翻、内旋或外旋，半月板与胫骨平台之间形成旋转摩擦剪力。若突然发力，关节面与半月板的压力亦加大，当旋转碾挫力超过了半月板所能承受的范围时，即可引起半月板的损伤。如篮球运动员的转身跳跃，铁饼运动员的旋转动作，都是在瞬间完成，具有强大的爆发力。某些长期蹲位工作的人，可劳损致伤，使半月板的后角破损。半月板损伤有边缘性破裂、中心型破裂，其破裂可使膝关节发生"交锁"。此外，还有前角及后角撕脱或瓣状破裂，或其根部以蒂相连，游离于关节间隙。横形破裂多见于半月板中央部，但不易发生交锁。半月板血运较差，除边缘性损伤有部分可获愈合外，一般是不易治愈的。

二、诊断与鉴别诊断

（一）临床表现

多数患者有膝部外伤史，特别是膝关节突然旋转的损伤；长期蹲位、跪位的职业亦是半月板损伤的原因，膝关节韧带损伤，关节不稳定，可继发半月板损伤。伤后膝关节即发生剧烈的疼痛，关节肿胀、屈伸功能障碍，打软腿。慢性期，主要症状是膝关节活动痛、行走中及膝关节伸屈活动时常常发生弹响和交锁、解锁现象，即在伸膝时，损伤卷曲之部位被弹开可闻有弹响声；而当走路或作某个动作时，伤膝突然被卡住交锁，坐地不能屈伸，有酸痛感，若轻揉膝关节并略加小范围的屈伸晃动，则出现"咔"的响声，遂告解锁，恢复行走。

（二）诊断

1）大多数患者有明确的膝部外伤史。

2）检查可见股四头肌萎缩，膝关节间隙前方、侧方或后方有压痛点，膝关节过伸或过屈可引起疼痛。

3）对半月板损伤，还可结合其他检查。如回旋研磨试验、研磨试验。

4）气-碘造影有比较高的阳性率，当半月板撕裂后，气体和造影剂进入裂隙内，显出各种不同形态的浓度减低或增高阴影；可能见到半月板上缘、下缘或中段显线状裂隙，或形成锐利的阶梯错位，或者半月板尖端变钝。

5）可行膝关节镜检查。更直观地观察半月板损伤的程度。

6）普通X线片对鉴别诊断有意义，可以排除骨折、骨关节炎、关节内游离体等其他病变。MRI检查对诊断有重要意义，能清晰地显示半月板损伤的位置和程度等。

（三）鉴别诊断

1. 骨软骨损伤

有关节积血，应警惕骨软骨损伤。如抽吸的关节液中有大油滴时，则疑有软骨骨折。X线片及CT可显示较大块的软骨骨折；MRI可提示小的骨块，骨挫伤时则可见水肿带。

2. 关节游离体

关节游离体有反复交锁症状，但疼痛部位经常变换，X 线片可显示较大的游离体。MRI 显示半月板形态完好，有游离体存在。

三、治疗

膝关节半月板损伤的治疗目的：通过治疗改善膝关节功能障碍程度，提高患者生活质量。具体治疗方法为：

（一）中药疗法

膝关节半月板损伤后，应根据患者症状、体征及舌苔脉象进行辨证论治。

1. 瘀血留滞证

膝关节疼痛肿胀明显，关节交锁不易解脱，局部压痛明显，动辄痛甚，舌暗红，脉弦或细涩。治宜活血化瘀，消肿止痛，方用桃红四物汤或舒筋活血汤加减。

2. 筋脉失养证

伤后久治不愈或损伤日久，肌肉萎缩，膝软无力，弹响交锁频作，舌红或淡，少苔，脉弦或细数。治宜养血壮筋，通利筋络。方用壮筋养血汤加减。

常用经方与验方

1. 舒筋活血汤（《伤科补要》）加减

【组成】羌活6g，防风9g，荆芥6g，独活9g，当归12g，续断12g，青皮5g，牛膝9g，五加皮9g，杜仲9g，红花6g，枳壳6g。

【功效与适应证】舒筋活络。主治筋络、筋膜、筋腱损伤。

【制用法】水煎服，日1剂，每次100ml，每日2次口服。

2. 天池伤科验方

【组成】鸡血藤30g，骨碎补30g，当归15g，土鳖虫15g，陈皮15g，红花15g，桃仁15g，乳香15g，没药15g，自然铜（煅）15g，路路通15g，川牛膝15g，香附15g，薏苡仁50g（包煎）。

【功效与适应证】活血舒筋，祛瘀止痛。治疗气滞血瘀引起的膝关节疼痛。

【制用法】水煎服，日1剂，每次100ml，每日2次口服。

（二）理伤手法

嘱患者仰卧，放松患肢，术者左手拇指按摩痛点，右手握踝部，缓慢屈曲膝关节并内外旋转小腿，然后伸直患膝，初期可在膝关节周围和大腿前部施以擦、揉等法以促进血液循环，加速血肿消散。对膝关节交锁的患者亦可采用屈伸手法解除交锁。患者仰卧，屈膝屈髋90°，一名助手握持股骨下端，术者握持踝部，二人相对牵引，术者可内外旋转小腿数次，然后使小腿尽量屈曲，再伸直下肢，即可解除交锁。

（三）固定疗法

半月板损伤属于边缘型小撕裂，可固定膝关节于伸直位6周。3～6个月内不能跑、蹲或进行其他剧烈活动。

（四）练功疗法

在固定期间和去除固定后，都要积极进行练功。损伤早期：停止活动，休息和抬高患肢，坚持进行无负重的膝关节活动和股四头肌的等长收缩练习。损伤中期：停止大运动量活动，避免负重及带有膝部旋转性的动作。进行治疗性锻炼，所采用的项目为骑功率自行车以维持或增进心肺功能，改善患膝关节活动度和肌肉耐力；使用本体感觉神经肌肉促进疗法（PNF）和股四头肌训练椅对双膝进行开链运动以增强膝关节周围的大腿肌肉力量，重点是股内侧肌的肌力。损伤后期：进行闭链运动如半蹲和下蹲练习，平衡训练，直线耐力跑。

（五）针灸疗法

1. 毫针治疗

取阳陵泉、曲泉、犊鼻、内膝眼、阿是穴为主穴，配以悬钟、侠溪、行间、膝关、梁丘、足三里等，直刺进针 1～2 寸，捻转行针，得气后行捻转补泻，急性者施泻法，慢性者施补法，留针 30min，其间行针 2 次。7 次为 1 个疗程。

2. 围刺治疗

局部围刺，以半月板为中心，围刺后通以电针，频率以疏密波，患者能耐受为宜。留针 20min。

四、现代中医药研究

（一）病因病机的相关研究

中医认为半月板损伤属于"筋凝""筋滞""筋伤""痹病"等范畴。肝在体合筋，肝血不足，筋失所养，则筋脉拘急，屈伸不利[1]。如《难经·二十四难》提到："肝者，筋之合也。"《素问·生气通天论》曰："阳气者，精则养神，柔则养筋。"另外《素问·痹论》中指出："风寒湿三气杂至，合而为痹。"《类证治裁·痹证》指出："诸痹……，良由营卫先虚，腠理不密，风寒湿乘虚内袭。正气为邪所阻，不能宣行，因而留滞，气血凝涩，久而成痹。"可以看出正气不足、风寒湿热外邪侵袭经络，气不行，血不运，血不荣筋，筋骨失养，致患肢出现肿痛、筋脉挛缩、肌肉萎缩、关节屈伸不利等症状[2]。本病以肝肾亏虚、阳气不足为本，风寒湿瘀痹阻经络为标，故治疗应强筋壮骨，筋骨并重，活血化瘀、祛邪。

膝关节是人体最大的关节，半月板是膝关节的重要结构，具有吸收冲击，防止撞击关节软骨、传递压力负荷、维持膝关节稳定及膝关节运动功能协调、润滑关节等作用[3]。半月板损伤时膝关节受限，部分患者会出现小腿或膝关节损伤，股四头肌萎缩，膝关节间隙固定压痛受限。半月板损伤主要由外扭引起。下肢负重、小腿半屈时，身体和大腿突然内旋，使股骨髁与胫骨之间的内侧半月板受到旋转压力，造成半月板撕裂[4]。半月板损伤是常见的运动损伤之一。半月板是膝关节的重要组织。半月板能增加膝关节的稳定性，能缓冲、吸收和分散膝关节的负荷，更好地促进关节内营养。根据撕裂形态的不同，半月板损伤分为纵裂、斜裂、放射裂、水平裂、桶柄裂和不规则裂。从临床研究数据来看，半月板损伤女性占多数，且内侧半月板损伤较为常见[5]。

（二）治疗方法的相关研究

半月板损伤的非手术治疗包括中药、针灸、推拿、理疗、康复等，是目前恢复半月板损伤又尽量不损失运动能力的有效手段[6]。刘广明[7]采用桃红四物汤加减辅治膝关节半月板损伤。桃红四物汤是治疗膝关节半月板损伤活血化瘀的经典方。按照中医学理论，桃红四物汤以化瘀为主，兼补气血。临床实践证明其可减轻患者疼痛和肢体肿胀，并改善患者的膝关节功能，提高其生存质量，加速膝关节半月板损伤痊愈，改善血液学指标。赵建强等[8]运用中药熏洗法对膝关节半月板损伤进行治疗，结果表明该法不仅能有效缓解患者疼痛，还能促进患者康复，改善患者膝关节功能。且对照组和治疗组均未发现不良反应，药物安全性较高。易倩等[9]采用中药封包联合手法治疗半月板损伤，观察该法临床疗效及对膝关节功能的影响。结果显示中药封包联合手法治疗半月板损伤，可改善患者关节疼痛、肿胀等症状，减轻患者膝关节活动障碍，改善患者日常生活。张莹等[10]采用中医推拿联合运动康复训练治疗膝关节半月板损伤，中医推拿手法可促进患者膝关节周围粘连软组织的松懈，减轻周围肌肉的紧张感，提高膝关节活动度，促进血液循环，使积液水肿消退。运动康复训练可增强膝关节肌肉力量，有利于膝关节稳定性。二者结合取得了较好的临床治疗效果。余文杰等[11]利用本体感觉神经肌肉促进技术结合康复训练治疗膝关节半月板损伤，结果表明此法有利于提升膝关节半月板损伤患者的膝关节活动度，促进膝关节功能恢复。赵玲等[12]观察针刺联合康复疗法对半月板损伤患者关节镜术后膝关节功能的影响，结果表明该法具有较好的止痛消肿作用，疗效优于单纯康复训练，并且可显著改善患者的膝关节功能，提高患者的行走能力。

参 考 文 献

[1] 孙玉信，高州青. 对"肝主筋"的认识及临床应用体会 [J]. 中国中医基础医学杂志，2019，25（11）：1608-1610.

[2] 耿凯，杨永晖，罗时昱. 气血并补荣筋汤配合关节镜微创手术治疗膝关节半月板损伤疗效及对血清 IL-1β、NO 的影响 [J]. 现代中西医结合杂志，2018，27（25）：2760-2763.

[3] 王亦璁，姜保国. 骨与关节损伤 [M]. 5 版. 北京：人民卫生出版社，2012：1255-1256.

[4] 邹来勇，涂国卿，朱玉辉，等. 基于三期辨证用药理论研究桃红四物汤促进骨折愈合的影响 [J]. 中国中医药现代远程教育，2020，18（19）：115-118.

[5] 江佩师，陈志伟，方玉基，等. 602 例膝关节半月板损伤流行病学调查 [J]. 中南医学科学杂志，2020，48（2）：160-163.

[6] 黄小龙，吴卫军. 膝关节半月板损伤的机制、治疗康复与预防综述 [J]. 体育科技文献通报，2021，（9）：200-202.

[7] 刘广明. 桃红四物汤加减辅治膝关节半月板损伤的临床效果 [J]. 临床合理用药杂志，2022，（7）：92-95.

[8] 赵建强，彭俊宇，申小年，等. 中药熏洗法治疗膝关节半月板损伤临床研究 [J]. 陕西中医药大学学报，2022，（1）：108-112.

[9] 易倩，付婷婷. 中药封包联合手法治疗对半月板损伤的疗效观察 [J]. 成都医学院学报，2021，（5）：608-612.

[10] 张莹，孟蓓毅. 中医推拿联合运动康复训练治疗膝关节半月板损伤临床研究 [J]. 新中医，2021，（20）：135-138.

[11] 余文杰，柯孟成，程凌. 本体感觉神经肌肉促进技术结合康复训练对膝关节半月板损伤患者康复的影响 [J]. 中国医学创新，2020，（27）：129-132.

[12] 赵玲，魏凌波，李娜，等. 针刺联合康复疗法对半月板损伤患者关节镜术后膝关节功能的影响 [J]. 基因组学与应用生物学，2019，（9）：4298-4302.

第三节 膝关节交叉韧带损伤

膝关节交叉韧带有前后两条，交叉如十字，常称"十字韧带"，相当于中医骨科中的"内连筋"，前交叉韧带起于股骨髁间窝的外后部，向前内止于股骨髁间嵴的前部，不但能限制胫骨前移，还能限制膝关节过伸、股骨内外旋转和膝关节内、外翻活动。后交叉韧带起于股骨髁间窝的内前部，向后外止于股骨髁间窝的后部，不但能限制胫骨后移，还能限制膝过伸、膝内旋和膝内、外翻活动。因此交叉韧带对稳定膝关节有重要作用。断裂后可以产生明显的膝关节不稳，严重影响膝关节功能，如果不及时治疗，关节出现反复扭伤，容易引起关节软骨、半月板等重要结构的损害，导致关节过早老化和骨关节病的发生。

一、病因病机

膝关节交叉韧带损伤属祖国医学的"筋伤""筋痹"范畴。中医认为膝为筋之府，有众多筋膜、筋络、筋肉附着，易受到扭挫跌仆外力而损伤，伤后局部气血瘀凝阻滞，故使膝关节肿胀疼痛，活动受限。

交叉韧带位置在关节内，在膝关节伸直或屈曲时，两条韧带均紧张，非强大的暴力不易引起交叉韧带的损伤或断裂。一般单纯的膝交叉韧带损伤少见，且多与内外侧副韧带损伤及膝关节脱位等同时发生。当暴力撞击小腿上端的后方时，可使胫骨向前方移位，造成前交叉韧带损伤，有时伴有胫骨隆突撕脱骨折、内侧副韧带或内侧半月板损伤；当暴力撞击小腿上端的前方时，使胫骨向后移位，造成后交叉韧带损伤，可伴有膝后关节囊破裂、胫骨隆突撕脱骨折和外侧半月板损伤。临床以前交叉韧带损伤为多见，主要发生于体力劳动、舞蹈、体育运动等旋转之暴力外伤。

二、诊断与鉴别诊断

（一）临床表现

交叉韧带的损伤，常是复合损伤的一部分，有明显的外伤史。受伤时似觉有撕裂感，剧痛并迅速肿胀，关节内有积血，功能障碍，关节松弛、失去原有的稳定性，一般膝关节呈半屈曲状态。

（二）诊断

1）交叉韧带的损伤经常有明显的外伤史。

2）抽屉试验（推拉试验）是诊断交叉韧带损伤的重要方法，交叉韧带损伤时抽屉试验结果为阳性。

3）特殊检查方法：①X线检查，有时可见胫骨隆突撕脱骨片或膝关节脱位；膝关节造影及关节镜检查可协助诊断。②MRI检查可以清晰显示出前、后交叉韧带的情况，还可以发现隐匿的骨折线。③关节镜检查对诊断交叉韧带损伤十分重要。75%急性创伤性关节血肿可发现交叉韧带的损伤。

（三）鉴别诊断

1. 复发性髌骨脱位

复发性髌骨脱位多数有膝关节外旋外翻扭伤史，与前十字韧带断裂类似，急性期关节肿胀、疼痛，运动时有患膝不稳感。

2. 髌股关节紊乱

当外伤、先天性或后天性疾病使膝关节稳定性遭到破坏时，髌骨因偏离正常位置，发生脱位、半脱位或倾斜所诱发的一系列症状群称为髌股关节紊乱。文献中亦有的称之为髌股疼痛综合征、髌股关节不稳、髌股关节半脱位等。膝关节交叉韧带损伤引起的膝关节失稳需与其相鉴别。

三、治疗

膝关节交叉韧带损伤的治疗目的：增强膝关节稳定性，减轻膝关节疼痛、肿胀等症状，改善膝关节功能。具体治疗方法为：

（一）中药疗法

膝交叉韧带损伤后，根据患者的症状、体征及舌苔脉象，辨证治疗。

1. 瘀血留滞证

伤后膝关节肿胀严重，疼痛剧烈，皮下瘀斑，膝关节松弛，屈伸障碍，舌质暗红有瘀斑，脉弦或涩。治宜活血化瘀、消肿止痛，方用桃红四物汤加减。

2. 筋脉失养证

伤后迁延，肿胀未消，钝痛酸痛，喜按喜揉，肌肉萎缩，膝软无力，上下台阶有错落感。舌淡少苔，脉细。治宜养血壮筋，方用壮筋养血汤或补筋丸加减。

3. 湿阻筋络证

伤后日久，反复肿胀，时轻时重，重坠胀痛，屈伸不利。舌淡胖，苔白滑，脉沉弦或滑。治宜除湿通络，佐以祛风，方用羌活胜湿汤或薏苡仁汤加减。

常用经方与验方

1. 薏苡仁汤加减（《类证治裁》）加减

【组成】薏苡仁15g，川芎10g，当归10g，麻黄6g，桂枝9g，羌活9g，防风9g，川乌9g，苍术9g，甘草9g，生姜9g，独活9g。

【功效与适应证】祛风除湿，散寒通络。主治湿痹，关节疼痛重着，痛有定处。

【制用法】水煎服，日1剂，每次100ml，每日2次口服。

2. 天池伤科验方

【组成】宽筋藤30g，制川乌15g，制草乌15g，桂枝20g，防风20g，苏木25g，豆豉姜25g，艾叶15g。

【功效与适应证】活血化瘀，消肿止痛。治疗瘀血留滞引起的膝关节肿胀、疼痛。

【制用法】水煎服，日1剂，每次100ml，每日2次口服。

（二）理伤手法

膝关节周围肌肉施以揉法，配合一指禅手法、点按法，取伏兔、梁丘、犊鼻、足三里、血海、三阴交（均为患侧），患者取仰卧位，暴露膝关节，术者手握空拳，拇指伸直，以拇指端着力于上述穴位，腕关节屈曲约40°～60°，前臂和拇指发力进行持续点按。点按时用力要由轻到重，力量要渗透、持久，使患者自觉局部有酸胀、热麻感为宜；每个穴位点按1min，可反复点按 2～3 遍。每周治疗 7 次，每次点按治疗时间大约为 20min，共治疗 4 周。

（三）固定疗法

对于没有完全断裂的膝关节交叉韧带损伤，可先行非手术治疗，以石膏托或夹板固定膝关节于屈曲位 20°～40° 6 周，使韧带处于松弛状态，以便修复。

（四）练功疗法

在伤后各期内均需注意股四头肌的锻炼。早期以踝关节背伸及环转、直腿抬高为主，后期可以进行单足站立、蹲马步等锻炼。同时进行屈伸功能锻炼，按固定及术后要求时间进行锻炼，必要时需在麻醉下协助进行屈伸锻炼。

（五）针灸疗法

毫针治疗：取膝阳关、犊鼻、血海、阳陵泉、阴陵泉、曲泉、梁丘、足三里、阿是穴等，毫针直刺 1～1.5 寸，行泻法。每日 1 次，10 次为 1 个疗程。

四、现代中医药研究

（一）病因病机的相关研究

中医将膝关节交叉韧带损伤归属于"筋伤"等范畴[1]。《素问·脉要精微论》曰："夫膝者筋之府，屈伸不能，行则偻附，筋将惫矣。"[2]膝为众多筋脉聚集之地，《灵枢·经筋》记载"膝为筋之府"[3]，一损则影响整个关节活动。膝筋伤病主要由外力损伤为主，而久倦失养、起居不适、外感六淫邪气等同样能导致该病。《素问·生气通天论》记载："湿热不攘，大筋软短，小筋弛长，软短为拘，弛长为痿。"[4]《素问·阴阳应象大论》记载"风伤筋，燥胜风。"[5]《灵枢·寿夭刚柔》云："风伤筋脉，筋脉乃应。"[6]风邪侵袭筋脉，筋脉病变出现不适。《素问·标本病传论》记载："脾病身痛体重……三日背脊筋痛……肾病少腹腰脊痛……三日背脊筋痛……"[7]可见，膝关节交叉韧带损伤发病与肝脾肾等关系密切。故膝关节交叉韧带损伤后，膝关节结构遭到破坏，筋失所养，经脉闭阻，出现筋脉拘挛、关节僵硬等。

膝关节是人体最大最复杂的关节，其支撑着人体全身的重量，也是人体运动量最大的关节，因此韧带损伤的发生较为常见，其主要韧带可包括髌韧带、腓侧副韧带、胫侧副韧带、斜韧带、交叉韧带，其中交叉韧带是膝关节重要的稳定结构[8]。膝关节交叉韧带维持着膝关节的稳定，并起到保障关节运动的作用，其可分为前交叉韧带和后交叉韧带，两者的基本功能分别为阻止胫骨相对股骨过度前移或后移，以及限制膝关节的过伸或过曲[9]。各类外界因素作用均可能导致患者出现膝关节损伤情况[10]。近年来膝关节交叉韧带损伤的发生率呈逐年上升趋势，膝关节交叉韧带损伤的主要表现为交叉韧带撕裂，可出现运动障碍及膝关节肿痛，若得不到及时准确的诊断并给予针对性的治疗，可导致膝关节不稳定、肌肉萎缩、创伤性关节炎等并发症的发生，严重影响患者生活质量[11]。交叉韧带损伤是膝关节严重损伤之一。损伤主要发生于膝关节受到暴力外翻和外旋时，多在非接触运动中损伤，相关研究统计，有 78% 发生于落地时、斜切动作时及急停中等；交叉韧带损伤主要是过度屈曲、胫前创伤及膝过伸造成的[12]。

（二）治疗方法的相关研究

目前，临床治疗膝关节交叉韧带损伤主要采取关节镜下重建膝交叉韧带手术治疗，其取得较好治疗效果[13]。中医学博大精深，对于治疗膝关节交叉韧带损伤具有丰富经验[14]。

1. 中药疗法

中药治疗有着悠久的历史，近年来中药疗法在交叉韧带损伤重建术后康复中发挥着重要的作用。杨雪捷等[15]观察强筋健骨活血汤结合针灸疗法促进膝关节前交叉韧带损伤患者临床康复效果，结果显示强筋健骨活血汤结合针灸疗法治疗膝关节前交叉韧带损伤效果佳，患者膝关节功能恢复良好，未见并发症。张鹏翼等[16]指出，膝关节前交叉韧带损伤属于中医"筋伤"范畴，膝部经脉受损，气血不至，不荣则痛。手术治疗患者存在一定功能障碍，认为骨病必伤筋，经脉受损导致气血不按常道循行，气血溢于脉外或者筋肉之间，气滞血瘀、久而不化致使关节肿胀、疼痛。补肾中药可有效促进患者术后愈合，具有滋补肝肾、活血破瘀等功效。

2. 针灸疗法

针灸疗法一般取血海、梁丘、犊鼻、内膝眼、膝阳关、委中、委阳、阳陵泉、阴陵泉、足三里、丰隆、阿是穴等穴位，用毫针直刺，行泻法。每日治疗 1 次。

3. 推拿疗法

推拿可以促进局部血液循环，有效减轻静脉瘀阻，促进损伤软骨的代谢与修复，恢复膝关节的正常生理功能。田井亮等[17]采用关节松动术结合牵伸技术治疗膝关节交叉韧带损伤重建术后屈伸功能障碍，结果表明应用关节松动术加牵伸技术治疗，对于恢复患者关节活动度治疗效果明显，患者痛苦少。

4. 其他治疗

吴化勇等[18]利用运动疗法联合臭氧治疗膝关节前交叉韧带损伤，证实臭氧能够发挥出极强的氧化性和氧饱和效用，在机体血液循环及组织液内也有着较为良好的溶解度，可为人体提供较大能量，另外还能发挥出修复、抗炎、镇痛、加大肢体活动性的效用。林小英等[19]通过临床观察得出，中药熏洗对膝关节前交叉韧带重建术后功能恢复具有积极影响，患者功能评分显著升高、膝关节主动屈曲范围及膝关节伸展范围扩大，患者康复效果良好。

参 考 文 献

[1] 凡有非，夏胜，尤琳，等. 前交叉韧带重建中不同入路制备股骨骨道的对比研究 [J]. 中国运动医学杂志，2019，38（10）：839-844.

[2] 那键，张晓东，牛茹，等. 自体韧带重建术治疗前交叉韧带损伤的临床疗效 [J]. 吉林大学学报（医学版），2019，45（4）：926-930.

[3] 周述娜，李景云. 常规康复结合强化本体感觉训练对运动所致膝关节前交叉韧带并半月板损伤患者术后康复效果的观察 [J]. 中国中西医结合外科杂志，2019，25（2）：174-178.

[4] 杨小杰，董晨辉，邓银栓，等. 镜下重建手术与保守治疗对后交叉韧带损伤的临床疗效比较 [J]. 西部医学，2019，31（8）：1210-1214.

[5] 刘文斌，王磊，王文波，等. 胫骨高位截骨联合韧带重建治疗膝内翻畸形合并前交叉韧带损伤 [J]. 疑难病杂志，2019，18（9）：928-931.

[6] 陈垍航，顾海峰. 由后向前建立胫骨隧道的全内后交叉韧带重建治疗后交叉韧带损伤的近期疗效 [J]. 中华创伤骨科杂志，2019，21（1）：76-80.

[7] 周祥兴，黄肖华，李财云，等. 带血管蒂的髌韧带修复陈旧性前交叉韧带损伤的临床疗效及其影响因素分析［J］. 创伤外科杂志，2019，21（8）：606-611.

[8] 虞慧灵，金轶，李锡生，等. MR 对膝关节交叉韧带损伤的临床诊断价值［J］. 浙江创伤外科，2019，24（6）：1255-1257.

[9] 张程远，皇甫小桥，谢国明，等. 膝关节相关参数与前交叉韧带损伤［J］. 国际骨科学杂志，2017，38（2）：67-71.

[10] 单鑫华. MSCT 和 MR 在诊断膝关节交叉韧带损伤中的应用效果［J］. 深圳中西医结合杂志，2020，30（11）：58-59.

[11] 金笑，袁慧书. 膝关节不同体位 MR 扫描评价前交叉韧带损伤及髌股关节不稳的研究进展［J］. 磁共振成像，2018，9（9）：705-710.

[12] 黄聪，罗军德，淦登卫. 膝关节交叉韧带损伤特点及诊断研究进展［J］. 人民军医，2017，60（9）：930-933.

[13] 许善补，黎华茂，张红才，等. 运动疗法联合臭氧治疗膝关节前交叉韧带损伤临床疗效［J］. 临床军医杂志，2019，47（11）：1200-1203.

[14] 梁智博. 膝关节前交叉韧带损伤患者 CT 与 MRI 影像学特征及诊断效果对比［J］. 影像研究与医学应用，2019，3（11）：55-56.

[15] 杨雪捷，张鹏翼，李巍，等. 强筋健骨活血汤结合针灸疗法促进膝关节前交叉韧带损伤临床康复效果观察［J］. 中华中医药学刊，2021，39（5）：44-47.

[16] 张鹏翼，熊坚，于海波，等. 中医药治疗前交叉韧带损伤术后康复研究近况［J］. 湖南中医杂志，2018，34（12）：167-169.

[17] 田井亮，任小珊，唐月念，等. 关节松动术结合牵伸技术应用于膝关节交叉韧带损伤重建术后屈伸功能障碍的疗效观察［J］. 吉林医学，2014，35（22）：4981-4982.

[18] 吴化勇，计仁军，谢瑞红，等. 运动疗法联合臭氧治疗膝关节前交叉韧带损伤的临床效果分析与研究［J］. 黑龙江科学，2020，11（6）：40-41.

[19] 林小英，何素玲，张丽琴，等. 中药熏洗对膝关节前交叉韧带重建术后功能恢复的影响［J］. 中西医结合护理（中英文），2018，4（10）：78-80.

第四节　膝关节创伤性滑膜炎

膝关节创伤性滑膜炎，是指膝关节受到急性的创伤或慢性的劳损，引起滑膜损伤或破裂，导致膝关节腔内积血或积液的一种非感染性炎症反应疾病。急性创伤性滑膜炎多发生于爱运动的青年人；慢性损伤性滑膜炎多发生于中老年人、身体肥胖者或过用膝关节负重的人。本病属于中医学的"痹证"范畴，多由风寒湿三气杂合而成，一般夹湿者为多，或肥胖之人因湿气下注于关节而发病。

一、病因病机

中医学认为，风寒湿邪侵袭人体或跌仆闪挫等外伤原因，都可导致机体局部气血运行不畅，人体是有机整体，局部气血运行不畅，又可影响全身的气血运行，而导致脏腑、经络、气血功能失调，脏腑功能失调，脾失运化水湿功能，水湿内停，湿留于关节；外伤后，局部瘀血内停，瘀血与水湿痹阻经络，故出现关节肿胀疼痛，屈伸不利。

膝关节滑膜为构成关节的主要结构，膝关节的关节腔除股骨下端、胫骨平台、髌骨的软骨面外，其余的大部分为关节滑膜所遮盖，衬于关节囊纤维层内面。滑膜血管丰富，滑膜细胞分泌滑液，润滑关节，并能吸收营养，排除代谢产物。一旦滑膜受损，如不予以有效的处理，则必发生功能障碍，影响关节活动，长期不愈甚至能引发软骨受损，逐渐演变为骨关节炎。

急性滑膜炎多因暴力直接打击、挫伤、创伤、关节周围骨折、外科手术的刺激、关节扭伤而致。滑膜受损伤后，主要的反应表现在两个方面：一是滑膜血管扩张，血浆、红细胞和巨细胞等外渗到关节液内，纤维蛋白沉积；二是滑膜细胞活跃、增生，并产生大量滑液。关节内积液过多，可使关节腔内压力增加，刺激神经末梢使疼痛加剧，反射性肌痉挛。而且滑液中含有的白细胞、红细胞、胆红素、脂肪、黏液素以及纤维蛋白等，使滑膜增生肥厚、纤维化，引起关节粘连、软骨萎缩，影响关节活动。慢性滑膜炎一般由急性创伤性滑膜炎失治转化而成，或由其他的慢性劳损导致滑膜的炎症渗出，产生关节积液造成。

二、诊断与鉴别诊断

（一）临床表现

急性膝关节创伤性滑膜炎有膝关节受到打击、碰撞、扭伤等明显的外伤史。膝关节在伤后1～2h内发生肿胀、疼痛、活动困难，走路跛行。慢性膝关节创伤性滑膜炎患者感觉两腿沉重。关节肿胀、下蹲困难，或上下楼梯疼痛，劳累后及遇寒后加重，休息后及得暖时减轻。

（二）诊断

1）膝关节有明显的外伤史。慢性膝关节创伤性滑膜炎临床上多见于中老年人，有劳损或关节疼痛的病史。

2）急性膝关节创伤性滑膜炎检查时，膝关节局部皮肤温度略高，皮肤因肿胀而紧张，浮髌试验为阳性。慢性膝关节创伤性滑膜炎检查时，膝关节肿胀，两侧膝眼处饱满，局部轻度压痛，皮温不高。病程日久者，股四头肌萎缩，关节不稳，活动受限，浮髌试验阳性。

3）急性膝关节创伤性滑膜炎关节穿刺可抽出血性液体。慢性膝关节创伤性滑膜炎关节穿刺可抽出淡黄色、透亮的积液。

4）X线片示膝关节骨与关节结构无明显异常，可见关节肿胀，有的患者可见骨质增生。

（三）鉴别诊断

1. 色素绒毛结节性滑膜炎

色素绒毛结节性滑膜炎多发于中年人，男性多于女性，多数有膝关节外伤史。关节肿胀，时轻时重，反复发作，病程较长。关节活动受限不明显，皮温有时略高。病程长者可摸到滑膜有肥厚感。一般没有全身症状，体温不高，血沉不快，血象也无改变。关节穿刺可抽出血性或咖啡色液体，具有诊断价值。

2. 滑膜结核

滑膜结核关节呈弥漫性肿胀，滑膜肥厚，外观呈梭形，关节积液不多，疼痛，关节活动受限。有低热、消瘦、纳差等全身症状。血沉快。X线片可见关节骨质普遍疏松。关节穿刺可抽出米黄色混浊液体。

三、治疗

膝关节创伤性滑膜炎的治疗目的：消除膝关节肿胀、疼痛症状，改善膝关节功能，提高患者生活质量。具体治疗方法如下：

（一）中药疗法

根据患者病因、病程、症状、体征及舌苔脉象，辨证论治。

1. 气滞血瘀证

有明显的外伤史，伤后膝部肿胀明显，疼痛，皮下青紫或瘀斑，功能障碍，苔白，舌质暗或青紫，脉滑。方用桃红四物汤加减。

2. 脾胃虚寒证

膝部肿胀，微痛或无痛，屈伸不利。全身乏力，面色苍白，饮食不香，腹部不适，喜暖恶寒，大便溏稀，苔白或有花剥，脉细滑。方用参苓白术散加减。

3. 风湿痹证

外伤后又有受风寒或膝部有浸入凉水病史。膝部肿痛、沉重，遇寒冷则疼痛肿胀加重，与天气变化有关，脉弦紧，苔白。方用羌活胜湿汤加减。

4. 肝肾亏虚证

年老体弱者，膝关节外伤后酸软无力，肿胀不适，下蹲困难，关节僵硬，晨起或静止时疼痛加重，活动后好转，脉沉细，苔白。方用金匮肾气丸加减。

5. 气血不足证

平素气血不足，伤后腰膝酸软，疲乏无力，膝关节隐隐作痛，休息时好转，劳累或走路后加重，疼痛与天气变化无关，双下肢时有凹陷性水肿，脉细弱，苔白，舌体胖有齿痕。方用补阳还五汤加减。

常用经方与验方

1. 补阳还五汤（《医林改错》）加减

【组成】黄芪60g，当归15g，川芎10g，桃仁10g，红花10g，赤芍10g，地龙12g，牛膝10g，白术12g，白芍15g，甘草6g。

【功效与适应证】补气活血，通络止痛。主治气血不足引起的腰腿痛。

【制用法】水煎服，日1剂，每次100ml，每日2次口服。

2. 羌活胜湿汤（《医学六要》）

【组成】羌活9g，独活9g，防风9g，甘草6g，蔓荆子9g，川芎10g，苍术10g，黄芩9g，知母9g。

【功效与适应证】祛风胜湿止痛。主治风寒湿痹证引起的腰腿痛。

【制用法】水煎服，日1剂，每次100ml，每日2次口服。

3. 天池伤科验方

【组成】当归尾15g，骨碎补15g，土鳖虫10g，赤芍药15g，红花20g，桃仁10g，泽兰10g，薏苡仁30g，苏赤木10g，川牛膝15g，炙乳香5g，炙没药5g，广陈皮15g，延胡索10g，炮穿山甲15g，王不留行20g（包煎）。

【功效与适应证】活血祛瘀，消肿止痛。治疗血瘀气滞引起的膝关节肿胀、疼痛。
【制用法】水煎服，日1剂。每次100ml，每日2次口服。

（二）理伤手法

嘱患者先伸直膝关节，然后充分屈曲，再自然伸直，可使局限的肿胀消散，疼痛减轻，在肿胀处及其周围做按压、揉摩、拿捏等手法，以温煦筋膜、消散肿胀。并主动练习膝关节屈伸活动，直腿抬高运动。

（三）固定疗法

急性期可用长腿石膏托固定膝关节于屈曲15°～30°位2周，卧床休息，抬高患肢，禁止负重，以减轻症状，使损伤的组织得到修复。

（四）练功疗法

急性期可做足踝关节屈伸运动及股四头肌舒缩运动，防止股四头肌萎缩；慢性期除做肌肉锻炼外，开始做膝关节的屈伸运动，活动范围逐步增加。逐渐到膝关节负重下蹲练习。

（五）针灸疗法

1. 毫针治疗

取患侧内膝眼、犊鼻、足三里、鹤顶、血海、阿是穴。用毫针分别在内膝眼、犊鼻穴处呈"八"字形斜刺进针，捻转行针至穴位周围产生酸、胀、重感为度，再分别在血海、足三里穴处快速直刺进针，提插捻转至穴位周围产生酸、麻、胀重之针感，使针感传至肿胀的膝关节为佳；另取阿是穴、鹤顶穴直刺进针，提插捻转至穴周围产生胀、重感。每日1次，每次20min，7次为1个疗程。

2. 电针治疗

取内膝眼、犊鼻、足三里、鹤顶、血海、阿是穴、三阴交（均为患侧穴位）。患者取仰卧位，各穴常规消毒。用毫针分别在内膝眼、犊鼻穴处呈"八"字形斜刺进针，捻转行针至穴位周围产生酸、胀、重感为度；在血海、三阴交、足三里处快速直刺进针，提插捻转至穴位周围产生酸、麻、胀、重之针感，针感传至肿胀的膝关节为佳；在阿是穴、鹤顶穴处直刺进针，提插捻转至穴周围产生胀、重感；将电针治疗仪的输出线分别接在内膝眼、犊鼻、鹤顶、阿是穴、血海、三阴交等穴的针体上，开启开关，用连续波，电流大小以患者能耐受为度，留针20min后出针。每日1次，7次为1个疗程。

四、现代中医药研究

（一）病因病机的相关研究

中医学将膝关节创伤性滑膜炎归属于"筋伤""鹤膝风""痹证"等范畴[1-5]，认为本病主要病机为筋脉痹阻，筋府失养[6-7]。病因多由跌倒外伤、慢性劳损等因素引起膝关节周围损伤，导致瘀血阻滞；或由肝、肾、脾三脏功能失常，风、寒、湿等外邪侵入，引起津液输布功能失调，使寒湿停聚、筋脉失养而积滞成肿，表现为关节肿胀、疼痛、屈伸不利。《素问·脉要精微论》记载："膝者筋之府，屈伸不能，行则偻附，筋将惫矣。骨者髓之府，不能久立，行则振掉，骨将惫矣。"指出筋骨衰弱为膝关节病变的主要病理基础。《医宗金鉴·正骨心法要旨》记载："伤损瘀血泛注之证，乃跌仆血滞所致……伤损之证肿痛者，乃瘀血凝结作痛也。"说明跌仆损伤、瘀血凝结是膝关节创伤性滑膜炎重要的致病因素。

膝关节创伤性滑膜炎是骨科临床常见病、易发病，是由创伤导致的膝关节囊内滑膜无菌性炎症，有急性、慢性之分[8]。急性膝关节创伤性滑膜炎的病因多为剧烈的机械性损伤，其临床特点是膝关节创伤后，短时间内迅速肿胀，因关节内张力急速增加以及红细胞破坏后的产物对滑膜的刺激，可引起局部疼痛，皮温显著增高[9]。慢性膝关节创伤性滑膜炎是人体膝关节受创伤后出现的以活动受限、膝关节肿痛、积液为主要临床表现的滑膜组织病变。本病常由于患者长时间过度使用膝关节刺激了关节腔内的滑膜组织，进而造成关节腔内的滑膜组织充血、有渗出物、水肿等[10]。

（二）治疗方法的相关研究

在临床治疗中，西医通常采用非甾体抗炎药、糖皮质激素类药物以及手术等手段治疗，但都存在副作用大、易反复、并发症多的问题。中医药的治疗手段繁多，主要以内服和外治为主。

1. 中药内服

中医认为肾主骨、肝主筋，关节功能的维持与肝肾、气血、营卫密切相关。所以中药内服目前在治疗本病时多以滋补肝肾、益气养血为大法，强调本病以本虚为主，再根据邪气的盛衰佐以祛风除湿、活血通络，标本兼治。杨晓江等[11]依据《成方便读》四妙散（黄柏、苍术、牛膝、薏苡仁）为基本方辨证加味内服治疗膝关节创伤性滑膜炎。湿重者加茯苓、白芍；灼热红肿者加赤小豆、牡丹皮；肝肾亏虚者加五加皮、仙茅；疼痛剧烈者加三七粉冲服。临床效果良好。王啸等[12]以通痹汤为基础随症加减治疗膝关节创伤性滑膜炎，并根据患者的具体情况进行加减用药，治疗后患者临床症状好转明显。周怡等[13]应用滑膜炎汤进行治疗，早期湿热偏盛、膝部积水较多、肿胀明显则加大土茯苓用量，加败酱草、大青叶；肿胀、疼痛、发热症状缓解，活动改善，则去金银花、连翘，加忍冬藤、鸡血藤、川草薢，服用几疗程后，患者恢复良好。

2. 中药外用

通过药物直接作用于患部，依靠肌肤吸收有效药物而达到治疗目的，是中医治疗的一大特色。卜天生等[14]将中药熏洗联合平衡手法治疗急性膝关节创伤性滑膜炎。研究结果显示此法可显著缓解疼痛、肿胀，改善膝关节功能，抑制炎症。司现芬[15]通过自拟中药方外敷证明中药外敷是一种相对安全的给药途径，将药物施于患处，药效直达病所，患者不仅疼痛减轻，体征和功能活动也得到很大程度改善。

3. 针灸疗法

针灸以循经取穴为主，以活络通经为要，在骨伤科急慢性软组织损伤方面有独特优势。邵欣等[16]通过针刺造模后的大白兔内外膝眼、血海、足三里等穴，连续治疗7天后进行细胞学检测，从细胞学层面证实针刺通过调节膝关节积液中的淋巴细胞，有助于消除滑膜炎性积液，从而实现对本病的治疗。王为等[17]对60例病患者采用温针灸治疗膝创伤性滑膜炎，取内外膝眼、阴陵泉、血海，联合消肿利水方熏洗治疗，结果显示该治疗可缓解临床症状、改善关节功能。

4. 推拿疗法

推拿疗法在治疗伤科疾病中扮演着重要角色。杨荣生[18]对34例膝关节创伤性滑膜炎患者给予韦氏手法联合中药治疗，首先应用揉法、捏法放松股四头肌、内收肌、髂胫束、膝周韧带；然后环揉法推拿髌周；最后给予膝关节牵引及扩膝运动，可调节膝关节内外平衡、改善血液循环，取得显著疗效。

参 考 文 献

[1] 魏庆祯. 针刺结合中药外敷治疗膝关节滑膜炎的疗效观察 [J]. 中国中医药科技, 2020, 27 (6): 949-950.

[2] 杨东东, 李宁. 中医药治疗膝关节滑膜炎的研究进展 [J]. 中医研究, 2021, 34 (10): 59-63.

[3] 刘艳, 陈峻鹏, 王俐俐. 穴位贴敷结合中医护理治疗膝关节创伤性滑膜炎临床观察 [J]. 光明中医, 2021, 36 (14): 2432-2433.

[4] 吕天青. 滑膜炎方加减联合透明质酸钠治疗膝关节创伤性滑膜炎临床效果 [J]. 菏泽医学专科学校学报, 2021, 33 (3): 50-52.

[5] 周煜虎, 段明明, 曹强. 续断醇提物对骨关节炎的治疗作用及相关分子机制的研究 [J]. 中国中医骨伤科杂志, 2020, 28 (7): 1-5.

[6] 米豫飞. 中西医结合治疗膝关节急性创伤性滑膜炎临床观察 [J]. 光明中医, 2021, 36 (10): 1686-1688.

[7] 姚敏, 王芹, 毛慧芳, 等. 温针灸配合康复训练治疗运动员膝关节创伤性滑膜炎的临床疗效 [J]. 中国中医骨伤科杂志, 2020, 28 (12): 26-29, 35.

[8] 寇赵渐, 赵明宇, 张向东. 膝关节创伤性滑膜炎治疗研究进展 [J]. 辽宁中医药大学学报, 2019, (9): 203-206.

[9] 姜尚生. 血府逐瘀汤加减治疗膝关节急性创伤性滑膜炎气滞血瘀证的效果观察 [J]. 中国现代药物应用, 2021, 15 (14): 206-208.

[10] 李明爱, 李伟, 虞成飞, 等. 改良火针刺骨合刺血拔罐运动疗法治疗慢性创伤性膝关节滑膜炎临床研究 [J]. 针灸临床杂志, 2020, (5): 27-31.

[11] 杨晓江, 覃祥城, 孙绍裘, 等. 桃红四物汤联合中药熏洗治疗急性创伤性膝关节滑膜炎临床观察 [J]. 山西中医, 2020, 36 (10): 45-46.

[12] 王啸, 石淇允, 谭红略, 等. 中医药治疗膝关节创伤性滑膜炎的临床疗效观察 [J]. 湖北中医药大学学报, 2019, 21 (2): 91-93.

[13] 周怡, 颜夏卫, 胡松峰, 等. 中西医结合治疗膝关节急性创伤性滑膜炎疗效观察 [J]. 浙江中西医结合杂志, 2018, 28 (7): 562-564.

[14] 卜天生, 李宁, 高晓娟, 等. 中药熏洗联合平衡手法治疗膝关节急性创伤性滑膜炎的临床研究 [J]. 中国中医急症, 2022, (3): 459-462.

[15] 司现芬. 自拟中药方外敷对膝关节急性滑膜炎临床疗效及炎性因子的影响 [J]. 光明中医, 2020, 35 (10): 1445-1447.

[16] 邵欣, 周丽娟, 罗霞, 等. 针刺治疗膝关节创伤性滑膜炎的实验研究 [J]. 四川中医, 2014, 32 (12): 55-56.

[17] 王为, 刘渝松, 马善治, 等. 温针灸膝四穴配合消肿利水方熏洗治疗膝关节创伤性滑膜炎的临床研究 [J]. 中国中医急症, 2015, 24 (7): 1165-1168.

[18] 杨荣生. 手法配合中药治疗膝关节创伤性滑膜炎的临床效果观察 [J]. 环球中医药, 2015, 8 (1): 47-48.

第五节 髌骨软骨软化症

髌骨软骨软化症，又称髌骨软骨病，是因损伤、劳损等多种病因导致髌股关节软骨发生粗糙、软化、碎裂、剥脱等改变的退行性病变。目前也有学者将本病称为髌股关节炎。本病好发于青少年、运动员和中年妇女，女性多于男性。

一、病因病机

中医学对髌骨、膝关节较早就有比较准确的认识。《素问·骨空论》说："膝解为骸关（膝关节），侠膝之骨为连骸（髌骨）。"关节的结构，除骨之外还有筋，"诸筋者，皆属于节"（《素问·五脏生成》）。《素问·刺禁论》指出关节中有关节液，关节液对关节的运动有重要作用，"刺关节中液出，不得屈伸"。中医学还认为膝为诸筋会集之处，是筋会阳陵泉穴之所在。此后，不少医籍对髌骨有了更进一步的认识，《医宗金鉴·正骨心法要旨》中说："膝盖骨即连骸，亦名髌骨，形圆而扁，覆于楗、骭上下两骨之端，内面有筋连属，其筋上过大腿，至于两胁，下过骭骨，至于足背。"创伤是髌骨软骨软化症的重要病因之一，风寒湿邪的反复侵袭，引起局部的反复刺激是造成髌骨软骨退变的内在原因。

髌骨后侧关节面大部分由软骨覆盖，较其他关节软骨面厚，可达 6～7mm。纵行的骨嵴将髌骨面分为内小外大的两个关节面。髌骨关节面光滑，呈"V"形，与股骨髁间切迹关节面相对应，形成髌股关节。膝关节在屈伸过程中，髌骨与股骨髁面始终存在着接触。当膝关节伸直时，股四头肌松弛，髌骨下部与股骨髁间窝轻轻接触；当膝关节屈曲至 90°时，髌骨上部与髁间窝接触；当膝关节极度屈曲时，整个髌骨关节面紧贴股骨髁间窝。

膝部直接外力可引起髌骨软骨骨折，或髌股关节在较强压力下或膝关节在长期过度伸屈活动中，髌股之间经常摩擦、互相撞击，致使软骨面被磨损，产生退行性变，软骨表面无光泽、粗糙、软化、纤维化、弹性减退、碎裂和剥脱。髌骨软骨损伤面积可逐渐扩大，股骨髁的髌面亦发生同样的病变，同时还可以累及关节滑膜、脂肪垫及髌韧带而产生充血、渗出和肥厚等变化。髌骨软骨软化症好发于膝部活动较多的人员，如田径、登山运动员及舞蹈演员等。反复扭伤、积累性劳损，高位、低位髌骨，外翻畸形等均是本病的致病因素。

二、诊断与鉴别诊断

（一）临床表现

本病多见于青少年、运动员和中年妇女。起病缓慢，初感膝部隐痛或酸痛，继则疼痛加重，上下楼梯时或劳累后疲惫不堪，休息后减轻或消失。

（二）诊断

1）多见于青少年、运动员和中年妇女。

2）起病缓慢，最初为膝部隐痛，疼痛位于髌骨后方，轻重不一，一般平地行走症状不明显，下蹲起立、上下楼等后疼痛加重。

3）膝部乏力，时有打软腿现象，可出现假性交锁征。

4）髌骨研磨试验阳性，挺髌试验阳性。

5）膝关节正、侧位及髌骨轴位 X 线片：早期常无异常所见；晚期可因软骨大部磨损，髌股关节间隙变窄，髌骨和股骨髁部边缘可有骨质增生。

6）MRI 检查，相应部位有软骨的损伤。

（三）鉴别诊断

1. 膝骨关节炎

膝骨关节炎是以软骨退变为核心的累及骨质、滑膜、关节囊及关节其他结构的全膝关节慢性炎症。多见于 50 岁以上的中老年人。临床表现为膝关节肿胀、不同程度的疼痛、功能障碍、畸形，严重时关节僵硬、不稳、屈伸活动范围减小，行走、蹲起、上下台阶功能减弱。X 线检查可见膝关节间隙狭窄、软骨下骨硬化及囊性变、关节边缘骨赘形成，有时可见关节内游离体。

2. 膝关节滑囊炎

膝关节滑囊炎通常髌前滑囊由于病位接近，易与髌骨软化症混淆，其位于髌骨前面和皮肤之间，覆盖髌骨的下半部及部分髌韧带。发病可见膝前局部肿胀、肥厚，轻微压痛，有摩擦音。急性滑囊炎多因髌骨前受到撞击引起，伤后髌前滑囊迅速积血肿胀，其范围可超出髌骨界限。慢性滑囊炎多发于长期跪姿工作者。

三、治疗

髌骨软骨软化症的治疗目的：减轻患者膝部疼痛，增强患者膝关节功能，改善患者生活质量。具体治疗方法为：

（一）中药疗法

根据患者症状、体征及舌苔脉象，辨证施治。

1. 风寒湿证

膝关节疼痛，遇寒或阴雨天加重，遇暖相对缓解，苔薄白或腻，脉小弦或濡。治宜祛风散寒，除湿通络，方用蠲痹汤加减。

2. 湿热证

膝关节疼痛，膝部发热肿胀，肤色红，苔黄腻，脉滑带数。方用防己黄芪汤加减。

3. 气滞血瘀证

膝关节疼痛如刺，痛有定所，肢体麻木，关节肿硬，屈伸不利，舌紫瘀斑，脉涩沉弱。治宜行气活血，通络止痛，方用身痛逐瘀汤加减。

常用经方与验方

1. 蠲痹汤（《医学心悟》）加减

【组成】羌活 9g，独活 9g，桂心 6g，秦艽 9g，当归 9g，川芎 10g，炙甘草 6g，海风藤 9g，桑枝 10g，乳香 9g，木香 9g。

【功效与适应证】祛风除湿，蠲痹止痛。主治风寒湿证引起的膝关节疼痛。

【制用法】水煎服，日 1 剂，每次 100ml，每日 2 次口服。

2. 补肾壮筋汤（《伤科补要》）

【组成】熟地黄 15g，山茱萸 15g，青皮 6g，白芍 10g，川续断 10g，杜仲 9g，当归 10g，茯苓 10g，五加皮 10g，牛膝 10g。

【功效与适应证】补益肝肾，强筋壮骨。主治损伤后期，肝肾亏虚引起的膝关节疼痛。

【制用法】水煎服，日 1 剂，每次 100ml，每日 2 次口服。

3. 天池伤科验方

【组成】苏木 30g，红花 20g，透骨草 20g，栀子 15g，鸡血藤 15g，乳香 12g，没药 12g，续断 20g，独活 15g，土鳖虫 10g，川乌、草乌各 20g，大黄 20g，防风 15g。

【功效与适应证】活血化瘀，祛风散寒，胜湿止痛。治疗风寒湿邪瘀阻经络引起的膝关节疼痛。

【制用法】水煎服，日 1 剂。每次 100ml，每日 2 次口服。

4. 肝肾不足证

膝关节疼痛时重时轻，劳累后加重，休息后减轻，苔薄，舌淡边有齿痕，双尺脉沉细。治宜补益肝肾，活络止痛，方用独活寄生汤加减。

（二）理伤手法

1. 理筋手法

患者仰卧伸膝，术者立于患侧，以双手拇指与其余四指相对拿捏股四头肌 2min。关节肿胀明显者，于髌骨上方多做几次揉拿法，以刺激髌上囊滑膜加速吸收。

2. 痛点推揉法

体位同上。在髌骨、髌周及软骨面边缘痛点施以一指禅推法、按揉法 3～5min。

3. 髌骨抓拿法

体位同上。一手拇指与其余四指分别紧贴髌骨外侧缘与内侧缘，抓拿髌骨并向上提起，直到最高限度后停留 3～5s 再放松，重复 5～10 次。

4. 髌骨滑移法

体位同上。术者一手掌小鱼际紧贴髌骨上缘，用力向后、向肢体远端推压髌骨，使髌骨向下滑移。再用小鱼际紧贴髌骨下缘，用力向后、向肢体近端推压髌骨，使髌骨向上滑移。一般向两端推压各 15～20 次左右。

5. 髌骨研磨法

体位同上。术者一手掌部按压于髌骨前方，用力垂直向后内侧或向后外侧按揉髌骨 30 次。再做顺、逆时针方向的研磨手法，有摩擦音感，约 3min。

6. 辅助手法

关节活动受限明显，骨质增生或膝关节半月板损伤者，配以膝关节屈伸拔伸活动类手法。

脂肪垫损伤者，加做膝眼推揉法。上述手法用力大小以患者对疼痛能忍受为度。每次 20min，隔日 1 次，15 次为 1 个疗程。

（三）固定疗法

疼痛严重时可将膝关节固定于伸直位短期制动，卧床休息，以减轻症状。疼痛缓解后，逐渐加强股四头肌舒缩锻炼和髌周的自我按揉活动。

（四）练功疗法

练功疗法能促进膝关节的康复，股四头肌练习是防治髌骨软骨软化症最常用、最有效的方法。通过加强股四头肌力量，可增加关节的稳定性，改善髌骨关节应力分布，并防止由于膝酸痛及发软而造成的跌仆或意外伤害。常用方法如站桩，一般采用靠墙避开疼痛角度的站桩方式，也可做主动直腿抬高练习。选择不引起疼痛的几个关节角度，做多角度等长股四头肌练习，或者做无疼痛范围的短弧等速肌力练习，对恢复股四头肌肌力效果更好。

（五）针灸疗法

1. 毫针治疗

取患侧梁丘、血海、犊鼻、膝阳关等穴。患者取仰卧位，将膝关节屈曲90°，以毫针直刺，以针感向股四头肌方向放射为佳。留针20min，每日1次，10次为1个疗程。

2. 温针灸治疗

取患侧犊鼻、梁丘、血海、足三里、阳陵泉，穴位常规消毒，进针得气后，将点燃的约1寸长的艾炷置于针柄上，艾炷燃尽取针。每日治疗1次，10次为1个疗程。

3. 透刺治疗

取梁丘透血海，犊鼻透内膝眼，阳陵泉透阴陵泉，绝骨透三阴交。嘱患者仰卧屈膝90°，或者坐于床沿，双足自然下垂，暴露患处，常规消毒后，分别由梁丘、犊鼻、阳陵泉、绝骨向所对应之血海、内膝眼、阴陵泉、三阴交方向透刺，以对侧有针感，针尖不刺出皮肤为度。手法以捻转为主，进针时施补法，出针时施泻法，留针30min。每日1次，10次为1个疗程。

四、现代中医药研究

（一）病因病机的相关研究

髌骨软骨软化症中医归属于"痹证""伤筋"范畴。由长期慢性劳损、外感风寒湿邪等，引起气血不通，瘀血闭阻经络，久之筋肉失于濡养，"不通则痛""不荣则痛"。《医学集成》曰："痛有定处而不散者，血也。"本病初期，病机属实，应以活血散瘀为主；中期夹虚，当加入补益肝肾之品；后期以肝肾亏虚为主，须予补肝肾、益筋骨之药[1]。

髌骨软骨软化症病因尚不十分清楚，包括创伤学说、髌股不稳定学说、髌骨骨内压增高学说、自身免疫学说和软骨溶解学说，但尚无一种学说能解释所有病因[2]。本病多有膝部劳损或扭伤史，起病缓慢，最初膝部隐痛或酸痛，继而疼痛加重，劳累后加剧，上下楼梯困难，休息后症状减轻或消失。髌股关节软骨由于长期劳损引起退行性病变，或风寒湿邪长期侵袭造成局部无菌性炎症，病变处多发生在内侧关节面，主要病机是软骨原纤维性变、软骨水肿、软骨下的骨组织不同程度纤维化及硬化。表现为软骨失去正常光泽、粗糙，随后软骨变薄、破裂、脱落、骨质外露、髌股关节间隙变窄，伴有关节边缘骨质增生[3]。

（二）治疗方法的相关研究

髌骨软骨软化症的治疗有手术治疗及非手术治疗，其中手术治疗仅针对经保守治疗无效、症状反复或较重者，临床大部分患者处于疾病早期，经保守治疗可取得满意疗效。目前的非手术疗法主要有中药疗法、推拿疗法、针灸疗法、针刀疗法等。

1. 中药疗法

中药治疗主要通过内服、外敷、熏洗、离子导入等方法把中药带入人体，发挥温经散寒、舒筋活血、消肿止痛、补肝肾、强筋骨的功效。王彦鹏等[4]采用补益肝肾、舒筋活血、通络止痛的复原舒筋汤加减治疗本病，治疗结束后发现可改善患者膝关节疼痛及功能受限症状。董晶晶等[5]采用坚骨汤联合硫酸氨基葡萄糖胶囊治疗气虚血瘀型髌骨软骨软化症，其反映疗效的骨关节炎指数评分以及反映血液流变学变化的全血黏度高切、全血黏度低切、血浆黏度、纤维蛋白原水平治疗后明显降低。冯小波等[6]采用独活寄生汤煎服加熏洗膝关节治疗本病，治疗结果显示该法降低了炎症反应，修复和保护了关节软骨。

2. 推拿疗法

推拿疗法有温经通脉、活血止痛、滑利关节等作用。崔绍昇等[7]、龚广峰等[8]采用推拿手法和中药热敷联合应用的方法治疗本病取得满意疗效。闫红卫[9]采用改良推拿手法治疗本病，通过点揉膝关节周围穴位和相关肌肉起止点，达到补肾壮骨、助脾健运、通经活血、滑利筋骨的目的，临床效果显著。

3. 针灸疗法

针灸疗法具有良好的消肿止痛作用，能够疏经通络、调和气血，具有促进局部血液循环的功效[3]。赵如意等[10]采用经筋针刺配合中药外敷治疗本病取得满意疗效，其方法为：先确定结筋病灶点，用关刺法和恢刺法松解结筋硬结，之后用中药药酒外敷膝关节。林红明等[11]采用热敏灸配合推拿手法治疗本病，先选取患者膝关节附近的经穴、痛点和压痛点施行回旋灸和温、和灸，再对膝关节局部进行推拿治疗，将热敏灸温经通络、祛风除湿、活血止痛、调理脏腑经络气血的作用与推拿手法疏经通络、行气活血、滑利关节作用结合起来，取得满意疗效。

4. 针刀疗法

针刀疗法在治疗伤科疾病中有着独特的优势。张波等[12]采用小针刀治疗本病早期，疼痛及功能指数评分治疗后明显降低，说明小针刀可以调整髌骨的力学平衡使其运行轨迹得到改善，减少对周围神经的刺激，从而减轻疼痛；促进髌骨周围血液循环，有利于髌骨软骨的修复。

参 考 文 献

[1] 何望，唐晶，陈浩南. 针刀治疗髌骨软化症经验浅谈 [J]. 中国乡村医药，2021，（5）：26-27.

[2] 雷智锋，张盼，王遵来. 髌骨软化症非手术治疗的研究进展 [J]. 湖南中医杂志，2019，（10）：194-196.

[3] 王长征，康红霞，王灵君，等. 针刺配合功能训练治疗髌骨软化症疗效观察 [J]. 现代中西医结合杂志，2017，26（22）：151-152.

[4] 王彦鹏，全健. 复原舒筋汤治疗髌骨软化症的临床观察 [J]. 中医药导报，2016，22（20）：90-92.

[5] 董晶晶，闫国强，陈淑兰，等. 坚骨汤治疗气虚血瘀型髌骨软化症的疗效及对血液流变学的影响分析 [J]. 四川中医，2016，34（12）：110-112.

[6] 冯小波，朱思刚. 独活寄生汤对髌骨软化症髌骨软骨及膝关节液中 IL-1、MMP-1、GAG 的影响 [J]. 中国实验方剂学杂志，2015，21（17）：156-160.

[7] 崔绍昇，王洪燕. 中医推拿和中药热敷法应用于髌骨软化症临床治疗的效果探讨 [J]. 中外医疗，2014，33（26）：159-160.

[8] 龚广峰，郭国富，吴志敏. 中医推拿结合中药热敷治疗髌骨软化症的临床观察 [J]. 中国医药指南，2013，11（19）：290-291.

[9] 闫红卫. 手法治疗髌骨软化症的临床研究 [J]. 内蒙古中医药，2016，35（3）：63.

[10] 赵如意，刘克锋，李沛. 经筋针刺配合中药外敷治疗运动员髌骨软化症 [J]. 中医正骨，2015，27（1）：54-55.

[11] 林红明，黄璐，杨凤云. 热敏灸配合推拿手法治疗髌骨软化症的临床研究 [J]. 中医临床研究，2015，7（10）：47-49.

[12] 张波，周锦威. 小针刀治疗早期髌骨软化症 32 例疗效观察 [J]. 湖南中医杂志，2016，32（10）：110-112.

第八章　足踝部筋伤

第一节　踝关节扭挫伤

踝关节扭挫伤是指机体遭受外来暴力撞击，强力扭转或牵拉压迫所引起的以踝部疼痛、肿胀、活动受限为主要症候表现的病症。临床上以踝关节扭伤最为常见，可发生于任何年龄，但以青壮年较多，一般分为内翻扭伤和外翻扭伤两大类，以前者多见。

一、病因病机

本病的发病，大都由于跌仆、撞击、闪挫、扭伤、负重等外力作用，导致气血运行不畅，气滞血瘀，瘀血内阻，脉络不通。伤后则脉络受损，血脉不得循经流注，气血凝滞，营卫离经，血溢脉外，瘀滞于肌肤腠理，形成瘀血而致疼痛肿胀。若久病不愈或失治误治，致筋脉失于濡养，亦可出现骨痿、筋软松弛等症。

多因行走或跑步时突然踏在不平地面上，或上下楼梯、走坡路不慎失足或踩空，或骑单车、踢球等运动中不慎跌倒，足踝部强度向内或向外翻扭转所致。跖屈内翻损伤时容易损伤外侧的距腓前韧带；单纯内翻损伤时，则易损伤外侧的腓跟韧带，外翻姿势时，由于三角韧带较稳固，较少发生损伤，但可引起下胫腓韧带撕裂或内踝撕脱骨折。若为直接的外力打击，除韧带损伤外，多合并骨折和脱位，故称为扭挫伤。

二、诊断与鉴别诊断

（一）临床表现

有明显的踝关节扭挫伤史。伤后踝部即觉疼痛，活动功能障碍，损伤轻者仅局部肿胀，损伤重时整个踝关节均可肿胀，并有明显的皮下瘀血，皮肤呈青紫色，跛行步态，伤足不敢用力着地，活动时疼痛加剧。

（二）诊断

1）患者多数有明显的踝关节扭挫伤史。

2）内翻损伤时，外踝前下方压痛明显，若将足部做内翻动作，则外踝前下方疼痛。外翻扭伤者，内踝前下方压痛明显，强力做踝外翻动作时，则内踝前下方剧痛。

3）严重损伤者，在韧带断裂处可摸到凹陷，甚至摸到移位的关节面。

4）X线摄片：拍摄踝关节正侧位片，可以帮助排除内外踝的撕脱性骨折，若损伤较重，应做强力内翻、外翻位片，可见到距骨倾斜的角度增大，甚者可见到移位现象。

（三）鉴别诊断

1. 踝关节骨折

踝关节骨折临床表现为踝关节外伤后踝部疼痛、肿胀，皮下可出现瘀斑、青紫，不敢活动踝关节，不能行走。检查可见踝关节畸形，内踝或外踝有明显压痛，并可有骨擦音。X 线及 CT 检查可明确诊断。

2. 踝关节内、外侧副韧带完全断裂

外侧副韧带完全撕脱（伴或不伴有外踝撕脱骨折）时，常可合并距骨暂时脱位，在足内翻时，不仅外踝疼痛剧烈，且感觉踝关节不稳，距骨有异常活动，甚至在外踝与距骨外侧可触到沟状凹陷。X 线检查可见距骨在踝穴内有明显倾斜。内侧副韧带完全撕脱时，多合并下胫腓韧带的撕脱，其临床表现有时与内踝扭伤相似。

三、治疗

踝关节扭挫伤的治疗目的：消除踝关节肿胀、疼痛，恢复踝关节功能。主要的治疗方法为：

（一）中药疗法

根据患者的损伤机制及病程、症状、体征、舌苔脉象，进行辨证论治。

1. 血瘀气滞证

损伤早期，踝关节疼痛，活动时加剧，局部明显肿胀及皮下瘀斑，关节活动受限。舌质红边有瘀点，脉弦。治宜活血祛瘀，消肿止痛，方用七厘散或桃红四物汤加味。

2. 筋脉失养证

损伤后期，关节持续隐痛，轻度肿胀，或可触及硬结，步行乏力，舌淡，苔薄，脉弦细。治宜养血壮筋，方用补肾壮筋汤或壮筋养血汤加减。

常用经方与验方

1. 壮筋养血汤（《伤科补要》）

【组成】当归9g，川芎6g，白芍9g，续断12g，红花5g，生地黄12g，牛膝9g，牡丹皮9g，杜仲6g。

【功效与适应证】活血壮筋。用于软组织损伤。

【制用法】水煎服，日1剂，每次100ml，每日2次口服。

2. 天池伤科验方

【组成】当归20g，白芷10g，桑枝10g，白芍15g，续断15g，川芎15g，牡丹皮10g，五加皮5g，杜仲20g，生地黄15g，桃仁10g，红花10g，牛膝15g。

【功效与适应证】活血化瘀，消肿止痛。治疗踝关节扭挫伤血瘀气滞之证。

【制用法】水煎服，日1剂，每次100ml，每日2次口服。

（二）理伤手法

先在损伤肢体周围用常规急性软组织损伤手法治疗10min，再用轻手法擦法在损伤局部擦2～3min，每日1次。手法具体操作方法如下：患者坐位，患肢伸直。术者立于患侧，用拇指

或中指推拿太冲、中封、丘墟、商丘、解溪、内庭、申脉、照海等穴位，每穴1~2min，使穴位产生酸、胀、麻等感觉，达到解痉镇痛作用；待患者疼痛感减轻后，沿损伤韧带的走向做纵向抹法操作2min；然后立于患者正面，用左手握住患者足跟，右手拇指在下，其余四指相对握住足背趾处，从外上方向内下方做轻度旋转手法，然后再做相反方向旋转，反复3~5遍；再沿患者小腿纵轴方向做相对均衡的拔伸、牵引，力量由轻到重，牵引2~3min。在旋转和牵引过程中，或可听到轻微错动声，提示移位肌腱、韧带、关节均已复位。再用抹法在受伤关节周围轻柔操作2~3min，最后再轻微拔伸踝关节。

（三）固定疗法

一般较轻微的踝关节韧带损伤可进行固定治疗，固定治疗的方案一般为用石膏或支具将踝关节于轻度外翻中立位固定。固定时间为3~6周。固定期间尽量避免负重。拆除石膏或支具后应立即进行相应的康复训练以防止肌肉萎缩及可能出现的关节粘连。拆石膏可负重行走。经过康复一般3个月后可恢复肌肉力量并进行体育活动。

（四）练功疗法

踝关节扭挫伤后再次受伤的可能性比正常踝关节高40%~70%。但受伤后通过及时正确的治疗、功能锻炼和使用护具，可明显降低再受伤的风险。

（1）活动度训练：有助于恢复踝关节的正常活动度。包括背伸踝关节、跖屈踝关节。

（2）柔韧性训练：有助于放松腿部肌肉，减轻跟腱和踝关节周围肌肉的张力，改善其生物力学的特性，增强踝关节稳定性，进而防止再次损伤。训练时以不引起疼痛为宜。包括腓肠肌伸展训练、跟腱的伸展训练。

（3）肌力训练：包括腓肠肌肌力训练、踝关节内翻肌肌力训练、胫骨前肌肌力训练；平衡训练。

（五）针灸疗法

1. 毫针治疗

取穴：昆仑、解溪、绝骨、太溪、太冲、公孙、丘墟、阿是穴。依局部具体情况，每次选3~8个穴位，用毫针直刺0.5~1寸，进针得气后用泻法（大幅度提插捻转，出针时摇大针孔），不留针；起针后用小口径火罐闪火法拔罐5~10min。

2. 针刺放血治疗

除局部取阿是穴外，踝关节取丘墟、丰隆。用1.5寸毫针直刺，得气后单向捻转至不能捻转为止，使产生强烈针感，至患者不能耐受为度，快速出针。阿是穴出针后要放血10~15滴后，再按压针孔止血；其余各穴出针后立即按压针孔止血。

3. 针刺耳穴治疗

首先在耳郭上找出与扭、挫伤相对应部位的耳穴，局部常规消毒后，用0.5~1寸毫针刺入并加捻转，患者诉针刺局部有麻胀或痛感时，即可停止运用手法，针刺的同时应嘱患者活动患部肢体，第一次治疗留针时间不应短于30min，留针期间每隔10min捻针1次，出针后再以耳压法巩固疗效。每日针1次，10次为1个疗程。

4. 针刀治疗

针刀治疗通过对损伤部位组织进行松解粘连、对压痛点软组织进行减压，从而达到消痛止痛的作用，其效果显著。对其踝关节周围紧张度增高且伴有疼痛的带状区域行小针刀治疗，在选择进针位置后，予垂直进针，针刃方向与肌纤维方向平行，以纵行切、摆、推手法运针，出针后按压针孔片刻，敷贴覆盖。每周 2 次。

四、现代中医药研究

（一）病因病机的相关研究

踝关节扭挫伤属中医"伤筋"范畴。病机为气血瘀滞、经脉痹阻[1]。中医认为局部组织因外力作用损伤后导致筋脉受损，气血不循脉道，泛溢肌肤，形成皮下瘀血，致肌肤肿胀，瘀血阻滞气机，不通则痛，其主要症状表现为皮下瘀血，肿胀、疼痛等[2]。久之不愈则损伤筋骨，肝在体合筋，筋附于骨，肾主骨，筋得益于肝肾精血的共同滋养，慢性筋伤之证失于肝肾濡养[3]。也有学者提出踝关节扭伤病因病机在于"骨错缝、筋出槽"[4]，踝关节扭伤后关节周围筋脉受损失常而致气血流通受阻[5]，即"气伤痛，形伤肿"，久之导致筋痿、筋弛、筋挛等，韧带、肌腱等"筋"不在原位或者因伤而致其失去原有的功能，即为"筋出槽"；而筋骨平衡是踝关节保持稳定的重要基础[6-7]。筋附着于骨结构，筋的解剖结构若发生病变，久之骨关节也会发生错缝即"骨错缝"，但疾病中往往筋骨同时出现病变，但以筋伤病为主要病变[8]。

踝关节扭挫伤属于临床上发生率较高的关节及韧带损伤病变，主要临床症状为肿胀、皮肤瘀斑以及疼痛等，极易对行走以及活动能力造成影响[9]。踝关节是人体最重要的负重关节，维持其稳定性能确保体育运动以及日常活动顺利进行[10]。大多数情况下，人们散步及骑行等活动，主要依赖踝关节的背伸及跖屈运动。其结构主要由骨和韧带结构组成，其稳定性也是骨与韧带系统共同支撑的，该部位骨性结构由胫、腓骨远端与距骨构成，附着在骨性结构的韧带由下胫腓复合体及内外侧副韧带复合体构成两个韧带复合体。胫腓复合体主要由胫腓前韧带、胫腓后韧带和骨间韧带组成。在临床踝关节扭伤中，侧副韧带损伤占 90% 以上，其中侧副韧带损伤以外侧副韧带最为常见，主要原因是踝关节结构不同于其他关节，外踝关节较内踝关节低，外侧副韧带较内侧副韧带薄弱且足内翻肌群肌力较外翻肌群强大。若行走不注意，足踏于凹凸不平之地，或下阶梯时不小心踏空，或训练中跳远时足部落地不稳，容易造成内翻跖屈位着地，足受到内翻应力时，迫使外侧副韧带因牵拉而致损伤。踝关节扭伤最早出现的病理变化为早期韧带损伤，毛细血管破裂出血致皮下瘀斑，更重者出现关节囊撕裂或骨折的发生，一系列组织形态学改变引起损伤性炎症反应，导致踝关节出现肿胀、疼痛[11]。

（二）治疗方法的相关研究

中医在治疗踝关节扭挫伤方面有独特的优势，采用了包括推拿、针灸、中药外敷、针刀、艾灸、中药内服等方法，取得了不错疗效。

1. 推拿疗法

手法治疗以祛瘀、消肿、止痛、助动为治疗原则。通过按、揉以及拔伸牵引等动作，达到揉散瘀血、通达血脉、滑利关节、松解筋结、消肿止痛的目的。陈张等[12]对 38 例陈旧性踝关节扭伤患者单纯用理筋手法治疗，治疗后踝部疼痛评分、踝与后足功能评分均较治疗前降低。何天峰等[13]治疗 48 名踝关节扭伤患者，选取足太阴、足少阴、足少阳、足太阳四条循行于踝关节周围的经脉循经点按，并根据《黄帝内经》中"气之盛衰，左右倾移，以上调下，以左调右""病在下者高取之"的理论，揉按手太阳经养老穴和手太阴经列缺穴，发现通过循经点按后患者踝部疼痛肿胀明显缓解。陈兆军等[14]对 39 例陈旧性踝关节扭伤患者外踝的距腓前韧带、跟腓韧带、距腓后韧带进行理筋后，对患踝进行拔伸牵引、旋摇，最后进行戳按等手法治疗，治疗后经超声检查，发现患者外踝韧带肿胀程度有明显改善。

2. 针刺疗法

常规取穴为选取踝关节周围穴位，主要取穴有昆仑、阳陵泉、丘墟、解溪、足三里、申脉、照海、阿是穴、太溪[15]。任美玲等[16]认为跷脉循行与踝关节功能密切相关，主张从跷脉论治陈旧性踝关节扭伤，针刺时可选用申脉、照海、交信、跗阳、然谷、仆参。不仅有常规针刺手法应用到慢性踝关节扭伤治疗中，特殊的取穴手法及针刺手法亦应用到治疗中。如《黄帝内经》邪客于络脉致病的理论，采用左病取右，右病取左的取穴法（外踝正下方疼痛时对应养老，外踝前下方疼痛取阳池，内踝疼痛时对应太渊和阳溪，以上穴位均为对侧），包括交叉取穴法（外踝正下方疼痛时对应养老，外踝前下方疼痛取阳池，内踝疼痛时对应太渊和阳溪，以上穴位均为对侧）、远端取穴法（耳针）、头针取穴法（取攒竹）以及特定穴取穴法（即踝点：拇指处掌侧关节桡侧赤白肉际）。张佳翔等[17]运用浮针结合再灌注治疗陈旧性踝关节扭伤，疗效亦显著。

3. 中药外敷治疗

中药外敷治疗具有活血化瘀、消肿止痛的功效。姜昊[18]用由三七、川芎、牛膝、土鳖虫、当归、没药、乳香等中药组成的三七散中药封包对 30 例踝关节扭伤患者进行治疗，而对照组予以双氯芬酸二乙胺乳胶剂涂抹患处，结果显示中药封包治疗该病效果显著。郭贝贝[19]在手法治疗的基础上，用红花、透骨草、伸筋草、川芎制成的中药外敷包对 31 例踝关节扭伤患者进行中药外敷治疗，结果表明该法可明显缩短踝关节功能恢复时间。

4. 针刀疗法

通过对损伤部位组织进行松解粘连、对压痛点软组织进行减压，从而达到消痛止痛的作用。吴心虹等[20]治疗 8 例踝关节扭伤患者，对其踝关节周围紧张度增高且伴有疼痛的带状区域行小针刀治疗，在选择进针位置后，予垂直进针，针刃方向与肌纤维方向平行，以纵行切、摆、推手法运针，结果显示小针刀疗法能有效改善踝关节疼痛、促进踝关节功能恢复。付解辉等[21]对 30 例陈旧性踝关节扭伤患者进行小针刀治疗，先定位痛点，在进针时刀刃方向与肌肉纤维方向平行刺入，进针至骨面做横行疏通剥离，纵行切割，最后将附着在骨面上的韧带横向松解。在针刀治疗结束后予加踝关节痛点理筋，通过对比发现，相比较单一的针刀疗法，小针刀针刺辅以手法能加快促进踝关节康复。

5. 艾灸疗法

艾灸的温热作用可以穿透皮肤，达到温经通络、消肿止痛的效果。杨青容[22]采用温针灸治疗 45 例踝关节扭伤患者，选取解溪、太溪、昆仑、足三里、阳陵泉、阴陵泉、局部阿是穴、照海（内侧扭伤）、申脉（外侧扭伤）为治疗穴位，在针刺的基础上予以艾灸，疗效显著。

6. 中药内服

中医内治法在调理气血紊乱方面具有重要的作用。刘长桂[23]认为踝关节扭伤所导致关节周围软组织损伤性炎症水肿是导致踝关节疼痛及功能受限的主要原因，以防己黄芪汤为主方加减内服，经治疗后，患踝肿胀明显改善。宜娟娟等[24]在针刺基础上加芍药甘草汤辨证加减治疗 49 例急性踝关节扭伤患者，结果显示患者疼痛症状明显减轻。

参 考 文 献

[1] 陈莹，李亮，曾密，等. 小针刀配合推拿手法治疗陈旧性踝关节扭伤临床研究 [J]. 实用中医药杂志，

2022，（3）：471-472.

[2] 韦言果，徐攀峰，刘丝莉，等. 中药药烫辅助"RICE"治疗踝关节扭伤临床疗效观察 [J]. 中医临床研究，2022：1-3.

[3] 韩文英，王兰香，张秀平，等. 踝关节扭伤的中医康复治疗及心理干预的研究进展 [J]. 中华保健医学杂志，2022，（1）：78-80.

[4] 俞益火，谢嫚花，周文军，等. 中医理筋正骨手法治疗慢性踝关节损伤的临床研究 [J]. 中医正骨，2019，31（3）：20-27.

[5] 唐杰. 慢性踝关节扭伤的中医治疗研究 [J]. 医学信息，2019，32（12）：57-60.

[6] 范华雨，张荣，张向东，等. 筋滞骨错理论平衡观在腰椎间盘突出症诊疗中的应用 [J]. 中医药临床杂志，2018，30（11）：2003-2005.

[7] 胡志俊，唐占英，叶秀兰，等. 调衡筋骨法在骨伤康复中的应用与研究 [J]. 上海中医药杂志，2017，51（8）：1-4.

[8] 赵明宇，廉杰，鲍铁周，等. 平乐正骨"筋滞骨错"理论再析 [J]. 中医正骨，2015，27（4）：74-75，77.

[9] 高新，吕亚南. 刃针疗法结合 Mulligan 技术治疗踝关节内翻扭伤急性期的临床研究 [J]. 辽宁中医杂志，2019，46（8）：156-158，231.

[10] 雷桂平，彭真灵，袁尚锋. 中医正骨理筋手法配合伤科外敷散治疗踝关节扭伤的临床效果 [J]. 内蒙古中医药，2021，（7）：121-122.

[11] 汤样华，曾林如，岳振双，等. 理筋整复手法结合中药外敷治疗儿童踝关节扭伤 [J]. 中国中西医结合外科杂志，2015，21（3）：403-405.

[12] 陈张，王晓东，寇智君，等. 理筋手法联合探穴针罐法治疗陈旧性踝关节扭伤的临床研究 [J]. 中医正骨，2021，33（3）：20-25.

[13] 何天峰，邴兴红，汤小雨，等. 循经点按手法治疗踝关节扭伤临床观察 [J]. 四川中医，2018，36（9）：187-190.

[14] 陈兆军，常青，吴俊德，等. 肌骨超声观察外踝理筋手法治疗陈旧性踝关节扭伤 39 例 [J]. 中国中医骨伤科杂志，2018，26（7）：42-46.

[15] 万冰艳，金龙，罗建. 近 5 年针灸治疗踝关节扭伤的选穴规律研究 [J]. 中医药临床杂志，2020，32（4）：667-671.

[16] 任美玲，薛小娜，周可林，等. 从晓脉论治陈旧性踝关节扭伤[J]. 环球中医药，2020，13（11）：1949-1951.

[17] 张佳翔，刘悦. 浮针结合再灌注治疗陈旧性踝关节扭伤的疗效观察[J]. 按摩与康复医学，2020，11（14）：10-13.

[18] 姜昊. 三七散中药封包外敷治疗踝关节扭伤的效果 [J]. 临床医学，2020，40（7）：109-111.

[19] 郭贝贝. 手法配合中药外敷治疗踝关节扭伤的疗效及护理观察 [J]. 天津社会保险，2019，9（2）：51.

[20] 吴心虹，张芸. 基于肌筋膜链理论小针刀治疗习惯性踝关节扭伤的临床观察[J]. 按摩与康复医学，2019，10（15）：19-20.

[21] 付解辉，陈长兴，李雁婷，等. 小针刀联合理筋法对陈旧性踝关节扭伤患者踝关节功能的影响 [J]. 中外医学研究，2020，18（12）：53-54.

[22] 杨青容. 温针灸治疗踝关节扭伤后遗症 45 例 [J]. 中医外治杂志，2020，29（1）：66-67.

[23] 刘长桂. 中药治疗踝关节扭伤后期肿胀不消的临床体会 [J]. 天津社会保险，2019，9（1）：137.

[24] 宜娟娟，曹玉举，郭永昌. 芍药甘草汤联合针刺治疗急性踝关节扭伤疗效观察[J]. 中国中医急症，2020，29（2）：326-328.

第二节 跟 腱 损 伤

跟腱损伤是指跟腱在间接暴力或直接暴力作用下所导致的部分撕裂或完全断裂的一种伤害。常发生于运动员、特技演员、产业工人，临床上可分为完全性断裂与不完全性断裂伤。

一、病因病机

不论是间接暴力所致的跟腱损伤还是直接暴力所致的跟腱损伤，其引起肢体局部的症状均为疼痛、肿胀和功能障碍，且贯穿于本病的全过程。疼痛多由于创伤血肿或炎症反应造成气血瘀滞、脉络不通。肿胀形成的原因在早期是局部脉络受损，血溢脉外而出现血肿；在后期是局部气血运化失常，水湿积聚而出现水肿。功能障碍的出现，在早期是因软组织损伤引起痉挛性疼痛所导致，或肌肉、肌腱的不全断裂、完全断裂致伸屈活动受限；在后期则多因受伤组织修复不良，出现粘连、纤维化而致。

跟腱损伤可因间接暴力或直接暴力所致。间接暴力损伤多在剧烈运动或劳动时，小腿三头肌的突然收缩，使跟腱受到强力牵拉，而引起跟腱部分撕裂或完全断裂，此种撕裂伤的断面参差不齐，断端一般在跟腱附着点上方3~4cm跟腱最窄处，腱包膜可以完整。直接暴力损伤多为刀、剪、斧等锐器的直接割裂伤，多为开放性损伤，断裂口较整齐，腱膜也多同时受损伤。直接与间接暴力的联合损伤多是在跟腱处于紧张状态时，足部活动时受到垂直方向的砸击伤可造成跟腱的断裂，局部皮肤挫伤较严重，周围血肿较大。

二、诊断与鉴别诊断

（一）临床表现

有明显外伤史。跟腱断裂时，患者往往听到断裂声，其后立即出现跟腱部剧痛、肿胀，不能行走，足跖屈无力，活动受限。

（二）诊断

1）患者有明确的外伤史。

2）检查时，断裂处可触到凹陷空虚感，足背屈时更明显，腓肠肌肌腹内可摸到隆起物，腓肠肌挤压试验阳性，即患者俯卧位，足垂于桌端，用手挤压小腿三头肌时，踝关节出现跖屈为正常，若挤压后足无动作为阳性，表明跟腱断裂。

3）跟腱部分撕裂者，各项症状均较轻。如系陈旧性跟腱断裂时，腱鞘多属完整，鞘内积血机化，空虚感可不明显。

4）开放性跟腱断裂者，易于诊断，创口区有跟腱回缩的硬结。

5）超声检查和MRI检查都可显示跟腱断裂，超声检查具有较高的敏感性，但对检查者技术要求较高。超声显示部分断裂，尤其是腱内连接时，只有50%的敏感性。而MRI检查对软组织灵敏性较高，可比较准确地判断跟腱情况。

（三）鉴别诊断

本病须与跟腱后滑囊炎鉴别。跟腱后滑囊炎是指跟腱附着跟骨处下方滑囊的炎症。主要表现为跟腱疼痛和肿胀。常见症状为跟骨后间隙疼痛、肿胀、发热，行走不便与穿鞋困难。

三、治疗

跟腱损伤的治疗目的：消除肿胀、疼痛、功能活动障碍。跟腱的完全断裂需要进行手术治疗，跟腱的不完全断裂，可行非手术治疗。具体治疗方法如下：

（一）中药疗法

根据患者伤后症状、体征及舌苔脉象，辨证施治。

1. 血瘀气滞证

患部肿胀，或见瘀血瘀斑，疼痛拒按，功能受限。舌质暗或有瘀斑，苔白或薄黄，脉弦或涩。治宜活血祛瘀、消肿止痛，方用续骨活血汤、七厘散、活血丸、舒筋丸等。

2. 筋脉失养证

伤后迁延，局部疼痛，喜按喜揉，肌肉萎缩，跖屈无力，舌淡胖，苔白滑，脉沉弦或涩。治宜补肝肾、养气血、壮筋骨，方用六味地黄丸、壮筋续骨丹等。

常用经方与验方

1. 续骨活血汤（《中医伤科学讲义》）

【组成】当归9g，赤芍9g，白芍9g，川续断10g，红花5g，生地黄15g，地鳖虫6g，煅自然铜15g，落得打6g，乳香9g，没药9g。

【功效与适应证】续骨活血，祛瘀止痛。用于跟腱损伤之血瘀气滞。

【制用法】水煎服，日1剂，每次100ml，每日2次口服。

2. 天池伤科验方

【组成】当归20g，生地黄15g，白芍15g，续断15g，川芎15g，白芷10g，延胡索10g，血竭5g，红花10g，五加皮5g，杜仲20g，牡丹皮10g，牛膝15g。

【功效与适应证】活血祛瘀，舒筋通络。治疗筋脉损伤，血溢脉外，瘀血阻于经络之证。

【制用法】水煎服，日1剂，每次100ml，每日2次口服。

（二）理伤手法

将患足跖屈，在肿痛部位做较轻的按压、顺推，并在小腿三头肌肌腹处做按压揉拿，使肌肉松弛以减轻跟腱回缩，促进功能恢复。亦适用于手术后期。

（三）固定疗法

对于跟腱完全断裂者手术后或跟腱部分撕裂者，早期可用长腿管形石膏将膝关节固定于屈曲位和踝关节跖屈位。并抬高患肢以利消肿，禁止足部背伸活动。

（四）练功疗法

早期应指导患者做股四头肌的收缩锻炼，外固定解除后指导做踝关节的伸屈活动及行走锻炼。

（五）针灸疗法

毫针治疗：依"以痛为腧"治疗法分别取阿是穴，即在损伤部位找出压痛点最明显处，再在对侧同部位定位，以快速夹持进针法进针行提插捻转强刺激手法，产生明显得气感后留针，接通电针治疗仪，针感以患者能承受为度，用疏密波留针20min。取针后用绷带将踝关节固定于跖屈位，并嘱回家抬高患肢，每日1次，7次1个疗程。

四、现代中医药研究

（一）病因病机的相关研究

跟腱是人体中最粗壮有力的肌腱，位于踝关节后方，起点是小腿后侧中下1/3，止点是跟骨结节，故其可以将小腿后方肌群的肌肉力量传至足，主要的生理作用是帮助足和踝关节的跖屈，常见的跟腱损伤主要分为急慢性损伤，疾病主要包括跟腱断裂和跟腱炎，由于其特殊的解剖位置和生理功能，跟腱也是人体最容易出现断裂的肌腱之一，一旦出现跟腱损伤，患者的生活质量将受到巨大的影响[1]。由于跟腱损伤后自然恢复较慢，因此，常通过医疗干预促进跟腱的愈合进程[2]。因为成人肌腱再生能力差，修复后易出现跟腱粘连，跟腱结构和力学性能低下，常重复断裂[3]。解剖学研究认为跟腱在解剖上具有的复杂性是其主要的致病因素之一，其解剖和力学上的复杂性使得辨别跟腱病位和严重程度变得十分困难。跟腱没有腱鞘，只有一个高度血管化的腱旁组织，它充当肌腱脉管系统的导管，能够起到保护和润滑以及营养供应的作用。由于特殊的解剖结构，肌腱的近端和远端部分由胫后动脉供血，中段由腓动脉供血，但中段的供血相对较差，所以最容易发生变性和破裂，因而也就成为跟腱损伤的主要发病位置。研究表明，跟腱损伤已知的危险因素包括先前的腱内变性、氟喹诺酮应用史、类固醇注射史和炎性关节炎患病史等因素。跟腱在活动过程中疲劳引起的损伤可能是导致其最终疲劳和失效的一个因素。另外，通过研究踝关节不同体位对跟腱在剪切波和弹性模量上面的影响，证实背伸踝关节能够有效牵拉跟腱，且对于跟腱内侧作用更大，这种力学上面的不平衡分布可能是导致跟腱损伤的主要原因，进而诱发跟腱炎或者急性跟腱断裂。黄鑫等[4]对急性开放性跟腱断裂及急性闭合性损伤的跟腱组织病理学观察对比结果表明，开放性损伤断裂的跟腱结构规则精细，稳定性好，使得跟腱具有很高的强度和强大的抗牵张能力，闭合性损伤的跟腱组织韧性和弹性下降，硬度和脆性增加，难以维持正常的力学特性，是在跟腱微损伤累积到达临界点后出现跟腱损伤或跟腱断裂的。

（二）治疗方法的相关研究

目前，保守治疗、开放手术、微创手术以及缝合方法、制动方式作为最重要、最直接的治疗方法，从理论到临床，观点众多，新学说、新方法也层出不穷，临床治疗方案应根据损伤类型、断裂特点、伤者体质等综合分析，科学论证，灵活选择。从治疗的方法看，保守治疗无手术带来的组织损伤，但更易出现跟腱粘连和再断裂风险，对于存在基础疾病、跟腱功能要求较低、年龄相对较大者优先选择；开放手术修补完善，术后再断裂发生率低，但术中过分剥离显露跟腱，周围组织损伤较大，也更易发生肌腱粘连，可用于对跟腱功能要求高、年龄相对较小者；微创手术很大程度保护腱周组织，发生术后粘连的概率低，但因术野显露不充分，操作较复杂，损伤腓肠神经概率较高，修复后力学属性劣于开放手术，可视患者自身情况灵活选择。王昌俊等[5]研究认为，采用腓肠肌腱瓣膜加强修补术治疗急性跟腱断裂的临床疗效优于单纯断端缝合术。徐海林等[6]采用 Achillon 缝合器微创切口治疗急性跟腱断裂患者 7 例，术后给予跖屈位石膏固定，结果显示所有患者切口均甲级愈合，均未发生跟腱再断裂，踝关节功能恢复良好。高磊等[7]经皮使用带线铆钉修复闭合性跟腱断裂患者 28 例，结果显示患足跖屈角度较术前提高。尤田等[8]研究干细胞用于跟腱损伤的治疗，结果表明其可促进跟腱的修复。随着外科技术的发展，外科手术治疗该病逐渐占主导地位。此外，随着分子细胞生物学发展，细胞因子在跟腱内源性愈合过程中的作用亦取得相关研究进展。如何增加肌腱的内源性愈合，减少肌腱的外源性愈合，进而减少肌腱粘连以及肌腱内源性愈合的调控机制将是今后研究的重点[9]。

参 考 文 献

[1] 万春友，张伟业，刘钊，等. 跟腱损伤诊断与治疗的研究进展［J］. 中国骨伤，2022，35（1）：1-4.

[2] 王玉仲，王继宏，温树正. 急性跟腱断裂后临床康复效果的研究进展与分析［J］. 中国组织工程研究，2016，20（46）：6978-6985.

[3] 白露，张洪雷，刘建新，等. 中药续断对跟腱愈合过程中 TGF-β_1 表达的影响研究［J］. 足踝外科电子杂志，2019，6（1）：5-8.

[4] 黄鑫，苏柯，柳嘉伟，等. 急性闭合性跟腱断裂跟腱病理改变与超微结构研究［J］. 中国骨伤，2022，35（1）：5-10.

[5] 王昌俊，郑欣，陈一心，等. 112 例急性跟腱断裂的手术疗效分析［J］. 创伤外科杂志，2014，16（2）：123-126.

[6] 徐海林，王天兵，党育，等. 急性闭合性跟腱断裂的微创手术治疗［J］. 中华创伤骨科杂志，2012，14（1）：36-39.

[7] 高磊，丁亮华，孔繁林，等. 经皮带线铆钉治疗急性闭合性跟腱断裂 28 例［J］. 中华创伤杂志，2014，30（4）：336-338.

[8] 尤田，袁树芳，李灿锋，等. 干细胞应用于跟腱损伤的相关研究进展［J］. 足踝外科电子杂志，2020，7（2）：47-53，59.

[9] 魏家森，陈哲，王军. 跟腱断裂的治疗进展［J］. 中医正骨，2015，27（7）：44-47.

第三节　跟　痛　症

跟痛症是一组以足跟部疼痛为主要临床表现的多种疾病的总称，是临床常见的足部疾病之一，多发生于 40～60 岁的中老年人。常由跖腱膜炎、足跟脂肪垫炎、跟下滑囊炎、跟腱滑囊炎等引起。属于中医学"痹证""筋伤"等范畴。

一、病因病机

本病病因可分为内因、外因两类，内因主要与年龄、体质、解剖结构有关，外因除了外力直接损伤外，外感六淫诸邪亦可致病。其病机与肾关系密切，肾主骨生髓，肾气虚弱，易受风寒湿邪侵袭，寒凝气滞至足跟部，则经脉瘀阻不通，或骨失所养，不荣则痛而发病。

西医学对本病发生的确切病机仍未完全明确。从解剖上看，足跟是人体负重的主要部分，而足的纵弓是承力的主要结构。足的纵弓由跟、距、舟、第一楔骨和第一跖骨组成。跖腱膜起自跟骨跖面结节，向前伸展沿跖骨头面附着于五个足趾的骨膜。在正常步态中，体重下压之重力，均可集中于跟骨跖面结节。跟下部皮肤增厚，在皮肤和跟骨之间有弹性脂肪组织存在，称为脂肪垫或跟垫。足底部这种由弹性组织包围脂肪形成的无数小房，在人体负重时起到一个重要的缓冲作用。在跟垫与跟骨之间有跟下滑囊存在。另外，在跟腱止点的前、后部和前下部，各有微小的滑囊，以保持跟腱免受损伤。上述各种解剖结构在人体中发挥着重要作用，随着机体体质的下降、长期慢性的劳损，以及持久站立、行走及运动的刺激，均可使滑囊囊壁充血、肥厚、囊腔积液，跖腱膜附着点处产生充血性渗出、钙化性改变，脂肪垫充血、肥厚，跟腱附着点处或跟腱纤维撕裂、组织渗出，甚至跟骨亦出现骨赘等退行性改变。从而产生各种跟骨周围痛症表现。

二、诊断与鉴别诊断

（一）临床表现

1. 跟后痛

跟后滑囊炎，跟腱附着部位肿胀、压痛，走路时因鞋的摩擦疼痛加重，跟骨后上方有软骨样隆起；跟腱止点撕裂伤，有反复损伤的病史。跟腱附着处疼痛，肿胀、压痛，足尖着地无力；痹证性跟痛症，跟部肿胀、疼痛、皮肤色红、肤温稍高，跟骨部压痛。

2. 跟下痛

跖腱起点筋膜炎，站立或走路时跟骨下面疼痛，疼痛可沿跟骨内侧向前扩展到足底；跟骨下滑囊炎，走路或站立时跟下疼痛较明显，跟骨结节下方可有肿胀，局部有压痛，按之可有囊性感；跟骨脂肪垫炎，多有跟部外伤史，站立或走路时跟骨下方疼痛，按压时似有肿胀性硬块感，并有压痛；肾虚性跟痛症，病者行走、站立时觉双腿酸软无力，双跟部酸痛，走路越长酸痛越明显。

（二）诊断

1）起病缓慢，多发于一侧，可有数月甚至数年病史。

2）足跟部疼痛，行走困难，尤以晨起或久坐后站立行走时明显，行走后可疼痛缓解。

3）跟骨的跖面和侧面有压痛，局部无明显肿胀。如跟骨骨赘较大时，可触及骨性隆起。

4）X线可见跟骨下方常有骨赘增生改变。

（三）鉴别诊断

1. 跟骨骨髓炎

跟骨骨髓炎除足跟痛外，局部可有红肿热痛等急性感染征象，严重者伴有高热等全身症状，实验室检查及X线检查可确诊。

2. 跟骨结核和肿瘤

跟骨结核和肿瘤多发于青少年，局部症状明显，肿痛范围较大，全身情况差，并有低热盗汗、疲乏无力、食欲不振等，实验室检查及X线检查可资鉴别。

3. 跖管综合征

跖管综合征可有烧灼性疼痛，放射至足跖面，合并灼性神经痛、感觉过敏，运动及感觉障碍，如Tinel征阳性，可提示神经卡压。

三、治疗

跟痛症的治疗目的：消除患者足跟部肿胀、疼痛，使患者恢复正常行走功能。具体治疗方法如下。

（一）中药疗法

根据患者的病因病机、症状、体征、舌苔脉象，进行辨证论治。

1. 肝肾亏虚证

年老体弱，耳聋耳鸣，腰膝酸软无力，足跟部疼痛，行走困难，病情发展缓慢而持续，舌淡，脉沉细无力。治以补益肝肾，强筋壮骨，通络止痛。方用独活寄生汤或六味地黄汤加减。

2. 气滞血瘀证

多为外力损伤致病，发病之初，足跟部往往有瘀血内聚，之后足跟部疼痛，痛有定处，伴有踝关节活动功能障碍，行走困难，舌红，脉弦紧。治宜活血化瘀，通络止痛。方用桃红四物汤加减。

3. 风寒痹阻证

多为风寒侵袭致病，足跟部疼痛，或走窜痛无定处，得热则痛减，舌紫暗，脉沉迟。治宜祛风散寒，通痹止痛。方用防风汤或蠲痹汤加减。

4. 湿热阻滞证

多由湿热毒邪所致，足跟部灼热红肿疼痛，痛不可触，行走时痛甚，得凉则痛减，舌淡黄，苔腻，脉沉迟。治宜利湿清热，舒筋通络。方用四妙丸加减。

常用经方与验方

1. 六味地黄汤（《小儿药证直诀》）加减

【组成】熟地黄25g，山药15g，山萸15g，泽泻10g，茯苓10g，牡丹皮10g，当归10g，焦杜仲10g，牛膝15g，木瓜10g，独活10g，桑寄生10g，川续断10g，黄芪20g，肉桂10g，川芎15g。

【功效与适应证】滋补肝肾，强筋壮骨，通络止痛。用于跟痛症之肝肾亏虚证。

【制用法】水煎服，日1剂，每次100ml，每日2次口服。

2. 天池伤科验方

【组成】芍药15g，络石藤10g，香附10g，红花15g，桃仁10g，牛膝10g，地龙15g，当归20g，生地黄15g，川芎15g，白芷10g。

【功效与适应证】活血祛瘀，舒筋通络。治疗瘀血阻络，足跟疼痛之证。

【制用法】水煎服，日1剂，每次100ml，每日2次口服。

（二）理伤手法

1. 手法一

患者俯卧位，患肢屈曲，足底向上。术者于压痛点处进行揉按和刮压，继用木槌叩击，用力不可太猛，要适当。叩击后医生用拇指指腹在足跟部做轻揉按摩，从足跟部沿跖腱膜往返3～5次。弹拨压痛点，弹拨方向应与跖腱膜相垂直，手法用力要轻柔。按揉昆仑、太溪、承山、三阴交、金门、中封、太冲、照海、申脉等穴。擦足跟部及涌泉，以透热为度。急性期应多休息，减少承重，减少站立和步行时间。平时宜穿软底鞋，鞋内放置软垫，与足跟痛痛点接触处的软垫部分宜挖空，以减少局部刺激。

2. 手法二

（1）拇指推揉法：患者正坐于方凳上，术者低坐于患者对面，令患足放在术者膝关节上，术者用左手握住患足踝部，用右手拇指将足跟周围推松，推揉时先轻后重，先四周，再集中到足跟疼痛处，一般要 5min 左右，拇指推揉法能加强跟部血液循环，放松周围痉挛的软组织。

（2）屈指点揉法：医患取势同上，术者用左手握住患足踝部，右手示指屈曲后将近节指间关节顶住足跟疼痛敏感点进行点揉，由轻到重，力量因人而异，年轻体壮者，力量要重，年老体弱者，力量要轻，以患者能接受为限，点揉法有降低骨内压的作用，加强骨内静脉回流，有点穴止痛之功，该手法在操作时患者感疼痛剧烈，但手法结束后立感轻松。

（3）掌根推揉法：医患取势同上，术者用两手掌根置于足跟两侧，做来回搓揉动作，搓揉时，轻重适中，要有节奏，令患者感到舒服，该法有巩固上述手法的作用，消除点揉法带来的疼痛反应。

（三）练功疗法

患者取坐位，患足蹬踏圆棒或网球大小的圆球，做前后滚动练习。足踝部伸屈及旋转锻炼；坐卧位均可，足踝背伸至最大限度，后跖屈到最大限度，然后按顺、逆时针方向旋转，以练习足踝部的伸屈及旋转活动。

（四）针灸疗法

1. 毫针短刺疗法

取足跟部最明显的两处压痛点（双侧疼痛取双侧，单侧疼痛取患侧），皮肤消毒后，用 1.5 寸毫针，进针后，稍微摇动针柄，然后将针缓慢进至跟骨部，在跟骨处上下提插 5 次，刺激强度以患者能耐受为度，每隔 10min 运针 1 次，留针 30min，治疗 6 次为 1 个疗程。

2. 梅花针叩刺治疗

用梅花针轻叩足跟部，以微出血为止。叩刺结束后用理筋手法按摩足跟部，以松解足跟部粘连组织。

3. 温针灸治疗

取穴：昆仑透太溪、阿是穴。操作：刺昆仑透达太溪，针尖至皮下，针感传至足跟。阿是穴直刺，用强刺激，使局部有酸胀感。留针 30min，将艾绒捏于针柄上点燃，以局部皮肤红润为度。每 2 日治疗 1 次，7 次为 1 个疗程。

4. 针刀治疗

针刀治疗局部皮肤消毒麻醉后，将针刀垂直刺入痛点，直达深筋膜，切割梳理松解粘连的软组织。不捻转，不留针，出针后按压针孔片刻，防止出血，无菌敷料覆盖。但要注意定位准确的同时，切忌直接大范围横断切割足底跖筋膜层，以防止继发足弓松弛而疼痛。

四、现代中医药研究

（一）病因病机的相关研究

跟痛症又称为"足跟痛""足痹"等，归属于祖国传统医学"伤筋""痹病"范畴[1]。本病的发生与老年肾亏劳损，外伤及外感风寒湿有关。肝藏血主筋，肾藏精主骨，且精生髓，髓生骨,肝肾经及其分支别络绕足跟部行走。若肝肾精血不足,筋失所养,骨萎筋弛,则可见站立或行走时跟部酸痛,疼痛喜按,按之痛减,即"不荣则痛"。正如《张氏医通》所言:"肝主筋,肾主骨,人至中年,肝肾亏损,筋骨失养,不荣则痛。"若复感风寒湿邪,气血运行不畅,经脉痹阻,则疼痛加重。治疗宜以滋补肝肾,舒筋活络为主。若慢性损伤,伤及筋骨,导致局部血行缓滞,气滞血瘀,痰瘀内阻,久病入络入骨,致使跟骨关节活动受损,则可见足跟部刺痛拒按,且痛有定处,即"不通则痛"[2]。

跟痛症是跟骨跖面因慢性损伤引起的以疼痛及行走困难为主要临床表现的一种足部疾病。常伴有跟骨结节前缘骨刺形成,其致病因素包括足跟部脂肪垫萎缩、跖腱膜炎、滑囊炎、足底神经卡压、跟骨高压症及跟骨骨刺等,其中跖腱膜炎和跟骨骨刺与跟痛症发病密切相关。跟痛症约占足部疾病的15%,好发于40~60岁的中老年肥胖者,其发病率随着人口老龄化的加重呈逐年增加趋势[3]。

(二)治疗方法的相关研究

跟痛症目前的治疗方法很多,大致分为手术治疗和非手术治疗两种。非手术治疗由于无创,安全性高,被人们广泛接受,包括针刺、针刀、推拿、中药治疗等。

1. 针刺疗法

针刺疗法作为中国传统而独特的治疗方法,为临床治疗本病提供了经济安全、简便有效的治疗方法。主要通过对穴位的刺激达到活血祛瘀、温经散寒、通络止痛,促进足跟部局部血液循环、改善肌肉痉挛的目的,进而提高患者对疼痛的耐受力。管浩等[4]基于"清阳实四肢"理论取患侧通天、天柱、天冲、风池行针刺治疗跟痛症患者,取得了满意的临床疗效。梁东强[5]选择针刺承山、三阴交、然谷、涌泉等穴位治疗跟痛症,2个疗程后,患者疼痛症状得到明显缓解。

2. 针刀疗法

针刀疗法是中医经络理论与西医解剖学结合的新疗法,通过切割、疏剥,达到疏经通络、活血祛瘀、消炎止痛的效果[6]。梁亮[7]临床观察70例跟痛症患者,治疗组35例采用针刀治疗,对照组35例采用普通针刺联合电针治疗,治疗3个疗程后治疗组疗效明显高于对照组。代亮等[8]利用小针刀松解足跟痛点及跖腱膜,治疗后患者疼痛症状明显减轻。

3. 推拿疗法

推拿治疗跟痛症可以达到疏通局部气血、活血止痛的目的。罗树雄等[9]对跟痛症患者给予推拿手法配合体外冲击波治疗,疗程结束后患者足部功能恢复良好。邝高艳等[10]采用动静结合的推拿手法结合功能锻炼治疗跟痛症取得较好疗效,其中"动"手法有足底推法,踝关节被动背伸、跖屈、内翻、外翻以及牵拉,"静"手法有痛点点按揉法、小鱼际拍法、手背扣法及掌拍法。

4. 中药治疗

中医认为,肝主筋,肾主骨,久行伤筋,久立伤骨,跟痛症主因肝肾亏虚,因而多从肝肾论治。严立平[11]采用独活、桑寄生、杜仲、牛膝、山萸肉、制川乌、制草乌、桂枝、细辛、白芍、红花、乳香、没药等内服配合复方南星止痛膏外贴,使得治疗标本兼顾,且安全有效、副作用少。唐日强[12]认为,跟痛症患者多为中老年,肾虚者多,因此从肾阴阳不足角度出发,采用右归丸、六味地黄丸加减联合小针刀治疗,针刀治标,中药补肾虚治本。中药熏洗治疗跟痛症在临床上应用时间较长,能增加温经散寒、活血通络的功效,适用于跟痛症的治疗[13]。牛贞禄[14]采用中药熏洗治疗110例足跟痛患者,大部分患者临床症状得到改善。表明单一中药熏洗法可有效缓解足跟部疼痛。娄纯彪等[15]选取 110 例跟痛症患者，采用中药熏洗配合局部注射的方法治疗，结果表明中药熏洗配合局部注射可增强局部活血化瘀，通络止痛作用。治疗及随访期间均未出现感染、血管神经损伤等严重并发症。

5. 艾灸疗法

艾灸疗法可以起到温经活血、化瘀止痛的作用，温热刺激可以促进血液循环，减轻局部组织水肿，刺激机体免疫反应进行自我修复。阚俊微等[16]采用麦粒灸治疗跟痛症，结果显示麦粒灸可以有效缓解足跟疼痛。佘畅等[17]运用温针灸治疗跟痛症，2 个疗程结束后，患者疼痛及功能受限症状明显改善。目前中医疗法因其花费小、痛苦少、疗效确切、不易复发等特点在跟痛症治疗中发挥着重要作用，同时也易于被广大患者接受[18]。

参 考 文 献

[1] 李霖，殷继超，胡兴律，等. 基于中医瘀血学说探讨跟痛症病因病机 [J]. 现代中医药，2022，42（2）：69-73.

[2] 牟宏亮，吴小燕，昝强，等. 中医外治法在跟痛症中的临床应用 [J]. 西部中医药，2022，35（4）：147-150.

[3] 付志彬，程杰. 中医治疗跟痛症的研究概述 [J]. 现代临床医学，2021，47（6）：472-473.

[4] 管浩，金婉，马宇，等. 基于"清阳实四肢"理论从头论治跟痛症 34 例 [J]. 中国针灸，2021，41（1）：110.

[5] 梁东强. 针灸治疗跟痛症的临床疗效 [J]. 世界最新医学信息文摘，2016，16（55）：167.

[6] 田春艳，邓亚萍，张芳，等. 长针恢刺结合水针穴位注射治疗第三腰椎横突综合征临床研究 [J]. 针灸临床杂志，2021，37（1）：18-22.

[7] 梁亮. 针刀治疗跟痛症的临床疗效观察 [J]. 广州中医药大学学报，2019，36（10）：1567-1570.

[8] 代亮，胡永春，莫元森. 小针刀治疗跟痛症临床观察 [J]. 实用中医药杂志，2019，35（6）：728.

[9] 罗树雄，阮波，徐力康，等. 推拿手法配合体外冲击波治疗足跟痛临床观察 [J]. 新中医，2020，52（16）：129-132.

[10] 邝高艳，卢敏，柴爽，等. 推拿结合功能锻炼治疗跟痛症的临床研究 [J]. 中医药导报，2016，（15）：71-72.

[11] 严立平. 中药内服外用治疗跟痛症 28 例临床观察 [J]. 江苏中医药，2014，46（4）：48.

[12] 唐日强. 小针刀结合中药内服治疗跟痛症 80 例 [J]. 福建中医药，2015，（6）：44-45.

[13] 江显俊，陈卓婷，陈文亮，等. 中药熏洗联合耳穴疗法治疗跟痛症 35 例 [J]. 中国中医骨伤科杂志，2018，26（8）：69-70.

[14] 牛贞禄. 中药熏洗治疗跟骨痛的临床观察 [J]. 中国民间疗法，2018，26（5）：17-19.

[15] 娄纯彪，刘蓓，刘茜，等. 中药熏洗联合局部注射治疗跟痛症的临床研究 [J]. 中国中医骨伤科杂志，2019，27（3）：20-22.

[16] 阚俊微，陆伟慧，徐静艳，等. 穴位注射结合麦粒灸治疗跟痛症临床观察 [J]. 现代中西医结合杂志，2017，26（25）：2812-2814.

[17] 佘畅，贾定严，钟欢，等. 温针灸结合刺络拔罐治疗足跟痛 32 例 [J]. 内蒙古中医药，2017，36（2）：121-122.

[18] 李俊毅，马虎升，李昀达. 中医药治疗跟痛症研究进展 [J]. 中医药临床杂志，2019，31（5）：974-977.

骨病篇

第九章 骨病绪论

中医骨病学是以中医理论为指导，结合现代科学知识，研究骨骼、关节的先、后天疾病，如骨关节先天畸形、感染、结核、肿瘤及其他关节疾病的诊治及康复的学科。

一、病因病机

引起骨关节及其筋肉疾病的病因是多种多样的，如先天缺陷、六淫侵袭、邪毒感染、损伤及中毒等均可致病。宋代陈无择《三因极一病证方论·三因论》提出了"三因学说"，认为六淫邪毒侵袭为外因，情志所伤为内因，而饮食、跌打损伤为不内外因。古人这种把致病因素和发病途径结合起来的分析方法，对筋骨疾病的审因辨证有一定的指导意义。

（一）病因

1. 外因

外因指从外界作用于人体而致筋骨损害的因素，如外感六淫、邪毒感染、外力伤害、地域因素、毒物与放射线等。

（1）外感六淫：六淫即风、寒、暑、湿、燥、火六种病邪的统称。《素问·痹论》曰："风寒湿三气杂至，合而为痹也。"指出痹证可因风寒湿邪侵袭而发病。《诸病源候论·风湿腰痛候》说："劳伤肾气，经络既虚，或因卧湿当风，而风湿乘虚搏于肾，肾经与血气相击而腰痛，故云风湿腰痛。"《仙授理伤续断秘方·当归散》云："损后中风，手足痿痹，不能举动，筋骨乖纵，挛缩不舒。"说明腰痛、损伤痿证及筋挛与外感六淫关系也很密切。

（2）邪毒感染：《医宗金鉴·痈疽总论歌》说："痈疽原是火毒生。"感受各种邪毒（如化脓性细菌、结核杆菌、梅毒螺旋体），可引起附骨痈、附骨疽、关节流注、骨痨、骨梅毒等。

（3）外力伤害：《素问·宣明五气》说："久视伤血，久卧伤气，久坐伤肉，久立伤骨，久行伤筋，是谓五劳所伤。"长期慢性劳损是引起骨关节退行性疾病与骨软骨病的主要原因之一。

（4）地域因素：《素问·异法方宜论》指出，不同地区因地理环境、气候条件及饮食习惯不同，好发疾病亦各异。如大骨节病、氟骨病等。

（5）毒物与放射线：因职业关系经常接触有害物质，如各种不利于人体健康的无机毒物（如铅、铍、镉、铬、锌、磷），有机毒物（苯、氯乙烯）以及放射线，均可能引起骨损害。毒物或放射线的慢性刺激，可能也是骨肿瘤的病因之一。

2. 内因

内因指由于人体内部影响而致筋骨损伤的因素。

（1）先天发育缺陷：儿童的许多骨先天畸形是由于发育缺陷所引起的。这些畸形有的在生时即发现，如先天性马蹄内翻足、肢体缺如等；有的出现于较晚的青少年时期，如先天性脊柱侧凸；遗传因素与某些骨肿瘤的发病有关。

（2）年龄：不同年龄的人，筋骨疾病的发病率不同。如小儿麻痹好发于婴幼儿，骨软骨病好发于青少年，脊柱退行性疾病好发于中、老年人。

（3）体质：年轻力壮，肾精充实，筋骨刚强，不易发生筋骨疾病。身体虚弱，肝肾亏损，正气下降、邪气乘虚而入，易发骨痨或骨痈疽。

（4）营养障碍：营养障碍可引起佝偻病畸形、骨软化症、骨质疏松等代谢性骨病。

（5）脏腑功能失调：筋骨离不开气血的温煦濡养，而筋骨又是肝肾的外合，肝血充盈，肾精充足，则筋骨强壮。若脏腑功能失调，则筋骨失却濡养而发病。如甲状旁腺功能紊乱、肾性骨疾病、激素诱发性骨坏死、脑性瘫痪及神经源性肌萎缩等，均属这一类。

（二）病机

骨关节及其筋肉疾病的发生、发展与变化，与患者机体的体质强弱和致病因素的性质密切相关。在邪正抗争过程中，阴阳的相对平衡破坏，气血、经络、脏腑功能失调，从而产生错综复杂的临床表现。

1. 外邪病机

六淫、邪毒等均属外邪，是痹、痿、痈、疽、劳、瘤的主要致病因素。

（1）风邪：是一种变化多端的外邪，很多疾病由风邪引起。《素问·风论》曰："风者，善行而数变……百病之长也。"《素问·五脏生成》说："卧出而风吹之，血凝于肤者为痹。"《灵枢·九针论》："八风伤人，内舍于骨解腰脊节腠理之间，为深痹也。"因风邪善于走窜，其致病特点是痛无定处。《杂病源流犀烛·诸痹源流》云："风胜者为行痹，游行上下，随其虚处，风邪与正气相搏，聚于关节，筋弛脉缓，痛无定处。"

（2）寒邪：《素问·至真要大论》曰："诸寒收引，皆属于肾。"因感受寒邪，机体阳气筋脉失却温煦而挛缩收引。《素问·举痛论》说："寒气入而稽迟，泣而不行。客于脉外则血少，客于脉中则气不通，故卒然而痛。"说明寒邪使气血失于鼓动而气凝血瘀，是发生疼痛的主要原因。《素问·至真要大论》又说："寒复内余，则腰尻痛，屈伸不利，股胫足膝肿痛。"指出骨关节疼痛拘紧与寒邪关系密切。

（3）湿邪：《素问·至真要大论》曰："诸湿肿满，皆属于脾。"《素问·痿论》说："有渐于湿，以水为事，若有所留，居处相湿，肌肉濡渍、痹而不仁，发为肉痿。"明代李中梓《医宗必读·痹》曰："肌痹，即着痹、湿痹也。留而不移，汗多，四肢缓弱，皮肤不仁，精神昏塞，今名麻木。"说明人感受湿邪可损害皮肉筋脉，引起肌痹、肉痿等症。

（4）火毒：《素问·痿论》曰："肺热叶焦，则皮毛虚弱急薄，著则生痿躄也。"《黄帝素问宣明论方·卷二·热痹证》曰："阳气多，阴气少，阳热其阴寒故痹，脏腑热，熻然而闷也。"指出火热毒邪可在不同程度上伤阴劫血，导致筋脉骨肉失养而发生痹痿。《灵枢·痈疽》说："热胜则腐肉，肉腐则为脓。"阐述了痈疽成脓的机理。《素问·通评虚实论》说："邪气盛则实，精气夺则虚。"正邪双方在斗争中是互为消长的，邪气盛而正气衰，则外邪内传，病情加重；正气盛而邪气衰，则邪气由里出表，病情好转。

2. 气血病机

气血是人体生命活动的物质基础，"气为血帅，血为气母"，气血相辅相成，互相依附，循行全身，周流不息，外而充养皮肉筋骨，内而灌溉五脏六腑。骨关节和筋肉疾病与气血关系密切，气血受损所表现的病理反应，往往也是临床最常见的证候。肿胀与疼痛：《素问·阴阳应象大论》说："气伤痛，形伤肿。"吴昆注为："气无形，病故痛，血有形，病故肿。"痛与肿是筋肉与骨疾病伤及气血两种重要病机表现。《素问·阴阳应象大论》又指出："先痛而后肿者,气伤形也;先肿而后痛者,形伤气也。"临床上多见气血俱伤,但有其先后。

(1)气虚:由于先天的"肾元精气"缺乏或后天肺部吸入的"清气"和脾胃所化生的"水谷精"不足,脏腑、器官、组织出现功能衰退或障碍。见于严重的或慢性的骨关节疾病,或年老或体弱的患者,其主要临床表现为疲乏无力,少气懒言,呼吸气短,胃纳欠佳,自汗,脉细弱无力等。

(2)血虚:是体内血液不足所发生的病变,其主要原因是骨髓造血功能障碍、脾胃生化不足或失血过多所致。临床主要表现为面色苍白、头晕目眩、心悸气短、手足发麻、心烦失眠、爪甲色淡、唇舌淡白、脉细无力等。此外,还可发生血虚筋挛、关节僵硬等特殊症状。血虚患者往往由于全身功能衰退,还可同时出现气虚证候。气血俱虚则表现为病程迁延,功能长期不能恢复。

3. 经络病机

经络是运行气血,联系脏腑,沟通表里上下,调节各部功能的通路。《灵枢·海论》说:"夫十二经脉者,内属于脏腑,外络于肢节。"《灵枢·本脏》说:"经脉者,所以行血气而营阴阳,濡筋骨,利关节者也。"故经络畅通,则气血调和,濡养周身,筋骨强健,关节通利。《灵枢·经别》说:"夫十二经脉者,人之所以生,病之所以成,人之所以治,病之所以起。"也就是说人体的生命活动、疾病发生和治疗效果,都是通过经络来实现的。筋骨疾病一旦累及经络,则影响它循行的器官的功能,出现相应部位的症状,如脊髓或周围神经损害,可引起肢体瘫痪。

4. 脏腑病机

脏腑包括五脏六腑。五脏即心、肝、脾、肺、肾,它们是化生和贮藏精气的处所;六腑即胆、胃、小肠、大肠、膀胱、三焦,它们是接受和消化饮食并排泄其糟粕的通道。由于脏腑是化生气血、吸收水谷精微、排泄糟粕、主持人体生命活动的主要器官,若脏腑不和,则皮肉筋骨失却濡养而产生一系列证候。《素问·宣明五气》指出五脏六腑各随其不同功能而各有所主,骨、筋、肉与肾、肝、脾的功能关系尤为密切。

(1)肾主骨、生髓、藏精:骨的生长、发育、修复均依赖肾脏精气的濡养,儿童的骨骼发育畸形可认为是肾的先天精气不足所致。当人衰老时,肾精亦衰减,不足以养骨,则可出现骨质增生、骨质疏松等症。《素问·痿论》指出:"肾者,水脏也,今水不胜火,则骨枯而髓虚,故足不任身,发为骨痿。"说明肾虚者骨髓空虚,可致骨痿等症。《诸病源候论·腰痛不得俯仰候》说:"肾主腰脚……劳损于肾,动伤经络,又为风冷所侵,血气击搏,故腰痛也。"故肾虚易致腰部劳损,而出现腰背疼痛、不能俯仰等证候。由于肾虚,骨失去精气的滋养,其正气下降,易受外邪侵犯,而发为骨疽、骨瘤。《仙传外科集验方》说:"所谓骨疽,皆起于肾毒,亦以其根于此也……肾实则骨有生气,疽不附骨矣。"薛己《外科枢要·卷三》认为骨瘤的形成是"劳伤肾水,不能荣骨而为肿",说明骨病的发生与肾关系极为密切。

(2)肝主筋、藏血:《素问·上古天真论》曰:"七八肝气衰,筋不能动。"指出人至五六十岁时,因为肝气不足,而出现筋活动受限等衰老现象。人体的筋肉运动与肝有密切关系,若肝血不足,血不荣筋,则出现筋挛、肢体麻木、屈伸不利等症。《素问·五脏生成》说:"故人卧,血归于肝……足受血而能立,掌受血而能握。"指出肝具有贮藏血液和调节血量的功能。人体休息时,部分血液归藏于肝;活动时,血液则输送到手指。李东垣《医学发明》指出:"血者,皆肝之所主,恶血必归于肝,不问何经之伤,必留于胁下,盖肝主血故也。"说明创伤、劳伤等瘀血为患的筋骨疾患均与肝有关,且影响肝的功能。

(3)脾主肌肉、四肢:《素问·痿论》说:"脾主身之肌肉。"《灵枢·本神》说:"脾气虚则四肢不用。"脾的主要功能是运化水谷，输布营养精微，作为气血生化之源，四肢百骸皆赖其濡养。如果脾失健运，则化源不足，肌肉瘦削，四肢疲惫，活动无力，伤病亦难以恢复。

二、临床表现与诊断

骨关节疾病的诊断方法要求辨病与辨证相结合。辨病即通过各种检查方法，充分收集临床资料，以便对疾病做出明确诊断。辨证则以祖国医学传统的方法，分析局部与整体的关系，以及病邪与人体抵抗力的消长，主要方法有八纲、气血、脏腑、经络以及卫气营血辨证等。

（一）辨病的方法

望、问、闻、切四诊是诊察筋骨疾病的最基本方法。

1. 望诊

作为诊病的第一步，当术者与患者见面时，就可以获得与疾病有关的资料，故要求术者有敏锐的观察能力。望诊应在充足的光线下进行，将需要检查的部位暴露。望诊的内容包括望患者神色、体态、步态、姿势、舌象等全身情况，以及畸形、萎缩、挛缩、肿胀、肤色、创口以及肢体运动功能等局部情况。

（1）全身望诊

1）神色：《素问·移精变气论》曰："得神者昌，失神者亡。"察神观色可以判断病情的严重程度。骨痨患者往往表现精神委顿，面色不华；恶性骨肿瘤者，表情痛苦，面容憔悴。

2）体态：体态指人的身体轮廓，有些体态的异常为某种骨疾病所特有。如脑发育不全的特征是躯干发育正常，四肢明显短小。

3）步态：下肢骨、关节疾患可出现各种不正常步态。如先天性髋关节脱位患者行走时呈鸭步；大脑性瘫痪呈剪刀步态；小儿麻痹股四头肌瘫痪呈压腿伸膝步态；垂足者呈跨阶步态。

4）姿势：发生骨疾病时，患者常表现某种特殊的姿势。如颈椎结核患者常用双手撑住下颏。

5）舌象：舌为心之苗、脾胃之外候，气血与五脏六腑的变化可以从舌象反映出来。舌质色淡是血虚，舌质色绛是血热，舌质色青或有瘀斑是血瘀。白苔主表证、寒证，骨痨、痹证时多见；苔少或无苔表示脾胃虚弱，苔厚腻为湿浊内盛，厚白而滑为寒湿或寒痰，薄白而干燥为寒邪化热、津液不足，厚白而干燥表示湿邪化燥，白如积粉为热毒内蕴。黄苔主里证、热证，骨痈疽时多见。薄黄而干，为热邪伤津，黄腻为湿热，老黄为实热积聚，淡黄薄润表示湿重热轻。灰苔或黑苔主里证，既可见于里热，亦可见于里寒；灰白而润为寒湿内阻，灰白而干多属热炽伤津或阴虚火旺，黑而燥裂甚有芒刺为热极津枯，黑而滑润多属阳虚寒盛。

（2）局部望诊

1）畸形：骨关节疾患，可出现典型的畸形。如脊柱结核后期常发生后凸畸形，强直性脊柱炎容易引起圆背畸形，特发性脊椎侧凸症在青春期可出现脊柱侧凸畸形。先天性肢体缺如、并指、多指、巨指、马蹄足等均可出现明显的畸形。

2）萎缩：肌萎缩是痿证最主要的临床表现。如小儿麻痹后遗症出现受累肢体肌肉萎缩、无力，进行性肌萎缩症（进行性肌营养不良症）出现四肢对称近端肌萎缩、肌萎缩性畸形等。

3）挛缩：身体某群肌肉持久性收缩，引起关节活动功能障碍。如前臂缺血性肌挛缩，呈爪状手；掌腱膜挛缩症发生屈指挛缩畸形；髂胫束挛缩症呈屈髋、外展、外旋、挛缩畸形等。

4）肿胀：骨痈疽、骨痨、痹证等患处常出现肿胀。骨痈疽者局部红肿；骨痨，局部肿而不红；各种痹证，如风湿性关节炎、类风湿关节炎、痛风性关节炎、关节滑膜炎及血友病性关节炎等，关节部位常明显肿胀。

5）肤色：青紫或瘀斑，多由外伤引起；紫绀，表示静脉瘀血或缺氧；苍白，是缺血的表现；红晕，表示血供增加。血友病性关节炎，皮肤常会出现瘀斑；风湿性关节炎，皮肤可出现红斑结节；骨纤维异样增殖症，常伴有皮肤色素沉着。

6）创口：骨痈疽或骨痨破溃后，局部可出现创口，应注意创口大小、深浅，肉芽是否新鲜，周围有无红肿，以及脓液情况，包括脓的颜色、黏度、有无腐肉及死骨等。

7）肢体运动功能：发生骨关节疾患后，常引起肢体运动功能障碍。关节本身疾患，主动和被动运动均有障碍；神经疾患引起肌肉瘫痪者，不能主动运动而被动运动一般良好。

2. 问诊

（1）一般情况

1）性别、年龄：某些疾病的发病率与性别、年龄有关。如先天性髋脱位多见于女性儿童，血友病性关节炎发生于男性（通过女性遗传），增生性关节炎多发生于 40 岁以上的中年或老年人。

2）籍贯、住址：地方性骨疾病的发病率与居住地域关系密切。如大骨节病多发生于我国北方区域，氟骨症多发生于低洼盐碱地区。

3）职业、工种：长期伏案工作者，容易发生颈椎退变；经常弯腰工作者，容易发生腰椎间盘退变或骨质增生。职业性骨关节病与职业、工种关系更为密切。如电钻工、风镐工好发振动病；潜水员好发减压病；在核电站或核实验室工作的人易得放射性骨病。

（2）发病情况：首先了解患者的主诉，即患者来院求医的主要症状以及发病时间。然后收集患者的现病史，按照发病的先后次序，询问患者如何发病、病程经过，对诊断或鉴别诊断有决定意义的症状要详细了解其性质、程度、时限等，此外，还应了解以前的治疗及其效果。

3. 闻诊

闻诊包括听声音和嗅气味两方面内容。前者凭听觉了解患者语言、呼吸、咳嗽、啼哭等声音，在筋骨疾病检查时，还应注意肢体活动时有无异常响声出现。后者凭嗅觉分辨患者病体及其排泄物散发的气味，以便帮助辨别疾病的性质。《素问·阴阳应象大论》云："听音声，而知所苦。"《难经·六十一难》说："闻而知之者，闻其五音，以别其病。"语音响亮、气粗多语者，属实证、热证；语音低微、静而懒言，属虚证、寒证；妄言谵语、语无伦次，多见于高热或邪入营血；呻吟不止、阵发惊呼，多是身有痛楚。增生性关节炎，活动时可出现摩擦音；关节内游离体，活动时可有弹响声。口中有臭秽之气，多属胃火炽盛；口出酸腐臭味，多因宿食停滞。大便酸臭，多为肠中湿热夹食滞证；便溏不臭，多属脾胃虚寒。小便黄赤浊臭，多为膀胱湿热。妇人经带腥臭是湿热带下。脓液恶臭多是附骨痈；脓液有腥气多是附骨疽、骨痨。

4. 切诊

切诊就是术者用手在身体的一定部位，或切或触，或按或叩，借以了解病性的一种诊病方法。骨病的切诊主要包括切脉与触诊两项内容。

（1）切脉：又称"脉诊"，是术者用指端按压患者腕部桡动脉搏动处，诊察其动态、性状，以了解机体内部气血、脏腑、经络虚实寒热变化的一种方法。如风湿性关节炎的早期多见浮脉，说明病邪在经络肌表的部位；类风湿关节炎的后期多见沉脉，说明病邪郁于里，气血内困；大骨节病晚期多见迟脉，说明风寒入络，寒凝气滞，阳失健运；附骨痈多见数脉，说明邪热亢盛，气血运行加速；骨痨、骨肿瘤的后期多见虚脉，说明气不足以运气血；关节流注早期多见实脉，说明邪气亢盛而正气不虚。

（2）触诊：又称"摸诊""按诊"，是术者通过用手摸触或按压，诊察局部冷热、软硬、压痛、肿块或其他异常变化，从而了解病变的部位、性质、轻重及深浅等情况的一种方法。

1）压痛：根据压痛的部位、范围、程度来诊察筋骨疾病的性质和轻重。筋病位置较浅表，骨病位置较深在；骨痈疽压痛多剧烈，痹证压痛多较轻。

2）温度：触摸患处皮肤温度，可辨别病变的性质。骨痈疽、关节流注者，因热毒聚结，故皮肤焮热；缺血性肌挛缩者，因气血瘀阻不通，故肢端冰冷。

3）肿块：骨肿瘤、痛风性关节炎等，局部可触及肿块。应记录其部位、大小、硬度、移动性、边缘是否清楚等，以判断肿块的性质。如关节游离体，肿块忽隐忽现；骨肿瘤者，肿块固定不移，质较硬。

4）畸形：通过仔细检查骨的形态和关节是否异常，关节间隙是否相合等。如脊柱结核，可触及后凸畸形；颈肋在锁骨上方可触及；腰椎间盘退变可触及脊椎棘突偏歪等。

5）异常活动：在正常肢体不能活动的部位出现屈曲、旋转、假关节活动等异常现象，称为异常活动。见于先天性胫骨假关节，或骨痈疽、骨痨、骨肿瘤发生病理性骨折时。

（二）辨证的方法

1. 八纲辨证

八纲包括阴、阳、表、里、寒、热、虚、实，八纲辨证就是从这八个方面和四诊所获得的临床资料进行分析、综合与归纳。

（1）阴阳：辨阴阳为八纲辨证之总纲，可用来概括表里、寒热、虚实。表、热、实属阳，里、虚、寒属阴。骨痈疽初起，局部红肿焮热者属阳证，其溃后脓黄而稠；骨痨形成寒性脓疡，局部不红不热，溃后脓液清稀、淋漓不尽，难于生肌收口，属阴证。

（2）表里：是指筋骨病患部位的内外深浅。皮肤、肌肉、筋骨的局部病变皆属于表，累及脏腑、经络、气血者属于里。表证病位浅而病情轻，里证病位深而病情重。从表证转为里证，说明病邪由表入里，病势发展；由里证转为表证，说明病邪由里出表，病势好转。

（3）寒热：可概括人体生理机能的偏盛偏衰，阳胜则热，阴胜则寒。寒证多见于骨痨或骨关节慢性劳损的患者。热证多见于骨痈疽或伤后积瘀化热的患者。寒证或热证病势发展时，可能出现假象，如真热假寒或真寒假热等，应注意鉴别。

（4）虚实：是指人体正气强弱和病邪盛衰。虚指人体正气不足，抵抗力减弱，见于久病年老体弱者。实指致病的邪气盛，但人体抵抗力强，正气尚充沛，正邪相争激烈，见于骨痈疽的初期。但临床中常有"虚中夹实""实中夹虚"等虚实夹杂现象，如慢性骨髓炎急性发作，患者发热，局部红肿热痛，属实证，但病程迁延，气血亏耗，属虚证。

由于筋骨疾病的病因较复杂，患者所表现的证候往往不是单纯的里证或表证、寒证或热证、虚证或实证，而是几种证候同时并见，有时还相互转化，形成错综复杂的现象。例如附骨痈属表、实、热的阳证，随着病程的迁延，又可转变为附骨疽，呈现里、虚、寒的阴证。

2. 气血辨证

筋骨疾患可引起人体内部气血的功能紊乱。气为阳，血为阴，气血互相依存，循血脉行全身，濡养五脏六腑与四肢百骸。《素问·调经论》曰："五脏之道，皆出于经隧，以行血气。血气不和，百病乃变化而生。"筋骨疾患所引起的气血运行紊乱可表现为以下几种形式。

（1）气滞血瘀：筋骨发生损伤或疾患后，气机不利，血运障碍，局部疼痛、肿胀、功能障碍，或有瘀斑或皮肤青紫，面色晦暗，胸胁胀满疼痛，舌紫暗或有瘀斑。

（2）气血不足：久病不愈，气血耗伤，或气虚不能生血，或血虚无以化生气所致。症见局部肿痛缠绵不休，关节活动受限，或有骨关节畸形，形赢消瘦，面色苍白或萎黄，头晕目眩，少气懒言，乏力自汗，心悸失眠，舌淡而嫩，脉细弱。

（3）气虚失血：因气虚不能摄血而失血的证候，见于出血性骨关节病，如血友病性关节炎、工业性骨中毒等，肢体疼痛、肿胀或瘀肿，轻微损伤即造成出血不止，患者面色苍白，头晕目眩，手足发麻，胸闷气短，倦怠乏力，舌淡，脉细弱。

3. 脏腑辨证

脏腑辨证是根据脏腑的生理功能和病理表现，对病变的部位、性质及正邪盛衰进行判断的辨证方法。藏象学说认为：肝主筋，肾主骨，脾主肌肉。骨关节内的疾患必累及肝、肾及脾脏功能，并出现相应的症状，临床常见有肾阴虚、肾阳虚、肝气郁结、肝火上炎、肝风内动、肝血虚、脾气虚弱、脾不统血等证型。

（1）肾阴虚：骨病经久伤肾，或失血耗液，暗劫肾阴所致。临床表现为眩晕耳鸣，健忘失眠，腰膝酸软，咽干舌燥，形体消瘦，颧红盗汗，五心烦热或午后潮热，男子遗精，女子经少或崩漏。常见于腰部与骨关节疾患的后期。

（2）肾阳虚：多因素体阳虚，年老肾亏或久病伤肾所致。症见形寒肢冷，腰膝酸软，阳痿早泄，尿少浮肿，面色无华，食少便溏，五更泄泻，舌质淡嫩有齿痕，苔白滑，脉沉细。多见于年老体衰、久病卧床的患者。

（3）肝气郁结：多因情志不舒，郁怒伤肝，肝失疏泄所致。症见精神抑郁或急躁，胸胁窜痛或胀痛，胸闷不舒，少腹胀痛，妇女则乳房胀痛、痛经，舌苔薄白或黄腻，脉弦。多见于骨痨、骨肿瘤等症。

（4）肝火上炎：多因气郁化火所致。症见情绪急躁，胸胁灼痛，目赤肿痛，耳鸣头痛，口苦口干，小便黄赤，大便秘结，舌质红，苔黄糙，脉弦数，间有鼻衄。多见于骨痛疽初期。

（5）肝风内动：多因热极火盛，消耗肝阴，热动肝火所致。表现为头目眩晕，手足痉挛、抽搐或麻木，颈项牵强，角弓反张，舌质红或苔黄，脉多弦或弦数。多见于附骨痈或关节流注极期。

（6）肝血虚：因出血或久病消耗肝脏阴血，症见两目干涩，视物昏暗，耳鸣，眩晕欲仆，肌肉震颤，四肢麻木，爪甲不荣，妇女经少或经闭，舌红少津，脉细数。多见于恶性骨肿瘤的患者。

（7）脾气虚弱：多因慢性筋肉疾患损伤脾阳，或病后饮食失调所致。症见食欲不振，胃脘满闷，胃痛喜按，腹胀便溏，面色萎黄，四肢不温，倦怠无力，舌淡白，脉濡弱。多见于痿证。

（8）脾不统血：多因脾虚不能摄血所致。症见皮下出血，鼻衄，尿血，便血以及崩漏，兼见食欲不振，面色萎黄，神疲无力，眩晕耳鸣，气短懒言，舌质淡，脉细弱。多见于血友病性关节炎及工业性骨中毒患者。

三、治疗

《素问·至真要大论》指出："谨守病机，各司其属，有者求之，无者求之，盛者责之，虚者责之，必先五脏……而致和平。"骨疾病同样应当根据其发病机制辨证论治，使气血调和，机体康复。骨疾病的损害可能主要表现在局部，但可引起机体内部气血、经络、脏腑的功能失调，故内外兼治在其治疗过程中占主导地位。

（一）内治法

此法通过服药使局部与整体得以兼治。《素问·至真要大论》说："寒者热之，热者寒之，微者逆之，甚者从之，坚者削之，客者除之，结者散之，留者攻之，燥者濡之，急者缓之，散者收之，损者益之，逸者行之，惊者平之，上之下之，摩之浴之，薄之劫之，开之发之，适事为故。"这些见解充分体现了辨证论治的精神，骨疾病的用药基本遵循上述原则。如骨痈疽多属热证，宜用清热解毒法（热者寒之）；骨痨多属寒证，宜用温阳解毒法（寒者热之）；痹证因风寒湿三气杂至，故以祛邪通络法（客者除之）为主；痿证表现肌肉消瘦，遵"治痿独取阳明"法则，采用补益脾胃法（损者益之）；筋挛表现肢节活动不利，宜用舒筋解痉法（急者缓之）；骨肿瘤乃因瘀血与毒邪内聚，故宜活血解毒法（坚者消之）；骨先天畸形者，多肝肾不足，故宜补益肝肾法（损者益之）；脊柱退行性疾病多因慢性劳损引起，宜用温通经络法（劳者温之）；骨软骨病者气血凝滞，宜用行气活血法（结者散之）；代谢性骨病因营养障碍、气血不足，宜用补益气血法（损者益之）；地方病及职业病多因摄入毒物所致，宜用疏泄解毒法（逸者行之）。在临床医疗实践中，首先必须掌握骨疾病的本质及其发展规律，通过辨证求因、审因论治，然后采用具体的治疗方法，以便达到预期的医疗目的。

（二）外治法

1. 药物外治法

应用药物施于人体患部皮肤，以达到治疗目的的方法，称为药物外治法。清代吴尚先《理瀹骈文》记载云："外治之理，即内治之理；外治之药，亦即内治之药，所异者法耳。"又说："先列辨证，次论治，次用药。"也就是说，内治与外治的理、方、药三者相同，只是方法不同而已。

2. 手法治疗

手法治疗在筋骨疾患中应用范围较广。《素问·血气形志》说："形数惊恐，经络不通，生病于不仁，治之以按摩醪药。"手法治疗对痹证、痿证、筋挛及脊柱退行性疾病等有良好疗效。

（1）行气活血：《医宗金鉴·正骨心法要旨》曰："按其经络，以通郁闭之气，摩其壅聚，以散郁结之肿，其患可愈。"手法可以缓解血管与筋肉的痉挛，增进局部血液循环，消除瘀滞，促进气血运行，起行气活血、消肿止痛的作用。

（2）舒筋活络：《医宗金鉴·正骨心法要旨》曰："若肿痛已除，伤痕已愈，其中或有筋急而转摇不甚便利，或有筋纵而运动不甚自如，又或有骨节间微有错落不合缝者，是伤虽平，而气血之流未畅，不宜接、整、端、提等法，惟宜推拿，以通经络气血也。"推拿可以舒筋散结，活动关节，整复骨错缝或筋出槽，恢复肢体运动功能。

（3）调节脏腑功能：手法作用于体表，在局部通经络、行气血、濡筋骨，由于气血循经络的分布流进全身，故按摩推拿可影响脏腑功能，起调脾胃、补肝肾等作用，从而改善全身的营养状况和功能活动。

手法治疗要了解疾病的本质，了解疾病的主要矛盾，按照中医基本理论辨证施治。如治疗痿证时，根据"治痿独取阳明"这一基本原则，着重取阳明经进行推拿按摩治疗。

手法的刺激量大小、时间长短，需根据患者年龄、体质、部位以及不同疾病而决定。一般情况下，青壮年人、身强力壮者、腰臀四肢部位、病变深在、筋肉痿证等，可采用重手法；老人、小儿、体质虚弱、头面胸腹、病位浅表、急性病症等，均应采用轻手法。

3. 针灸治疗

针灸具有疏通经络、运行气血、调整阴阳、扶正祛邪等作用，广泛用于痹证、痿证、筋挛、骨关节退行性疾病、骨软骨病及代谢性骨病的治疗。骨伤科常用的针法有毫针、三棱针、皮肤针、火针、电针等。此外，用注射器将药物注射于穴位内称为水针（穴位注射）；在耳郭穴位上针刺治疗者，称为耳针。灸法的种类亦很多，主要有艾炷灸、艾条灸、针柄灸等。此外还有灯火灸（用灯心草或火柴点火灸灼）、光灸（用激光或红外线照射）以及药灸（用刺激性药物敷贴）等。骨痈疽、骨痨、骨肿瘤、血友病性关节炎以及工业性骨中毒等，禁忌针灸。

4. 物理疗法

物理疗法的作用在于：促进血液循环，改善组织的血液供给和营养；调整神经系统兴奋和抑制过程，使之趋于平衡；改变细胞膜的通透性，松解筋肉挛缩与关节粘连。此外还可将药物离子导入皮肤内组织，发挥药物的性能。物理疗法适用于各种痹证、痿证、筋挛及骨关节退行性疾病。临床上常用有直流电、感应电、超短波、微波、红外线、紫外线、激光、超声波、磁疗、蜡疗等方法。骨痈疽、骨痨、骨肿瘤、血友病性关节炎以及皮肤破损者，禁忌使用物理疗法。

5. 练功疗法

练功疗法是通过自身运动、摩捏等锻炼身体、防治疾病的方法，古称"导引"。练功活动可以促进全身和局部的气血运行，调节脏腑功能，使患处气血灌流充足，皮肉筋骨得以濡养，各种病理产物及早疏泄。同时，由于练功过程中"摇筋骨、动肢节"，可以防止失用性肌肉萎缩、骨质疏松、关节强直、筋挛及瘢痕粘连等。故练功活动适用于痹证、痿证、骨质增生、骨软骨病、代谢性骨病及某些职业病。而骨关节急性感染、结核、恶性肿瘤等，禁忌练功活动，以免邪毒扩散。

6. 手术治疗

某些筋骨疾患采用非手术治疗效果不佳时，应采用手术治疗。如骨痈疽切开引流、取死骨，骨痨病灶清除，骨肿瘤切除瘤体或截肢，骨先天畸形施行矫形术等。

第十章 化脓性骨髓炎

化脓性细菌感染骨骼而引起的炎症称化脓性骨髓炎。此为常见病，常反复发作。本病多见于 10 岁以下儿童，好发于四肢长骨，尤以胫骨为最多，股骨、肱骨和桡骨次之。按病情发展可分为急性化脓性骨髓炎和慢性骨髓炎。

一、病因病机

《黄帝内经》对骨痈疽等已有专篇论述，如《灵枢·痈疽》描述了痈疽之间的鉴别："疽者，上之疾以坚，上如牛领之皮。痈者，其皮上薄以泽，此其候也。"《灵枢·刺节真邪》论述了痈、骨疽、瘤的形成："邪气者……搏于脉中，则为血肉，不通则为痈。""气固于骨，骨与气并，日以益大，则为骨疽。"《小品方》将附骨疽分为附骨急疽和附骨缓疽两种，并指出附骨急疽须与"贼风"相鉴别。附骨急疽与贼风实相似也："附骨疽久者则肿见结脓；贼风久则枯或结瘰。"《诸病源候论》认为附骨痈的形成，是"寒邪与热气相搏，伏结近骨成痈"；附骨疽则是"由当风入骨解，风与热相搏……伏结壅遏，附骨成疽"，否则"亦是寒气客于肌肉，折于气血，结聚所成"。并描述了痈的证候，认识到痈的发展过程，分为肿瘰期、成脓期和溃疡期三个病理阶段。《仙传外科集验方》："所谓骨疽，皆起于肾者，亦以其根于此也。故补肾，必须大附子，方能作效。肾实则骨有生气，疽不附骨矣。"杨氏注重辨疮形和脓液，"恶毒脓管，寸长深满；脓血胶粘，用药可痊"，"臭秽无丝，血败气衰；阳绝阴盛，神仙难医"。书中对骨疽死骨排出的征兆，作了详细的纪录："脓白而清者，碎骨初脱，肉深难取；脓黄而稠者，碎骨将出。"强调对骨疽痈的治疗，重在去除死骨，治疗技术有刀钳切取或药物追蚀。外用药物如白降丹、腐灵药、透骨丹等。内治法，则在消、托、补的基础上，强调调理气血和从肾论治。热毒注骨：患疗毒疮疖或麻疹、伤寒等病后，余毒未尽，热毒深蕴于内，伏结入骨成痈；或因跌打闪挫，气滞血瘀，经络阻塞，积瘀成痈，循经脉流注入骨，繁衍聚毒为病。创口成痈：跌打、金刃所伤，皮破骨露，创口脓毒炽盛，入骨成痈，久不愈则成骨疽。正虚邪侵：明代陈实功《外科正宗》曰："夫附骨疽者，乃阴寒入骨之病也，但人之气血生平壮实，虽遇寒冷邪不入骨。"正气内虚，毒邪侵袭，正不胜邪，毒邪深窜入骨，致病成骨疽。

本病常见的致病菌是金黄色葡萄球菌，其次为乙型链球菌和白色葡萄球菌；由大肠杆菌、铜绿假单胞菌、肺炎球菌感染者少见。血源性骨髓炎的病理特点是骨质破坏、坏死和新骨形成互相平行。早期以破坏、坏死为主，后期以新骨形成为主。

血源性骨髓炎大多数发生在长骨的干骺端，干骺端有丰富的毛细血管网，此处血流缓慢，血中细菌容易在此停留。外伤使干骺端毛细血管网破裂出血，局部抵抗力降低，易受感染；全身性疾病、营养不良等，使全身抵抗力下降；或因身体其他部位有活动性感染病灶，该处的细菌进入血液循环，引起菌血症并传播至骨内，在干骺端生长繁殖，形成感染灶。随着病情的继续发展，可出现三种转归：①炎症吸收：由于身体抵抗力强、细菌毒力低、治疗及时，感染灶迅速被控制，炎症得以吸收痊愈。②形成局限性脓肿：身体抵抗力与细菌毒力抗争相当，炎症局限，形成局限性脓肿。③形成弥漫性骨髓炎：身体抵抗力弱，细菌毒力强，治疗不及时，则病灶迅速扩大而形成弥漫性骨髓炎。此时病灶内的脓液首先在骨髓腔内蔓延，再经哈弗斯管（Haversian canal）和福尔克曼管（Volkmann's canal）达骨膜下，形成骨膜下脓肿。也可先穿破干骺端的骨皮质，达骨膜下，形成骨膜下脓肿，再经哈弗斯管和福尔克曼管进入骨干骨髓腔。骨膜下脓肿继续增大可穿破骨膜，进入软组织，形成蜂窝织炎或软组织脓肿，然后穿破皮肤，流出体外，形成窦道。此后急性炎症的症状逐渐消退，转入慢性骨髓炎阶段。儿童患者则脓肿可穿破干骺端骨皮质而进入关节，成人患者则脓肿可直接穿入关节，形成化脓性关节炎。

骨膜下脓肿形成时被剥离的骨膜形成一层新骨，逐渐增厚形成包壳，骨干因失去来自骨膜的血液供给，骨内的供血滋养血管因炎症形成血栓，骨内供血被阻塞，形成死骨，小块死骨可被吸收或经窦道排出，大块死骨留在内，使窦口不能闭合，成为慢性骨髓炎的病理基础。

二、诊断与鉴别诊断

（一）临床表现

1. 急性化脓性骨髓炎（附骨痈）

（1）全身症状：起病骤然。开始全身不适，恶寒发热，或寒战高热，热毒炽盛酿脓时，体温可高达 39～40℃，持续 1～2 周，伴有出汗、烦躁不安，恶心呕吐，不思饮食，小便黄少，口渴唇干，舌质红，苔黄，脉浮数或洪数。

脓肿穿溃后，体温递减。慢性附骨疽一般体温不高，急性发作时可有全身发热，体温增高。一般慢性期表现出精神疲倦，肢软无力，形寒畏冷，四末不温，形体消瘦，心悸怔忡，面色无华，舌淡苔少，脉沉细弱等气血亏虚、肝肾不足的症状。

（2）局部症状：在早期，局部征象常被全身症状所掩盖。

1）疼痛：在病变局部一开始就有疼痛，表现为胀痛、跳痛。在骨端或关节处有局限性压痛，呈进行性加重。热毒酿脓到脓溃前，疼痛最为剧烈，一旦脓溃后，脓液流出，疼痛逐渐减轻。附骨疽疼痛较轻，常表现为隐痛，酸痛、时轻时重。

2）肿胀：病变部位多数呈环形漫肿，在早期不明显，常在发病后数天或 1 周后表现出来，当脓成或关节内积液增多时，按之应指有波动感，肿胀中心表皮透红。附骨疽，患肢粗大，骨骼胖肿高低不平，皮肉可无明显肿胀。

3）灼热：病变部位皮温增高，表面灼热。

4）功能障碍：早期附骨痈、关节流注，患肢很快出现不能活动。后期，因骨或关节受到破坏，筋肉挛缩，患肢多数呈屈曲畸形，或僵硬，强直，功能不同程度障碍。

5）窦道形成：脓肿溃后，脓液外流形成窦道，经久不愈，时流脓水或夹有小块死骨。附骨疽常反复发作，可形成多个窦道，疮口凹陷，边缘常有紫暗色肉芽组织形成。

附骨痈疽、关节流注，一般早期局部征象多属阳、热、实证；晚期局部征象多属阴、寒、虚证，或者虚实相兼。

病变部位穿刺检查，可抽得脓性液体，或是显微镜下有脓细胞、白细胞，脓培养可见化脓性细菌生长。局部穿刺对早期诊断具有重要价值。

2. 慢性骨髓炎（附骨疽、骨疽）

（1）全身症状：非急发期全身症状不明显，常有形体消瘦，面色㿠白，神疲乏力，食少纳差，或有自汗。舌淡红苔白，脉细弱。若有慢性急性发作，则出现发热、恶寒等全身症状。

（2）局部症状：患肢长期隐痛、酸痛，时轻时重。检查局部有压痛，叩击痛。疮口肿痛，见瘘管口常有稀薄脓液流出，淋漓不尽，或流出小死骨片。瘘管口常见肉芽组织增生，周围有色素沉着，用探针插入瘘管口内，常可触及死骨的粗糙面和骨瘘孔。瘘管一个或有多个。患肢增粗，皮肤上留有凹陷窦道瘢痕，紧贴于骨面，可触及病骨表面凹凸不平，轮廓不规则，皮下组织变硬。若慢性期急发，患肢疼痛加剧，疮口红肿加重。

（3）X线检查：X线片显示骨干增粗，皮质增厚轮廓不规则，密度增高，周围有新生包壳。其内有大小不等的死骨，死骨的密度较周围骨密度更高，骨髓腔可变窄或消失，还可见一个至多个破坏空洞透光区。骨质增生和骨质破坏并存，骨质增生范围大于骨质破坏范围。

（二）诊断

1. 急性化脓性骨髓炎（附骨痈）

1）患者有明显高热、长骨干骺端疼痛剧烈而不愿活动肢体、病变部位有一个明显的压痛区等临床表现。

2）病变部位穿刺检查：抽得脓性液体时对早期诊断具有重要价值。也就是说可以确诊。

3）实验室检查：急性期白细胞总数、中性多核皆增高，血沉增快，皆远超正常值。慢性期白细胞总数、中性多核、血沉皆可正常。

4）X线检查：发病后2周内无意义，发病2～3周后，出现骨质、骨膜改变，一般皆可确诊。但关节流注早期X线片出现关节肿胀，间隙增宽，骨端有脱钙现象，对早期诊断有重要价值。慢性期可出现上述X线检查表现。

2. 慢性骨髓炎（附骨疽、骨疽）

1）有慢性局部红肿疼痛、流脓史。

2）患者存在有分泌物的窦道、创口且其中伴有变色的肉芽组织或伴随有恶臭等深部骨感染的外在表现。

3）X线检查：可以确诊。可证实有无死骨，死骨大小、数量、部位、骨包壳生长情况、死骨与活骨是否已游离或部分游离。

（三）鉴别诊断

1. 尤因肉瘤

尤因（Ewing）肉瘤和化脓性骨髓炎都可引起患者体温上升，白细胞升高和X线片上表现为"葱皮"样骨膜反应。然而，尤因肉瘤病变靠近骨干，破坏区广泛，早期产生放射状骨膜反应。全身症状及局部症状不如急性骨髓炎剧烈。活体组织检查找到肿瘤细胞可以确诊。

2. 化脓性关节炎

化脓性关节炎的病变在关节内，化脓性骨髓炎的病变在关节外。化脓性关节炎早期即有关节内液体积聚，疼痛和压痛均局限于受累关节，关节活动明显受限，关节周围肌肉痉挛，如行关节穿刺可抽出脓性关节液。化脓性骨髓炎则可在病变及脓液流注部位抽出脓液。

3. 软组织急性化脓性感染

软组织急性化脓性感染与化脓性骨髓炎一样都有化脓性感染的全身症状和局部红肿热痛及功能障碍的表现，除深部脓肿外，大多数软组织化脓性感染其红肿热痛位于浅表组织，且局限在肢体一侧的一个范围，不像化脓性骨髓炎的患肢呈弥漫性红肿热痛。软组织急性化脓性感染的全身症状大多数较轻。虽然有少数患者X线检查也可见骨膜反应，但骨小梁不紊乱，骨质及髓腔无变化。

三、治疗

（一）中药疗法

1. 中药内治法

1）热毒注骨或创口成痈而脓未成者，以消法为主，治则为清热解毒、活血通络。可选用仙方活命饮、黄连解毒汤、五味消毒饮加减。

2）热毒注骨或创口成痈而脓已成但未溃者，治则以托里透脓，可用托里消毒饮。

3）正虚邪侵，急性骨髓炎脓已溃或已转入慢性期者，治则以气血双补为主，可选用八珍汤、十全大补汤。治疗时可根据细菌培养及药物敏感度试验选用抗生素，根据病情补液，补充维生素，加强营养，贫血者以少量多次输血等。

2. 中药外治法

（1）初期：选用金黄散、双柏散、玉露散等外敷患处，也可用新鲜蒲公英、紫花地丁、犁头草、四季青、马齿苋、野菊花等捣烂外敷。配合患肢制动，可用小夹板外固定或持续皮肤牵引，以缓解肌肉痉挛，减轻疼痛，防止畸形和病理性骨折。

（2）成脓期：局部继续使用上述药物外敷，患肢制动。如经初期治疗三四日后，疗效不明显，且全身和局部症状日益严重，局部穿刺抽吸出脓液者，应早期行骨钻孔开窗引流术治疗。如骨膜下脓肿破溃，软组织化脓性感染，局部肿胀明显，按之有波动感者，应及时切开引流。

（3）溃脓期：根据疮口大小、脓液虚实、脓液多少、疮口腐肉情况辨证处理。①初溃如脓水较多，可用冰黄液冲洗，并根据疮口有无脓腐情况，分别选用九一丹、八二丹、七三丹、五五丹药捻，或黄连液纱条塞入疮口中，每日换药1次。或外敷玉露膏或生肌玉红膏。②如疮口太小或疮口较硬，腐肉不脱者，可选用白降丹、红升丹、千金散药捻，插入疮口内，使疮口扩大，脓腐易出。③溃后身热不退，局部肿痛，脓泄不畅者，多是引流不畅，常须扩大疮口，以利引流脓毒。④疮口腐肉已脱，脓水将尽时，选用八宝丹、生肌散换药，促进生肌收口。

常用经方与验方

1. 阳和汤（《外科证治全生集》）

【组成】熟地黄30g，白芥子6g，炮姜炭2g，麻黄2g，甘草3g，肉桂3g，鹿角胶9g（烊化冲服）。

【功效与适应证】温阳通脉，散寒化痰。用于流痰、附骨疽和脱疽的虚寒型。

【制用法】水煎服，日1剂，每次100ml，每日2次口服。

2. 五味消毒饮（《医宗金鉴》）

【组成】金银花10g，野菊花10g，蒲公英15g，紫花地丁15g，紫背天葵子12g。

【功效与适应证】清热解毒。治骨关节感染初期。

【制用法】水煎服，日1剂，每次100ml，每日2次口服。

3. 天池伤科验方

【组成】金银花15g，野菊花15g，蒲公英15g，紫花地丁15g，紫背天葵10g，木通6g，天花粉3g，防风3g，没药3g，皂角刺（炒）3g，陈皮10g。

【功效与适应证】清热解毒，活血通络。用于急性期而脓未成者。

【制用法】水煎服，日1剂，每次100ml，每日3次口服，连服1周。

【组成2】炒白术15g，人参10g，木通10g，白芷5g，升麻10g，甘草节10g，当归15g，生黄芪25g，皂角刺10g，青皮10g。

【功效与适应证】脓已成而未溃者，以托法为主，治以托里透脓。

【制用法】水煎服，日1剂，每次100ml，每日3次口服。

【组成3】党参15g，白术15g，茯苓15g，甘草10g，当归15g，川芎10g，白芍15g，黄芪25g，肉桂10g，玄参15g，薏苡仁30g。

【功效与适应证】对窦道形成，无死骨残留者，多是转为慢性期，治以补气补血为主的补法。

【制用法】水煎服，日1剂，每次100ml，每日3次口服，连服半个月。

有死骨形成者，视其情况可择期将较大死骨取出，取出死骨后按窦道形成者治疗。对慢性骨髓炎的窦道可应用八二丹或七三丹提脓祛腐，外贴拔毒膏，还可用红升丹做成药条插入窦道内，定期换药，常收奇效。

（二）固定疗法

急性化脓性骨髓炎早期应用夹板、石膏托或皮肤牵引，抬高患肢并保持功能位，防止畸形和病理骨折。慢性骨髓炎有病理性骨折倾向者，可采用石膏托固定。

四、现代中医药研究

（一）病因病机的相关研究

慢性骨髓炎的发生往往有潜在的致病条件[1]，如伴糖尿病、癌症，或有开放性骨折等损伤，或继发性软组织感染。据报道，严重感染的发生率在开放性骨折后3个月内高达27%。其发生率与受伤至手术的间隔时间长短无关。近些年的研究发现，慢性骨髓炎的致病微生物类型缺乏一致性。除金黄色葡萄球菌外，还有艰难梭状芽孢杆菌病原体以及铜绿假单胞菌等这类较为罕见的厌氧细菌，另外这些微生物在每个慢性骨髓炎个体所占比例也不相同。由于成长发育不全、抵抗力下降等原因，血源性的慢性骨髓炎在成年人的发生率中要比儿童低得多。它通常发生于脊椎、骨盆、下颌骨或者胫腓骨等长骨处。有时甚至罕见地发生在腰椎横突上，腰背部轻微疼痛是其主要的症状。

郑世维[2]认为，情志抑郁、筋骨损伤、饮食失调、肾虚等原因引起的"正气不足"是导致化脓性骨髓炎的发病基础，而外感风寒湿邪，余毒流注，经络受阻，内热炽盛，导致气血壅塞，化腐成脓蚀骨是常见发病机制。本病的发病及病情演变与人体的气血、经络、脏腑等功能密切相关。人体正气旺盛，经络通畅，气血运行顺畅，脏腑功能正常，则抗邪力强而不易发病，即便发病，其病情也较轻浅。反之，若人体气血不足，经络受阻，脏腑失调，则易发病，且病情进展较快，预后较差。在准确认识化脓性骨髓炎病因病机的基础上，结合现代医学的认识进行辨证论治，方能取得良好临床疗效。

影像学检查对慢性骨髓炎的诊断、监测和治疗都很重要[3]。X线片是最基本的影像学检查，其表现可见骨外形不规则，有明显骨增生硬化，硬化区内有骨质缺损和空洞。CT的敏感性高，但缺乏特异性，诊断骨髓炎的作用是有限的。而MRI在骨髓炎发生3~5天内便可以检测到，能在早期发现骨髓炎中提供更完善的信息，由于其较好的敏感性和精确性，不仅可以检测坏死骨组织、窦道或脓肿，还可以作为脊髓感染的首选检查方法。在慢性骨髓炎的诊断和描述中，它明显优于其他骨显像系统。

（二）治疗方法的相关研究

在胫骨慢性骨髓炎常规干预措施的基础上对 32 例患者运用中医辨证分型进行治疗[4]。骨髓炎汤为上海市第六人民医院院内经验方，由猪苓、金银花、紫花地丁、蒲公英和牛膝五味药物组成。辨证结果：热毒内蕴者 9 例，予骨髓炎汤原方。脾胃虚弱者 6 例，予骨髓炎汤原方加党参 10g，白术 10g，茯苓 10g，炙甘草 6g，黄芪 10g，木香 6g，砂仁 6g。肾阴虚者 3 例，予骨髓炎汤原方加熟地黄 20g，山茱萸 15g，山药 15g，茯苓 10g，牡丹皮 10g，泽泻 10g，枸杞子 10g，桑寄生 10g。肾阳虚者 4 例，予骨髓炎汤原方加熟地黄 20g，山茱萸 15g，山药 15g，附子 6g，肉桂 3g，菟丝子 10g，枸杞子 10g，当归 10g，杜仲 15g，续断 10g，骨碎补 10g。气滞血瘀者 10 例，予骨髓炎汤原方加桃仁 10g，红花 10g，当归 15g，川芎 15g，熟地黄 15g，赤芍 15g，香附 15g。对比患者治疗前后的临床症状及舌象、脉象，均有一定改善。

蒋国鹏等[5]认为骨髓炎早期应祛腐生肌，促进腐肉脱落、新肉生长，加速疮口愈合；骨髓炎中期热毒已腐肉成脓，机体无力托毒外出，导致脓毒滞留，宜托毒生肌，用补益气血和透脓的药物，扶助正气、托毒外出；后期宜煨脓生肌，运用外敷中草药膏（散），托脓拔毒外出，使创口脓液渗出增多，载邪外出，从而达到促进创面生长的目的；而当疮疡溃后脓水将尽，或腐脱新生时，应采用养阴生肌治法。根据多年临床经验，将慢性骨髓炎的证型分为热毒炽盛型、痰瘀互结型、气阴两虚型三型。其中热毒炽盛型患者主要症状为脓液量多、色黄质稠；痰瘀互结型无脓液渗出，或渗出量少；气阴两虚型患者脓液量稀薄，创面颜色为粉红色。

参 考 文 献

[1] POLLAK A N，JONES A L，CASTILLO R C，et al. The relationship between time to surgical debridement and incidence of infection after open high-energy lower extremity trauma[J]. J Bone Joint Surg Am, 2010, 92（1）：7-15.

[2] 郑世维，徐浩，李黔春，等. 基于中医理论探讨化脓性骨髓炎的病因病机 [J]. 中华中医药杂志，2017，32（1）：80-83.

[3] 彭冰，宋才渊，金红婷，等. 慢性骨髓炎的临床诊断与治疗 [J]. 中国骨伤，2015，28（9）：870-873.

[4] 李琦，彭学丰，曾炳芳，等. 骨髓炎汤治疗胫骨慢性骨髓炎的临床疗效观察 [J]. 中国中医骨伤科杂志，2020，28（1）：35-37，42.

[5] 蒋国鹏，黄晋，李应福，等. 慢性骨髓炎辨治体会 [J]. 中医杂志，2016，57（16）：1426-1427.

第十一章　化脓性关节炎

关节的化脓性感染称化脓性关节炎，儿童多见，好发部位为髋关节和膝关节。祖国医学称本病为"关节流注"或"流注病"。清代高憩云著《外科医镜》指出："流注病多生十一二岁，或七八岁，三两岁小儿最多，大都先天不足，寒乘虚入里。"

一、病因病机

正虚邪乘：明代汪机《外科理例》指出："或腠理不密，寒邪客于经络，或闪扑，或产后，瘀血流注关节，或伤寒余毒未尽为患，皆因真气不足，邪得乘之。"腠理不密，夏秋之间为暑湿所伤，继而露卧贪凉，寒邪外束，客于经络，皆因真气不足，邪得乘之，经脉受阻，乃发本病。余毒流注：患疔疮疖痈或患麻疹、伤寒之后毒邪走散，流注于关节；或外感风寒，表邪未尽，余毒流注四肢关节所致。瘀血化热：因积劳过度，肢体经脉受损，或因跌仆闪挫，瘀血停滞，郁而化热，热毒流注关节而发病。

本病的感染途径经常为细菌从身体其他部位的化脓性病灶经血液循环传播至关节腔，即血源性传播。有时为化脓性骨髓炎骨质破坏，脓液进入关节腔。也可因开放性损伤，细菌经伤口进入关节。最常见的致病菌为金黄色葡萄球菌，其次为白色葡萄球菌、大肠杆菌、副大肠杆菌、肺炎球菌等。病变发展大致可分为三个阶段，在发展过程中有时并无明确的界限。浆液渗出期关节滑膜充血、水肿，有白细胞浸润。关节腔内有浆液性渗出液，关节软骨尚未被破坏，这一阶段若治疗正确，渗出液可被吸收，关节功能不受影响。浆液纤维蛋白渗出期渗出液增多且黏稠混浊，关节内纤维蛋白沉积而造成关节粘连。由于中性粒细胞释放大量溶酶体类物质，关节软骨遭破坏，导致关节功能障碍。脓性渗出期滑膜和关节软骨被破坏，关节活动有严重障碍，甚至完全强直。

二、诊断与鉴别诊断

（一）临床表现

1. 全身症状

由于余毒流注、瘀血化热，真气不足而邪得乘之，出现高热、畏寒、全身不适，食欲减退，小便短赤，舌苔黄厚，脉洪数。

2. 局部症状

患病关节红、肿、热、痛，患肢处于关节囊较松弛的位置以减轻胀痛，如髋关节呈屈曲、外展、外旋位等，欲改变此肢体位置时，疼痛加剧。随着关节内积液积脓增多，关节周围肌肉痉挛，可并发病理性脱位或半脱位。关节内积脓向外溃破，可形成窦道。未得及时正确的治疗者，最终可出现关节强直。关节部位压痛明显。关节内有积液，在膝关节则浮髌试验阳性，表浅的关节可扪及波动感。

3. 实验室检查

白细胞计数及中性粒细胞计数增多，红细胞沉降率增快。关节液可呈浆液性、血性、混浊或脓性，显微镜下可见大量白细胞、脓细胞和革兰氏阳性球菌。

4. X 线检查

早期可见关节周围软组织阴影及关节囊胀肿，关节间隙增宽，关节附近的骨质疏松。后期关节软骨被破坏，关节间隙变窄和消失。最后病变愈合后，关节呈纤维性或骨性融合。

（二）诊断

1）患者一般有感染灶及外伤史。

2）全身表现为起病急、食欲差、全身不适、畏寒及高热等。

3）局部可有关节疼痛、肿胀、积液、皮肤温度增高、关节拒动及呈半屈曲位。可发生脱位。

4）关节穿刺液呈混浊样或脓性。

5）白细胞总数及中性粒细胞数明显增加、血沉增快，血培养可阳性。

6）X线摄片早期关节间隙变宽，较晚期间隙变窄，晚期有关节破坏，关节间隙消失等表现，早期应与对侧关节对比。

（三）鉴别诊断

1. 化脓性骨髓炎

病变部位可见红肿热痛，但主要表现在骨干周围的软组织。化脓性关节炎的红肿热痛部位在关节周围，为减轻关节胀痛，患肢放在特殊的体位，化脓性骨髓炎无此特殊表现。X 线片变化，化脓性骨髓炎在干骺端及骨干，化脓性关节炎在发病关节。

2. 关节结核

早期全身症状不明显，发展缓慢，病程长，继而出现午后潮热、自汗。关节肿胀，但不红，溃破后脓液清稀且夹有干酪样絮状物，肢体萎缩，关节活动度小和或消失。

3. 风湿性关节炎

典型表现为游走性的多关节炎，常呈对称性，关节局部可出现红肿热痛，但不化脓。炎症消退，关节功能恢复，不遗留关节强直和畸形。皮肤可有环形红斑和皮下小结。风湿性心脏炎是最严重的继发症。

三、治疗

（一）中药疗法

1. 中药内治法

（1）正虚邪乘：治以清热解毒为主，辅以渗利化湿，方用五味消毒饮加豆卷、佩兰、薏苡仁等。

（2）余毒流注：治以清热解毒，凉血祛瘀，方用犀角地黄汤、黄连解毒汤。

（3）瘀血化热：治以活血散瘀，清热解毒，方用活血散瘀汤加紫花地丁、金银花、蒲公英、栀子。

2. 中药外治法

（1）初期：脓肿未成，可选用消肿止痛、软坚散结的药物，使炎症消散，促进炎性渗出的吸收，减轻后遗症，如选用拔毒消疽散、玉露膏、金黄膏等外用于患处。

（2）成脓期：脓肿形成后，可行切开引流，疮口内用三黄液纱条引流换药。

（3）溃脓期：脓溃后，局部外用五加皮、白莲、芒硝水湿敷，以促进感染局限和早日恢复。

常用经方与验方

1.五味消毒饮（《医宗金鉴》）

【组成】金银花10g，野菊花10g，蒲公英15g，紫花地丁15g，紫背天葵子12g。

【功效与适应证】清热解毒。治骨关节感染初期。

【制用法】水煎服，日1剂，每次100ml，每日2次口服。

2.犀角地黄汤（《千金方》）

【组成】生地黄30g，赤芍12g，牡丹皮9g，水牛角0.6g。

【功效与适应证】清热凉血解毒。治热入血分，疮疡热毒内攻表现为吐血、衄血、便血和皮肤瘀斑、高热神昏谵语、烦躁等症。

【制用法】水煎服（生地黄先煎，水牛角锉末冲服），日1剂，每次100ml，每日2次口服。

（二）其他疗法

早期诊断，早期治疗，是治疗本病的关键。及时、足量、有效的抗生素，不仅能保护患者生命，还可保留肢体功能，最大限度地防止患肢致残。一旦关节内脓液已形成，应尽早切开排脓。如果关节破坏严重，功能已丧失，必须使关节固定在功能位，以免关节非功能位强直而严重影响功能。必要时，尚需输血、补液，注意水、电解质和酸碱平衡失调的纠正。如全身中毒反应严重，甚至出现中毒性休克者，应积极抗休克治疗。

四、现代中医药研究

（一）病因病机的相关研究

化脓性关节炎是指化脓性细菌侵袭关节而引起的感染，金黄色葡萄球菌是主要病原菌。感染途径大多为血源性传播，少数为直接感染及蔓延感染。本病属中医学"无头疽""骨痛疽"和"流注"范畴，可分为急性期及慢性期，以急性期居多。急性期起病急，常伴有高热、汗出、膝关节红肿热痛等症状，若急性期治疗不当，可转为慢性期，迁延难愈，最终导致关节功能的丧失。因此，早治疗是确保治疗效果及关节功能的关键。

现代研究发现化脓性关节炎最常见的致病菌为金黄色葡萄球菌，其次为链球菌、白色葡萄球菌、铜绿假单胞菌、淋病奈瑟球菌、大肠杆菌、肺炎球菌和伤寒杆菌等。细菌进入关节内的途径有：①血行感染；②直接感染；③蔓延感染。急性期病程发展可分为3期：①浆液性渗出期；②浆液纤维蛋白性渗出期；③脓性渗出期。影响本病发生及其严重程度主要有3个因素：①机体免疫力；②感染细菌的数量与毒力；③感染的局部反应。除此之外还与感染部位及治疗措施有关。感染后的病理变化过程根据不同的患者、年龄、感染部位以及局部解剖学特点而不同。多数医家认为本病乃素体虚弱，病因有感受风寒湿邪或热毒蕴结，或因跌打损伤、瘀热相结、阻于筋骨、气血凝滞而成，尤重寒、湿、热、瘀及脏腑失调这几个因素在发病中的地位[1]。

（二）治疗方法的相关研究

化脓性关节炎的治疗多采用全身使用抗生素结合局部切开或穿刺引流等，但存在耐药性、治疗周期长、复发率高等缺陷[2]。随着关节镜技术在临床的广泛应用，关节镜下清理术在抗生素使用时间短、感染控制可靠等方面的优势逐渐凸显[3]。

胡军等[4]研究发现中医药联合采用关节镜微创技术结合中药治疗，可以有效地控制患者病情，有利于保护关节软骨，关节功能得到快速的恢复。本研究结果显示结合中药清热解毒经典方剂仙方活命饮治疗急性化脓性关节炎可显著提高膝关节 Lysholm 评分，膝关节疼痛评分明显下降，膝关节屈伸度和功能优良率明显高于对照组。患者膝关节功能得到有效的快速恢复，减少抗生素因长期使用产生的副作用，可以有效地预防膝关节的慢性感染，提高患者的生活质量。

参 考 文 献

[1] 张伦广，姜劲挺，安文博，等. 膝关节化脓性关节炎的治疗进展 [J]. 中医学报，2013，5：750-752.

[2] 宋长志，徐小卒，吴亚，等. 关节镜下清创及灌洗引流治疗急性化脓性膝关节炎 [J]. 中华关节外科杂志（电子版），2019，13（2）：237-241.

[3] 肖仕辉，张向敏，杨文彬. 关节镜清理结合改良置管对冲治疗化脓性膝关节炎 [J]. 实用临床医学，2016，17（12）：30-32.

[4] 胡军，周中. 关节镜下清理结合仙方活命饮治疗急性化脓性膝关节炎的临床观察 [J]. 南京中医药大学学报，2019，35（2）：148-151.

第十二章　骨与关节结核

骨与关节结核是结核杆菌经血行引起的继发性骨与关节慢性感染性疾病。常发生在脊椎，其次为膝、髋及肘关节等。发病缓慢，可有下午低热，患处疼痛、压痛、叩痛及肌肉痉挛，关节活动受限。祖国医学中，发于环跳部的称附骨痰，发于背脊的称龟背痰，发于腰椎两旁的称肾俞虚痰，发于膝部的称鹤膝痰，发于踝部的称穿拐痰等，统称流痰。后期因耗损气血严重，呈虚劳征象，故又称骨痨。

一、病因病机

清代《疡科心得集·辨附骨疽、附骨痰肾俞虚痰论》曰："……童痨而毙，又大人亦有之，男则系房劳不禁，色欲过度，肾水干涸而生，女则由真阴不足，经枯血闭而发，起时腰痛足软，腿膝酸楚，渐渐腿股肿胀，又名股阴疽，久则成脓；或腰间肾俞穴硬色白，即名肾俞虚痰二证，溃脓后皆不能收功。"清代《医门补要·腰痛日久成龟背痰》曰："脾肾二亏，加之劳力过度，损伤筋骨，使腰胯隐痛，恶寒发热，食少形瘦，背脊骨中凸肿如梅，初不在意，渐至背伛项缩。盖肾衰则骨痿，脾损则肉削，但龟背痰已成，愈者甚寡，纵保得命，遂为废人。"对骨与关节结核已有较全面的认识。

患者有与结核患者接触史，或患结核病史。患者多先天禀赋不足，后天营养不良以致正气虚弱，感染痨毒所致。儿童骨骼柔嫩，筋骨未坚强，再因儿童活泼好动，易形成积累性损伤，使局部抗病邪能力降低。成年男人房劳过度，肾水干涸；女人真阴不足，经枯血闭，导致正气虚弱。平素脾虚胃弱，肾虚骼空，劳力过度，损伤筋骨。因跌仆闪挫，治疗失误，气血凝滞，复感风寒湿邪，客于脊骨，督脉等诸经络阻滞，气血不畅，痰浊凝聚，留于脊柱。这诸多因素，造成痨毒入侵蚀骨腐筋发为本病。

本病主要病机是肾亏脾弱，寒凝痰滞，痨毒盘踞。脾主运化，脾虚则不能运化输布水谷之精微，濡养五脏六腑、四肢百骸；肾主骨，又主腰腿，其经贯肾络脊，肾虚则骨失所主，腰脊软弱；督脉为人身之阳经，具有运行气血，濡养全身的功能，督脉起于下极之俞，并于脊里，上至风府，入属于脑，对濡养脊柱，抗御外邪具有直接作用。督脉空虚，则椎骨软弱，脊柱本身承重大，最易积劳致损。在小儿，先天禀赋不足，肾气未充，骨骼柔弱，也易导致损伤。所以先天禀赋不足，后天脾肾两虚，外伤劳损，邪毒乘虚入侵是导致本病发生的主要病因病机。

本病属本虚标实之证。先天不足，肾亏骼空为本虚，气血失和，痰浊凝聚为标实。病情发展过程，初期表现为虚寒，痰浊凝聚；中期表现为寒热错杂，正虚邪实；后期脓溃后多出现阴虚火旺或气血两虚证候表现。

骨与关节结核 95%继发于肺结核，其次是消化道结核、淋巴结结核或由邻近的结核病灶直接侵袭骨关节而致。当结核杆菌侵入骨关节后，引起的病理变化可分为渗出期、增殖期、干酪样变性期，三期不能截然分开。病理演变有两种结果：一是病灶可逐渐修复，由纤维化、钙化或骨化，渐趋静止或愈合；二是病灶发展而干酪样物液化，形成脓肿，破坏加重。根据病变过程可分为单纯骨结核、滑膜结核、全关节结核三种类型。

二、诊断与鉴别诊断

（一）临床表现

1. 初期

起病缓慢，症状不显，患处隐隐酸痛，继而全身倦怠，气弱无力，面色㿠白，食欲减退，夜间痛甚，舌质淡，苔薄白，脉沉细，或弦缓。体格检查：病变棘突可有轻度压痛和叩击痛。脊柱前屈、后伸、侧屈活动受限，动则疼痛加重。化验时血沉增快。

2. 中期

病变活跃，病变部位疼痛明显，可持续性痛或间歇疼痛，休息后减轻，劳累后加剧。颈椎结核疼痛放射到上肢和枕部，胸椎结核疼痛可放射到胸壁和腹壁；腰椎结核疼痛放射到下肢。潮热盗汗或寒热错杂，失眠，纳差，体倦无力，形体消瘦，舌质红或少苔，脉细数或沉细数无力。体格检查：病变棘突压痛和叩击痛明显，颈椎结核，头部前倾，斜颈或短缩畸形，头部旋转受限，常用双手托住下颌部。在一侧或两侧锁骨上窝可摸到冷脓肿，也可在咽后壁发现冷脓肿，并压迫食管和气管。胸腰段结核和腰椎结核患者，头和躯干后伸，不能弯腰，拾物试验阳性。胸椎结核早期可出现局限性后突畸形。胸椎结核在脊柱两侧形成椎旁冷脓肿，胸腰段和腰椎结核多形成腰大肌寒性脓肿和髂窝脓肿，还可在臀部和大腿部发现冷脓肿。实验室检查：血沉增快。

3. 后期

后期表现为低热盗汗，心烦失眠，口燥咽干，食欲减退，形体消瘦，舌红少苔，脉细数等阴虚火旺表现。日久也可出现体倦无力，面色无华，气弱懒言，自汗食少，舌质淡，苔薄白，脉细弱等气血不足的表现。体格检查：病变部位可见后突畸形，冷脓肿已溃形成窦道，流脓清稀或夹有豆腐花样或干酪样物质，日久管口凹陷，周围皮色紫暗，还可发生混合感染，久不收口。脊柱功能障碍。若病灶侵犯脊髓，结核性肉芽组织和炎性水肿直接压迫脊髓，出现继发性痉挛性截瘫。多发生在第五至第十胸椎。表现出下肢无力、发麻、括约肌功能障碍，严重时，感觉和自主运动功能丧失，肌张力增高，腱反射亢进，病理反射征阳性。

4. X 线检查

X 线检查是诊断骨与关节结核的重要手段之一。通过 X 线平片和断层片，不但能够确定病变的部位和程度，而且还能明确病变的性质和病理改变，对于早期诊断和指导治疗都有重要价值。骨与关节结核初期的 X 线片所见为局部骨质疏松，关节间隙或椎间隙狭窄模糊。继而骨质局部骨纹理结构紊乱，密度减低，境界模糊不清。骨松质结核的一般表现为周围骨质疏松，而没有明显的增生。病变靠近边缘，骨纹理紊乱发展为溶骨破坏，在 X 线片上呈现磨玻璃样改变，病变位于中央，在破坏区内有时可见到半溶骨的条块状密度增高的死骨阴影。病变处于进展期时，病灶周边境界一般表现模糊不清，而且周围骨质一般无明显密度增高的增生阴影。病变稳定时期时，破坏区的境界比较清晰，但仍无明显的骨质增生。治愈修复期时，境界清晰并有密度增高硬化现象。

（二）诊断

1) 常有与结核病患者接触史或患病史。

2) 患者初期发病缓慢，症状不明显，常有隐痛，体倦无力。随病情发展，疼痛加重。中期时，病变活跃，出现低热盗汗，食欲减退，形体消瘦，小儿易哭，血沉加快等结核中毒的全身症状。后期全身症状加重，或到病情静止时，出现气血两虚，肝肾亏损的全身症状。

3）X线摄片可以明确诊断，了解结核的部位、类型和严重程度。

（三）鉴别诊断

根据病史、症状、体征、X线表现、实验室检查等，诊断多无困难。但在早期或症状不典型时，往往有一定困难，应定期检查，观察其演变。常与下列疾病相鉴别。

1. 类风湿关节炎

单纯滑膜结核常不易与单关节的类风湿关节炎鉴别，确诊往往要靠滑膜切取活检和关节液细菌学检查。类风湿关节炎一般多发，有关节积液而不发生混浊和脓性变，而且从不破溃。X线片示关节面不出现软骨下骨质的深层破坏。

2. 化脓性关节炎

急性化脓性关节炎不易与关节结核混淆；但当结核呈急性发展或化脓性关节炎表现为亚急性或慢性病变时，两者不易区别。病史、其他结核病或化脓病灶的存在、关节穿刺液的细菌学检查，有助于鉴别。

3. 化脓性骨髓炎

急性化脓性骨髓炎发病急剧，全身和局部症状明显，2周后X线片可见广泛的骨质破坏、大块坏死骨和大量骨膜新骨形成，所以较容易与骨结核鉴别。慢性化脓性骨髓炎发生在骨端或骨干或骨松质，由病史、病程、体征、X线较易鉴别，确诊需要细菌学和病理学检查。椎体的急性炎症的剧痛和全身感染反应及X线片检查，不难与结核鉴别。

4. 骨肿瘤

骨干结核须与尤因肉瘤做鉴别。椎体中心型结核与转移癌或网织细胞肉瘤做鉴别。掌、指骨骨干结核须与内生软骨瘤做鉴别。寒性脓肿有时会被误诊为肿瘤，但前者有微波动感，穿刺为脓液；后者一般质地较硬，呈实体感，穿刺可得到肿瘤组织或血液；除根据患者的年龄、病史、临床特点、实验室和X线片所见外，必要时采取切开活检确诊。

三、治疗

（一）中药疗法

1. 中药内治法

（1）虚寒痰浊凝聚型：多见于龟背痰早期，发病缓慢，全身症状不明显，患处仅有隐隐酸痛，四肢不温，逐渐出现全身倦怠，夜间疼痛明显，脊柱活动受限，活动后疼痛加重，病变局部不红不热。舌淡，苔薄白，脉沉滑。治则：温经散寒，化痰行滞，益气养血。方用大防风汤加减。

（2）正虚邪实型：多见于龟背痰中期。在病变处或远离病变部位形成寒性脓肿，脓肿已形成但未能溃破，肿胀局部色暗红，按之应指，此为寒邪化热，邪阻经络，热盛肉腐，为邪实之象。倦怠无力食欲减退，形体消瘦，舌质红，苔薄白，脉细沉。为正气虚弱，阴血不足之象。治则：扶正托毒。方用神功内托散加减。

（3）阴虚火旺型：多见于龟背痰寒性脓肿将溃之时，或溃破不久。邪毒伤阴，阴虚火旺。表现出口干咽燥，颧红，潮热，盗汗，心烦失眠，形体消瘦，舌红少苔，脉细数。治则：滋阴清热，扶正托毒。方用清骨散加味。

（4）气血两虚型：多见于脓肿破溃之后，耗伤气血。脓液稀薄如痰，窦道久不收口，面色无华，头晕目眩，自汗，体倦无力，食少便溏，心悸不宁，唇淡，舌质淡红，苔薄白，脉细弱，为气血两虚之证。治则：健脾和胃，补益肝肾，补养气血。方用十全大补汤或人参养荣汤。常加补肾壮骨活血药，如川续断、骨碎补、鹿角胶、枸杞子等。

2. 中药外治法

（1）初期：用温经活血，软坚散结的膏剂或散剂，如和解凝膏、回阳玉龙膏加桂麝散、活血散等外敷。

（2）中期：即脓成期，穿刺抽脓，保护针眼，继续用上述外用药物。

（3）后期：脓溃后或形成窦道，可用五五丹或七三丹药线引流，脓尽用生肌散收口。对窦道口较大的主张用五五丹或七三丹包在盐水沙条内作引流，避免丹药直接与肉接触，形成硬性管壁。窦道也可用白降丹或三品一条枪腐蚀，待腐蚀后，管壁肉芽新鲜后，改用五五丹或七三丹引流，脓尽后用生肌散收口。

常用经方与验方

1.大防风汤（《太平惠民和剂局方》）

【组成】防风10g，白术15g，杜仲15g，当归10g，生地黄15g，白芍15g，黄芪30g，羌活12g，怀牛膝12g，制附子6g(另包，先煎15min)，川芎10g，甘草6g。

【功效与适应证】祛风顺气，活血脉，壮筋骨，除寒湿，逐冷气。主瘌风，患瘌后脚痛瘫弱，不能行履；鹤膝风，两膝肿大疼痛，不能屈伸。

【制用法】水煎服，日1剂，每次100ml，每日2次口服。

2.神功内托散（《外科正宗》）

【组成】白术15g，当归10g，黄芪30g，白芍12g，茯苓10g，陈皮10g，制附子6g(另包，先煎15min)，木香6g，川芎6g，山甲(炒)6g，人参6g，甘草6g。

【功效与适应证】补气益血，温阳托毒。常用于痈疽日久，不肿不高，不能腐溃，脉细身凉者。

【制用法】水煎服，日1剂。每次100ml，每日2次口服。

3.清骨散（《证治准绳》）

【组成】银柴胡10g，鳖甲12g，秦艽12g，青蒿15g，地骨皮15g，胡黄连10g，知母10g，甘草6g。

【功效与适应证】清虚热，退骨蒸。常用于治疗结核病、慢性消耗性疾病的发热骨蒸等属阴虚内热者。

【制用法】水煎服，日1剂，每次100ml，每日2次口服。

（二）其他手法

1. 局部制动

局部制动包括牵引疗法、夹板或石膏绷带制动。制动可减少病区活动，免除负重，缓解疼痛，有利于修复。牵引还可以纠正挛缩畸形及缓解痉挛。有的挛缩畸形也可以用石膏管型加楔矫正。制动的肢体位置最好保持在功能位。

2. 脓肿的处理

小的脓肿可以自然吸收或钙化而沉着于结缔组织中，但需相当长的时间，甚至十几年以上，抗结核药物往往对脓肿内的结核菌不起作用。因此，较大的脓肿应及早行排脓术。排脓的方法有穿刺排脓及切开排脓两种方式。穿刺排脓时应当从脓肿范围以外的健康皮肤进针，在皮下斜行一段，然后刺入脓肿，这样可防止穿刺后形成窦道。切开排脓往往与病灶清除术同时进行。

3. 病灶清除术

在抗结核药物配合下，通过不同的手术途径显露病灶，彻底清除脓液、干酪样物质、死骨、肉芽组织及坏死的组织，这种手术适用于任何部位有明显死骨，较大的脓肿或经久不愈的窦道。也用于非手术治疗未能控制的单纯骨结核或滑膜结核，以及脊椎结核合并截瘫者。

四、现代中医药研究

（一）病因病机的相关研究

结核病是存在于地球上的一种古老疾病，约有一万多年的历史，至今仍对人类的生命健康造成巨大的威胁。中医药治疗结核病的历史悠久，具有完善的中医理论体系和丰富的中药资源，中药具有毒副作用小、不易产生耐药等特点，展现了一定的优势，中医药抗结核作用不能被忽视[1]。

中医学认为，骨痨发病因气血失和，风、寒、痰浊凝聚留于骨骼、肌肉间隙所致，中医学家多采用温肾散寒、逐痰排脓、去腐生新之法治之[2]。在明代虞抟所撰《医学正传·劳极》中，早已确立了痨病的两大治则："杀虫和补虚。一则杀其虫，以绝其根本；一则补其虚，以复其真元。"根据脊柱结核患者临床辨证的特点，表现气阴两虚较重，在治疗的过程中益气固表、扶正败毒、滋阴补气升阳以助排出寒痰之邪。还应重视补肾强骨，运用补气健脾之品补虚培元，扶固正气，健脾强督，行气补虚。历代医家主张维护脾胃功能的健旺，胃气一败则百药难施[3]。脾运化水谷精微的功能正常，脏腑经络、四肢百骸乃至筋肉皮毛等都能得到充分的濡养，从而进行正常的生理活动，机体保持健康。再配合活血通经之药，促进病理代谢产物的吸收，消痰化瘀、逐瘀排脓到体外[4]。

（二）治疗方法的相关研究

临床应用的一线的抗结核药物已经为人类服务约 50 年，这也是结核分枝杆菌产生耐药性的重要原因。传统中药在结核病的防治中发挥了重要作用，研究中药抗结核活性成分也就成为发现新型抗结核先导结构的重要手段，这些活性成分大多具有与临床药物不同的抗结核作用机制[5]。李洪敏[6]等在体外应用 Bactec 技术评价了苦参碱的抗结核分枝杆菌活性，实验结果表明苦参碱具有抑制结核分枝杆菌生长的作用。赵奎君[7]等从狼毒大戟根部的乙酸乙酯提取物中分离得到了狼毒乙素，结果显示，在抑制非耐药型结核分枝杆菌方面，狼毒乙素明显抑制非耐药结核分枝杆菌的生长。吴燕燕等[8]研究了黄芩苷对结核分枝杆菌作用下 TLR2-MyD88 信号通路的影响。结果表明，黄芩苷具有上调 TLR2 和 MyD88 的作用，从而为黄芩苷抗结核机制的揭示提供了依据。研究人员从白芷根部分离得到了氧化前胡素、水合氧化前胡素、发卡二醇这三种对快速生长的分枝杆菌具有抗菌活性的化合物[9]。从中药中发现新的、高效低毒的、具有不同作用靶点的抗结核药物，是未来抗结核病药物发展的一个方向。

参 考 文 献

[1] 彭成. 中药防治耐药菌感染创新药物发现模式："方-病证-菌、药-病证-菌、部位-病证-菌、成分-病证-菌、物质结构-网络关系-作用靶标"[J]. 中药与临床，2017，8（2）：1-4.

[2] 李初勤. 阳和汤加味联合西药治疗骨与关节结核 41 例 [J]. 中国药物与临床，2015，15（1）：110-111.

[3] 邓建平，周敏，李岂坚. 从脾论治肺痨盗汗 [J]. 中华中医药学刊，2014，32（5）：997-999.

[4] 李军杰，邓强，张彦军，等. "益气养阴、逐瘀化痰"法治疗老年性脊柱结核的思路初探 [J]. 中国中医基础医学杂志，2019，4：462-464.

[5] 李思阳，季兴跃，李卓荣. 抗结核中药有效成分研究进展 [J]. 中国抗生素杂志，2013，38（10）：725-729.

[6] 李洪敏，冯端浩，曹晶，等. 中药苦参碱对结核分枝杆菌的抑制作用 [J]. 解放军药学学报，2002，18（6）：383-384.

[7] 赵奎君，刘锁兰，李洪敏. 狼毒大戟中不同组分和成分抗结核分枝杆菌作用的研究 [J]. 中国药师，2007，10（11）：1063-1064.

[8] 吴燕燕，王易，王莉新. 黄芩苷对结核分枝杆菌作用下 TLR2-MyD88 信号通路的影响 [J]. 中国免疫学杂志，2011，27（8）：714-716.

[9] 张富强，聂红，韦艺，等. 白芷的化学与药理研究进展 [J]. 南京中医药大学学报，2002，18（3）：190.

第十三章　创伤性关节炎

因创伤造成关节面不平整或承重失衡，关节软骨发生退行性改变，出现关节疼痛、功能障碍者，通称为创伤性关节炎。其临床症状及病理改变与退行性骨关节病极为相似。所不同者，患者均有明显创伤史，并可见于任何年龄组，但多见于运动量大的青壮年。

一、病因病机

创伤性关节炎属中医"痹证"范畴，气血、阴阳及脏腑之虚与本病的发生发展密切相关。气虚不足以推动血脉的正常运行，血行不畅而致瘀滞，阳虚则卫阳不固痰湿之邪易乘虚而入；脾主运化水湿，脾虚则易于湿停；肝藏血、主筋，肝血不足，血不养筋，则筋脉拘急、关节屈伸不利；肾藏精、主骨，腰为肾之府，肾精亏虚、骨失所养可致腰膝酸痛。

创伤性关节炎的各种具体证名都是由证素相互组合而构成的，把握每一证素的临床表现及证候属性，认识各证候对相关证素的诊断贡献度，是准确辨证的关键。关节内骨折整复不良，破坏了关节面的光滑平整性，加速了关节面的磨损。骨干骨折畸形愈合，破坏了关节负重力线，导致关节面承压状况不平衡，长期承压负重处的关节面势必过早地出现骨软骨面的退变或破坏，如膝内外翻、髋内翻、先天性髋关节脱位、脊柱先后天畸形、足部先后天畸形、骨折畸形愈合等，都是导致关节负重力线异常的原因。因截肢或职业等原因使健肢负重过多者，将增加关节创伤的机会，加速关节骨软骨退变。关节结构因遭受感染及其他病变的破坏，而使关节面失去平整，亦为关节的创伤破坏提供了病理因素。

二、诊断与鉴别诊断

（一）临床表现

创伤性关节炎的患者多系活动力旺盛的青壮年，多有明显外伤史。特别是负重较大、活动频繁的关节最易发病，如髋关节、膝关节、踝关节、肘关节、腕关节、第一跖趾关节、跗骨间关节、腰骶关节等都较常见。其中以下肢关节发病最多，症状最明显。该病临床症状颇似退行性骨关节病，主要表现为关节疼痛及功能活动受限。过度运动后疼痛往往加重，休息后可减轻，严重者肢体肌肉萎缩，关节肿大，滑膜丰富者可出现关节积液。

（二）诊断

1）创伤性关节炎的患者多系活动力旺盛的青壮年，多有明显外伤史。
2）X线检查早期可无明显改变或只有关节间隙狭窄。
3）后逐渐可见负重点骨质增生、硬化，关节边缘有骨刺形成，骨端松质骨内出现囊性改变。

（三）鉴别诊断

本病需与类风湿关节炎鉴别。类风湿关节炎早期以双手掌指、近侧指间关节疼痛、肿胀、畸形为主。膝关节畸形以外翻、屈曲畸形为主。类风湿因子（+），X 线示关节间隙均匀变窄、骨质疏松，骨质增生不明显。

三、治疗

（一）中药疗法

1. 中药内治法

创伤性关节炎一旦形成，均可参照祖国医学理法方药基本理论辨证施治。祖国医学根据以上症状的不同特点将本病分为以下三型：

（1）损骨血凝型：患处肿痛，动则加剧，功能受限，身倦乏力，少气，自汗，舌质暗或有瘀斑，治宜活血搜损，通络止痛，用风伤丸或搜损寻痛丸加减。

（2）体虚劳损型：关节畸形，隐痛酸重，面色苍白，头晕目眩，乏力，自汗，舌质淡，苔白，治宜补虚续损，通脉止痛，用八珍汤加鹿衔草、怀牛膝、制乳没。

（3）阳虚寒滞型：年高肾亏，久病伤肾，面色苍白，形寒肢冷，关节剧痛，遇寒痛增，不可屈伸，腰膝冷痛，舌淡苔白，脉沉细无力。治宜补肾壮阳，祛寒镇痛，方用增生汤或乌头汤加减。

2. 中药外治法

外用多用活血化瘀、祛风散寒、通络镇痛药物以缓解症状，可用海桐皮汤等局部热敷、熏洗，还可用外贴膏药如狗皮膏等。

常用经方与验方

1. 乌头汤（《金匮要略》）

【组成】麻黄 9g，芍药 9g，炙黄芪 9g，制川乌 9g，炙甘草 9g。

【功效与适应证】温经通络，祛寒逐湿。用于损伤后风寒湿邪乘虚入络者。

【制用法】水煎服，日 1 剂，每次 100ml，每日 2 次口服。

2. 八珍汤（《正体类要》）

【组成】党参 10g，白术 10g，茯苓 10g，炙甘草 5g，川芎 6g，当归 10g，熟地黄 10g，白芍 10g，生姜 3 片，大枣 2 枚。

【功效与适应证】补益气血。治气血俱虚者。

【制用法】水煎服，日 1 剂，每次 100ml，每日 2 次口服。

（二）理筋手法

可用提、揉、拿、捏等手法，在关节部位反复数遍，手法由轻到重，直至患者有酸胀感为度，并做患肢各个方向被动活动。

（三）针灸治疗

循经取穴及取阿是穴，根据寒热虚实，辨证与辨病相结合灵活运用。耳针可取压痛点。

四、现代中医药研究

（一）病因病机的相关研究

谷贵山[1]等认为透明软骨和滑膜是人体关节中的两个主要组织。透明软骨由维持功能的基质和软骨细胞组成。基质中含有胶原纤维和蛋白多糖。其中胶原占 50%，多为 II 型胶原纤维，排列规则，由软骨下骨板向上延伸、斜向上达软骨表面，各不同方向的纤维共同组成无数个"网状拱形结构"。软骨细胞顺胶原纤维方向排列位于其间，达软骨表面的胶原纤维平行于关节软骨呈切线方向走行，形成一切线纤维膜。蛋白多糖又称黏多糖，以一种高分子聚合体存在，分子量在 100 万以上，占软骨总体积 30%，由于蛋白多糖所含主要物质为透明质酸，故其黏性高。又因为透明质酸具有高亲水性，在完全水化时分子膨胀，体积增大产生高度的张力，使软骨具有弹性来对抗压力。另外，蛋白多糖还含有硫酸软骨素和硫酸角蛋白，这两种成分个体差异较大。由于胶原带正电荷的胍基与蛋白多糖中带负电荷的硫酸基之间结合成稳定的结构，这样胶原纤维网限制蛋白多糖的膨胀压力，也使透明软骨具有了弹性作用（软骨瞬间受压变形后一旦解除即可恢复原形）和黏性作用（软骨缓慢受压变形，负荷解除后，只要有足够的时间和液体，软骨可以恢复原形）。关节产生创伤性炎症的最早期病理改变是发生在关节软骨，先是关节软骨失去正常弹性，然后暴露软骨胶原纤维，脱落的软骨碎屑，经纤维素包裹钙质沉着，形成小的关节内游离体，磨损和积累性微小损伤反复刺激关节软骨下骨，使松质骨外露、增殖、肥厚和硬化，这种病理过程不断演化，形成恶性循环，严重影响关节正常活动，导致软骨退变。

刘洪等[2]研究表明，利用生物信息学知识，明确基因功能，并通过相关试验验证基因功能，将给创伤性关节炎的研究提供新思路。目前流行病学研究已明确，创伤性关节炎的相关危险因素包括年龄、性别、种族、创伤、反复的应力负荷、肥胖、关节周围肌肉无力、遗传因素、骨密度（骨质疏松与骨硬化）、雌激素缺乏、营养缺乏、免疫因素、软骨机制改变、软骨细胞代谢活性改变及炎症性关节疾病等。这些因素均与基因组学密切相关。年龄为软骨细胞凋亡及坏死的敏感因素，临床及动物实验研究表明，年轻患者及幼年动物模型中软骨细胞增殖，软骨基质蛋白分泌增加。临床研究显示，很多关节骨折患者即使早期手术并解剖复位，术后仍出现关节疼痛，有些患者最后仍需接受关节融合或关节置换术，这说明创伤性关节炎可能与患者个体差异相关，关节骨折后全身性疾病影响着关节愈合及恢复。

（二）治疗方法的相关研究

贺侃松[3]认为对于创伤性关节炎患者来说，日常调理和护理十分重要，要注意生活作息的规律性，适当多休息避免过度的体育活动，对关节采取一定的保护措施，防止受到外界的创伤，当关节出现不适感时要尽可能卧床。中医治疗方案：治疗创伤性关节炎的中药方是：乌药、细辛、穿山甲、伸筋草、桂枝、海桐皮、防风、白芷、牛膝、延胡索各15g，独活、路路通各20g，红药10g，大伸筋30g，水煎服，再加白醋针对患病关节进行熏蒸，药液温度降低后清洗患病处，每天进行 2 次。此方法主要作用是散寒祛风、活血化瘀，此外还能达到一定的止痛效果。西医治疗方案：在临床治疗实践中，对于正处于发病期的创伤性关节炎，常使用到的药物是诸如布洛芬等非甾体类药物。非甾体类药物对于前列腺素的前体花生四烯酸合成具有十分显著的抑制作用，这也就意味着这类药物可以达到很好的镇痛、消炎以及清热的功效，这样就可以迅速地缓解创伤性关节炎患者的炎症以及疼痛感，此外，对于患者关节功能的尽快恢复具有重要意义。

参 考 文 献

[1] 谷贵山，孙大辉，车明学. 创伤性关节炎 [J] . 中国临床康复，2002，1：20-21，24.

[2] 刘洪，廖琦，郝亮. 创伤性关节炎发生机制相关性研究 [J] . 国际骨科学杂志，2010，31（1）：39-41.

[3] 贺侃松. 创伤性关节炎病理机制和治疗初探 [J] . 中国医药指南，2011，9（22）：231-232.

第十四章　类风湿关节炎

　　类风湿关节炎是一种以关节病变为主，能引起肢体严重畸形的慢性全身性自身免疫性疾病。更确切地说，应称为类风湿病。因为它不但侵犯关节和腱鞘滑膜，也常累及其他器官，确实是一种结缔组织疾病的原型。虽然如此，关节仍然是类风湿病的主要受害者。有人将类风湿肉芽比作局部恶性病变，因为它毫不留情地侵蚀、破坏关节的软骨面、软骨下骨质、关节囊、韧带和关节附近的肌腱组织，造成关节脱位、畸形或强直，最后使受害关节完全丧失功能。除关节外，还经常侵犯皮肤、眼、心脏、血管和其他器官。据国外统计，此病轻型患者（包括只有一次发作的患者）约占全人口的 2.5%，较重者约占其中的 10%。该病多见于女性，男女之比约为 1：2.5。16～55 岁年龄组发病率最高。该病多隐渐发病，病期从 3 个月到 50 年不等，而以 1～5 年者最多。在绝大多数情况下，本病不致影响患者寿命，但在少数患者中，可造成严重残废，使患者完全丧失劳动能力。如病变严重破坏颈椎并造成病理性半脱位和高位截瘫，或类风湿血管炎累及重要脏器的血管，都可能危及患者的生命。

一、病因病机

　　本病早期疼痛剧烈，祖国医学将其归入"痛痹"范畴。明代秦景明《症因脉治·痹证》认为本病的病因是"营气不足，卫外之阳不固，皮毛宣疏，腠理不充，感冒淋雨冲寒，露卧当风，则寒邪袭之而成"。李中梓《医家必读·痹证》描述本病后期出现"在骨则重不能举，尻以代踵，脊以代头"的严重畸形与功能障碍。

　　现代医学关于本病的病因病机曾有如下几种讨论。感染：许多年来，感染曾被怀疑为本病病因，因本病的许多临床特点如发热，白细胞增多，局部淋巴结肿大，受累关节出现红、肿、热、痛等炎症现象，都与感染所引起的炎症十分相似。但最不利于感染因素的一个事实是：有人曾将病人的白细胞、淋巴细胞或血浆输入健康志愿者身上，并未引起类似疾病。目前，国内外众多的研究表明：病毒学说仍不能被放弃。过敏：过敏反应学说曾由克林格（Klinge，1933年）和瑞其（Rich，1940 年）先后提出，因本病的病理改变和血清病以及特异性蛋白在实验动物中所诱发的过敏状态相似。但临床上，病人多无过敏体质的表现。典型的过敏疾患人群中该病的发病率并不比对照组多见。病人的多种过敏试验亦多属阴性反应。内分泌失调：内分泌因素对于类风湿关节炎的发病似有一定影响，主要依据以下三个事实：①类风湿关节炎多发于女性；②在女患者怀孕期间，关节炎症状常减轻；③外源性皮质类固醇或促肾上腺皮质激素能抑制本病的活动，减轻临床症状。但针对这方面的研究结果表明，患者的肾上腺结构正常，体内电解质代谢和钾耐量正常，血中皮质类固醇含量及尿中排出量均属正常范围。用 C14 标记的氢化可的松的研究表明，病人也无排出等障碍。家族遗传：类风湿关节炎和强直性脊柱炎都有明显的家族特点。1982 年，天津医院郭巨灵从 632 例类风湿关节炎病人分析中，发现有 14.6% 的病人家属中有本病或其他结缔组织疾病发生，其中大部分为类风湿关节炎，其余一小部分为风湿热、红斑性狼疮等。家属患者多为患者的母亲或姐妹。但是，单凭这些分析研究，还不能作为本病有遗传基因的肯定证据。免疫病理：作为 IgG 抗体的类风湿因子的发现，曾引起大量免疫病理方面的研究。经过 10 余年的深入探讨，虽然最初认为发现本病病因的设想被否定，但仍有充分证据说明有类风湿因子参加的免疫反应确实存在。尽管此类反应怎样引起类风湿关节炎一系列的病理变化尚不清楚，还处于假说阶段，但仍为类风湿关节炎的病因研究开辟了一条颇有希望的途径。其他因素：感染病灶、自主神经不平衡等均未得到证实。关于气候的影响，有人认为本病在热带较少。在北方可能较多。

二、诊断与鉴别诊断

（一）临床表现

多数患者常可提供引起本病发作的各种诱因，如精神刺激、受凉、受潮、受风、劳损、产后、外伤等。

1. 临床表现

临床表现随发作方式、受累部位、严重程度和进展速度而异。70% 的患者隐渐发病，但亦常有急性发作（暴发型）。初起时，患者仅感觉少数（1～2 个）关节疼痛，疼痛时轻时重，时好时犯，但无明显肿胀和发热。此时血沉较快，类风湿因子常为阴性。数周或数月后，渐发现少数关节肿胀及活动受限，并逐渐累及其他对称的关节，受累的关节以手、腕、膝、趾关节最常见，在手指关节又以掌指及近侧指间关节最常见。其次为踝、肘、肩关节，跟骨、颈椎及骶髂关节最少。每个患者受累关节不等，病情轻重亦极不一致。受累关节少则 1～2 个关节，多则可达 30～40 个关节。

早期的全身表现可有：低热、倦怠、乏力、全身肌肉酸痛、纳呆、消瘦、贫血等。常见的局部症状是：关节的疼痛、肿胀、功能受限，此外还有明显的晨僵及类似增生性关节病的关节僵硬现象。

2. 体征

常见的体征：受累关节的红、肿、热、痛等炎症表现；局部压痛及活动痛；受累关节常呈对称性、多发性；手的掌指关节、近侧指间关节及腕、膝、踝、肘、趾依次受累；常继发地累及手、足的腱鞘和肌腱；肌肉和皮肤萎缩；局部淋巴结肿大；交感神经紊乱，如手掌多汗及手掌红斑；典型畸形表现为腕关节尺偏畸形、手指的鹅颈畸形和扣眼畸形，握力减弱；足部呈外翻畸形，行走速度减慢等。有时可见皮下结节、血管炎等其他关节外结缔组织病损。

3. 实验室检查

实验室检查可见血红蛋白减少，白细胞计数正常或降低，淋巴细胞计数增加。血沉加快，但久病者可正常。约 70% 的病例可出现类风湿因子阳性。滑液较混浊，黏稠度降低，黏蛋白凝力差，滑液的含糖量降低。

4. X 线检查

X 线检查早期可见关节周围软组织肿胀，骨质疏松，骨皮质密度减小，正常骨小梁排列消失，严重者呈炭画样。关节间隙因积液而增宽；以后软骨面边缘骨质腐蚀，关节软骨下有囊腔形成，在手足小骨及尺、桡骨远端可见到骨膜新生骨形成。关节间隙因软骨面破坏而变狭窄，但在手、足小关节，肩锁关节等外因关节破坏骨端骨质可被吸收。由于骨盆和椎体的高度疏松，可见到众多压力变形性改变，如三角形骨盆、髋臼内陷、椎体压缩骨折和鱼尾椎。由于严重的关节破坏和肌肉痉挛，可见到关节的脱位、半脱位和各种畸形，如腕下垂，膝屈曲挛缩，掌指关节尺偏，手指的鹅颈、扣眼及前足的拇外翻和爪形趾等畸形。至晚期，关节软骨面完全破坏消失后，关节即纤维或骨性强直于畸形位置。

（二）诊断

目前临床上常采用美国风湿病协会（ARA）1987 年提出的诊断标准。

1）晨僵至少 1 小时（≥6 周）。

2）至少 3 个关节区的关节炎。关节肿痛涉及双侧近侧指间关节、掌指关节、腕关节、肘关节、跖趾关节、踝关节、膝关节共 14 个关节区中至少 3 个区（≥6 周）。

3）手关节炎：关节肿胀累及近端指间关节，或掌指关节，或腕关节（≥6 周）。

4）对称性关节炎：同时出现左、右两侧的对称性关节炎（近侧指间关节，或掌指关节及跖趾关节不要求完全对称）（≥6 周）。

5）皮下结节。

6）类风湿因子阳性（所用方法在正常人的检出率<5%）。

7）手和腕关节 X 线显示受累关节侵蚀或骨质疏松。

符合以上 7 项条件中至少 4 项者可诊断类风湿关节炎。上述标准敏感性为 94%，特异性为 89%，对早期、不典型及非活动性类风湿关节炎患者容易漏诊。

（三）鉴别诊断

因类风湿关节炎常以多种形式出现，故需与之鉴别的疾病也甚多。如强直性脊柱炎、风湿热、牛皮癣性关节炎、赖特（Reiter）综合征、肠炎性关节炎、细菌感染性关节炎、关节结核、病毒性关节炎、痛风及假性痛风、骨性关节病、创伤性关节病、滑膜软骨瘤病、结核性风湿病、增殖性肺性骨关节病、系统性红斑狼疮、心肌炎、系统性硬化病等，都需与类风湿关节炎一一予以鉴别，才不致误诊或漏诊。

三、治疗

（一）中药疗法

1. 中药内治法

（1）行痹型：肢体关节疼痛，游走不定，屈伸不便，可伴有恶风、发热等表证，舌苔薄白或薄白腻，脉浮。治以祛风除湿，通络止痛。方用防风汤加羌活、桂枝。

（2）痛痹型：肢体关节疼痛剧烈，遇寒更甚，疼痛不游走，痛处皮色不红，触之不热，苔薄白，脉弦紧。治以散寒止痛，祛风活络。方用乌头汤或麻桂温经汤加减。

（3）着痹型：肢体关节疼痛重滞，肿胀，疼痛固定，手足沉重，肌肤麻木，舌苔白腻，脉濡缓。治以除湿消肿，祛风散寒。方用薏苡仁汤、川芎茯苓汤或除湿蠲痛汤加减。

（4）热痹型：关节疼痛，局部灼热红肿，痛不可触，得冷则舒，疼痛可游走，涉及多个关节，或发热、口渴、烦躁等，舌苔黄燥，脉滑数。治以清热通络，疏风胜湿。方用白虎汤加桂枝、连翘、黄柏、丹皮、忍冬藤、防己、威灵仙、桑枝、赤芍。

（5）尪痹型：病程日久，关节疼痛持续但不剧烈，关节变形、僵硬，屈伸不利，肌肉萎缩，严重者出现显著畸形。舌质淡，苔白，脉细弱。治以补肾祛寒，通经活络。方用桂枝汤、真武汤或补肾祛寒治尪汤加减。

2. 中药外治法

可采用麝香止痛膏、伤湿止痛膏等敷贴，或狗皮膏、宝珍膏等膏药烊化后温贴。此外可应用骨科腾洗药、风伤洗剂等熏洗，祛风水、活络水等外擦。

常用经方与验方

1. 蠲痹汤（《医学心悟》）

【组成】羌活 6g，姜黄 6g，当归 12g，赤芍 9g，黄芪 12g，防风 6g，炙甘草 3g，生姜 5 片。

【功效与适应证】行气活血，祛风除湿。治损伤后风寒乘虚入络者。

【制用法】水煎服，日 1 剂，每次 100ml，每日 2 次口服。

2. 薏苡仁汤（《类证治裁》）

【组成】薏苡仁 30g，当归 10g，川芎 7g，生姜 10g，桂枝 10g，羌活 10g，独活 10g，防风 10g，白术 10g，甘草 6g，川乌 6g，麻黄 6g。

【功效与适应证】祛风除湿，散寒止痛。主治寒湿痹痛。

【制用法】水煎服，日 1 剂，每次 100ml，每日 2 次口服。

3. 天池伤科验方

【组成】薏苡仁 25g（包煎），苍术 20g，土茯苓 15g，秦艽 20g，川牛膝 15g，忍冬藤 20g，黄柏 20g，豨莶草 15g，泽泻 15g，防己 10g，泽兰 12g，紫丹参 15g，蚕沙 15g，大黄 15g（后下）。

【功效与适应证】祛风湿，止痹痛。主治关节疼痛，痛不可触。

【制用法】水煎服，日 1 剂，每次 100ml，每日 2 次口服。

（二）针灸治疗

一般采用皮肤针刺。选择弹刺区的原则是：按病取经，经穴相配，循经弹刺，远近结合，中、强刺激结合，以皮肤充血为度。每日 1 次，15 次为 1 个疗程。常用穴位：风池、风府、风门、风市、肾俞、足三里、三阴交、内关、公孙。配穴：肩关节取天宗、肩髎、肩贞、肩内阿是穴，肘关节取曲池、尺泽穴，腕关节取阳池、外关、阳溪、腕骨穴，指关节取八邪穴，膝关节取阳陵泉、犊鼻、膝阳关、梁丘穴等。

（三）理筋手法

局部肿痛者可选用点穴镇痛及舒筋手法；关节活动不利、功能障碍者，可选用活节展筋手法，改善患者疼痛及晨僵症状。

四、现代中医药研究

（一）病因病机的相关研究

类风湿关节炎一种以对称性多关节炎为主要临床表现的自身免疫性疾病，以关节滑膜慢性炎症、关节的进行性破坏为特征。目前发病原因不明，可能与遗传、免疫、感染、环境等因素有关，该病属于中医风湿病（痹证、痹病）范畴，中医诊断为"尪痹"。中医治疗以扶正祛邪，因人因时因地三因制宜为基本原则。病证结合是临床治疗的核心。通过辨病与辨证相结合的研究模式，将类风湿关节炎分为风湿痹阻证、寒湿痹阻证、湿热痹阻证、痰瘀痹阻证、瘀血阻络证、气血两虚证、肝肾不足证、气阴两虚证[1]。

（二）治疗方法的相关研究

苏伟等[2]选取 60 例痰瘀痹阻型类风湿关节炎患者随机分为 2 组，对照组予来氟米特，治疗组予来氟米特联合藤龙汤合桃红四物汤,结果显示来氟米特联合藤龙汤合桃红四物汤治疗痰瘀痹阻型类风湿关节炎疗效明确。杜娜等[3]对类风湿关节炎患者进行临床对照试验发现,中药外敷法联合西药治疗较单用西药治疗更为有效,中药外敷法能够促进患者关节僵硬、疼痛以及各项评分的改善。徐文启[4]对类风湿关节炎患者进行临床对照试验发现,中药熏蒸法联合西药治疗较单用西药治疗更为有效,中药熏洗法能够有效降低患者血沉、C反应蛋白水平,以及改善关节各项指标,说明中药熏洗法能够缓解患者体内炎症反应,改善临床症状。

参 考 文 献

[1] 世界中医药学会联合会,中华中医药学会. 国际中医临床实践指南类风湿关节炎(2019-10-11)[J]. 世界中医药,2020,20:3160-3168.

[2] 苏伟,李建武. 藤龙汤合桃红四物汤治疗痰瘀痹阻型类风湿关节炎30例[J]. 风湿病与关节炎,2014,3(5):5-9.

[3] 杜娜,王黎醒. 中药外敷与美洛昔康治疗类风湿关节炎的临床价值[J]. 北方药学,2018,15(4):128-129.

[4] 徐文启. 中药熏蒸疗法治疗类风湿关节炎的临床疗效观察[J]. 实用中西医结合临床,2018,18(12):80-81.

第十五章　痛风性关节炎

痛风是嘌呤代谢紊乱和血尿酸升高引起的一组综合征。痛风性关节炎是以关节急性剧痛和红肿反复发作、血尿酸增高、痛风石形成为主要特征的痛风病的一种病症。祖国医学文献中对于"痛风"病因病理的阐述、临床症状的描述，包括了现代医学所说的痛风性关节炎，认为本病系因湿浊瘀阻，留滞关节经络，气血不畅所致。如《医学入门·痛风》认为痛风多因"血气疲劳不营养关节腠理"所发，并指出痛风后期有"痛入骨髓，不移其处"的临床表现。

一、病因病机

本病的性质为本虚标实，以脾肾亏虚，脾运失调，脏腑蕴热为本，以湿浊、毒邪、痰瘀为标。湿浊瘀阻：湿热诸邪，乘虚内窜，阻闭经络，凝聚关节；外伤恶血留内不去，蕴久化热，瘀热流注关节；或形体肥胖，嗜食肥甘，气化失调，痰浊内生，阻滞经脉肢节而发病。脏气虚衰：人至中年，诸脏渐衰，尤其是脾气虚弱，肾精亏耗。脾虚运化失常，升清降浊无权；肾亏气化乏力，分别清浊失司，清浊代谢失调而发病。

现代医学认为，痛风系因嘌呤代谢紊乱，引起尿酸盐沉积在组织内所引发的病变。可分为原发性和继发性两类；原发者与家族遗传有关，有阳性家族史者约占所有病例的 50%～80%。继发者可由肾脏病、血液病、恶性肿瘤等多种原因引起。近年来，有人报告痛风病人有过敏质的表现，如某些患者进食某种食物，可同时引发痛风和其他过敏症状（如哮喘、荨麻疹等）。此外，外伤、过劳、饮酒、进食过量多蛋白饮食、急性感染和外科手术等，都能诱发痛风。对于尿酸盐类因何由血中析出而沉淀于组织之中，目前解释有以下三种学说：血清碱性减低学说、同质异性物学说、外伤和局部坏死学说。

二、诊断与鉴别诊断

（一）临床表现

本病是一种忽发忽愈、有急性肿痛症状的慢性无菌性关节炎。多有家族史，好发于 30～50 岁的男性，男女之比约为 20∶1。60%～70%始发于跖趾关节，其次为踝、手、腕关节，其他关节、肌腱、腱鞘和滑囊亦可受累。约有 1/3 的患者可见肾脏损害的表现。

1. 急性关节炎期

起病急骤，有时甚至呈暴发性，发作多在夜间，常因跖趾关节剧烈疼痛而惊醒，局部红肿，表皮干燥发亮，稍活动或轻触患处，即可引发难以忍受的疼痛。天亮后，疼痛大多可自行缓解。如即时给予适当治疗，症状可在 12～24 小时内完全消失。发作时，常伴有发热（38～39℃）、多汗、头痛、心悸等症状。这种日轻夜重的疼痛等症状，如不治疗，1～3 周后亦渐减轻或自愈。

2. 间歇期

间歇期可无自觉症状。间隔数月或数年后，症状可再次发作，多次发作后关节可变形、僵直。部分病人在耳轮、耳垂、耳软骨处或关节周围、骨骼附近的皮下组织中，出现玉米粒大小的珠白色结节（称痛风石），其质地较软，可逐渐增大，溃破后常流牙膏状物。

痛风的晚期并发症是肾脏内的尿酸盐沉积，10%～20%患者出现尿酸盐结石，引起血尿、肾绞痛；晚期还可出现肾炎、高血压和心血管病等病症。

3. 实验室检查

急性发作期绝大多数患者血尿酸增高，一般采用尿酸酶测定，男性超过 416μmol/L（7mg/dl），女性超过 357μmol/L（6mg/dl）对本病诊断有意义；但单纯血尿酸增高，无关节或肾脏病变时，临床意义则不大。尿尿酸测定，在无嘌呤饮食及未服用影响尿酸排泄药物的情况下，尿尿酸＞750mg/24h，提示尿酸产生过多，尤其是非肾源性继发性痛风，血尿酸升高，尿尿酸亦同时明显升高。急性发作期，白细胞计数可增高，血沉增快。痛风石镜检可见针状结晶；痛风石尿酸盐试验可呈阳性反应（痛风石末加稀硝酸五滴，加热蒸发干燥后，再加氨溶液，呈紫红色为阳性）。

4. X 线检查

痛风性关节炎患者多在发病数年或数次发作后才出现骨关节病变，故早期 X 线多无异常。早期急性关节炎时仅表现为受累关节周围软组织肿胀，反复发作时可在软组织内出现不规则团块状致密影，称为痛风结节，在痛风结节内可有钙化影，称为痛风石。关节被尿酸盐破坏后，关节边缘稍致密，附近骨质有边缘清晰的穿凿状破坏缺损区，缺损区附近骨质结构正常。这种缺损区常最先出现在跖趾近侧趾骨或第一跖骨远端的边缘。晚期，出现关节间隙狭窄、关节面不规则、关节边缘有骨赘形成等退行性关节炎样改变。

（二）诊断

目前诊断痛风性关节炎多采用美国风湿病协会 1977 年制定的标准。

1）尿酸盐结晶：滑囊液中查见特异性尿酸盐结晶。

2）痛风石：经化学方法或偏振光显微镜检查证实含有尿酸盐结晶。

3）下列临床、实验室和 X 线征象 12 项中有 6 项相符者：①1 次以上的急性关节炎发作；②炎症表现在 1 天内达到高峰；③单关节炎发作；④患病关节皮肤呈暗红色；⑤第一跖趾关节疼痛或肿胀；⑥单侧发作累及第一跖趾关节；⑦单侧发作累及跗骨关节；⑧有可疑的痛风石；⑨高尿酸血症；⑩X 线显示关节非对称性肿胀；⑪X 线片示骨皮质下囊肿不伴骨质侵蚀；⑫关节炎症发作期间关节液微生物培养阴性。

（三）鉴别诊断

1. 急性痛风性关节炎

急性痛风性关节炎，初发时，应与以下疾病相鉴别。

（1）化脓性关节炎：多见于小儿和青少年，发生于髋、膝等负重大关节，多呈急性关节疼痛、肿胀、活动受限，并伴有高热、寒战等症状，关节穿刺液为脓性，可培养出金黄色葡萄球菌，滑液中无尿酸盐结晶，抗痛风药物治疗无效。

（2）急性风湿性关节炎：多见于青少年，发病前常有咽炎、扁桃体炎等病史，典型表现为游走性、对称性的多关节炎，局部可出现红肿、热痛，皮肤可有环形红斑和皮下结节，实验室检查抗溶血性链球菌抗体升高，血尿酸值正常，炎症消退后关节功能恢复，不留关节强直畸形。

2. 慢性痛风性关节炎

慢性痛风性关节炎应与以下疾病相鉴别。

（1）类风湿关节炎：发病以 30～50 岁为多。活动期多呈疼痛、肿胀、活动受限，指趾小关节常呈对称性肿胀。实验室检查活动期类风湿因子为阳性，关节液无尿酸盐结晶，X 线检查也有相应变化，但骨皮质缺损性改变较少见。

（2）牛皮癣性关节炎：多见于 30～40 岁男性，发生于牛皮癣病史已有数年之后，手、足远侧或近侧指（趾）间关节及跖趾关节多见，可累及膝、踝、腕、髋等关节及脊柱。早期有关节的肿胀，皮肤发亮，类似痛风，发作时可出现关节的游走性疼痛，功能障碍加重，并可与皮肤病变的恶化程度同步，实验室检查无特异性，X 线检查可见严重的关节破坏，关节间隙增宽，晚期受累关节出现畸形。

三、治疗

治疗本病，必须分清标本缓急，分型论治。

（一）中药疗法

1. 中药内治法

（1）湿热蕴结证：足部小关节猝然红肿热痛、拒按，触之局部灼热，得凉则舒。伴发热，口渴，心烦不安，溲黄。舌红，苔黄腻，脉滑数。治则：清热利湿，祛风通络。方药：宣痹汤去栀子、半夏，加萆薢、白花蛇舌草和牛膝、地龙等。

（2）瘀热阻滞证：关节刺痛，红肿变形，屈伸不利，肤色紫暗，按之稍硬，病灶周围或有硬结。舌质紫暗或有瘀斑，苔薄黄，脉细涩或沉弦。治则：活血化瘀，祛热通痹。方药：化瘀通痹汤加萆薢、败酱草、薏苡仁、生地黄、黄柏、牛膝等。

（3）痰浊阻滞证：关节酸麻疼痛，周围漫肿，或见块瘰硬结，肤色不红，伴有面浮，目眩胸脘痞闷，足肿。舌胖质暗，苔白腻，脉缓或弦滑。治则：祛瘀通络，化痰泄浊。方药：桃红饮加穿山甲、地龙、白芥子、胆南星、全蝎、乌梢蛇等。

（4）肝肾阴虚证：病久屡发，关节痛如被杖，局部关节变形，昼轻夜重，肌肤麻木不仁，步履艰难，筋脉拘紧，屈伸不利。伴头晕耳鸣，颧红口干。舌红少苔，脉弦细或细数。治则：滋补肝肾，通经活络。方药：补肾壮阳汤、虎潜丸或独活寄生汤加减。

2. 中药外治法

可用如意金黄散、四黄消肿软膏、双柏膏等外敷。此外，活络水、风伤药水等舒筋活络、镇痛消炎的药水均可用于外搽。

常用经方与验方

1.宣痹汤（《温病条辨》）

【组成】防己 15g，杏仁 15g，滑石 15g，连翘 9g，栀子 9g，薏苡仁 15g，半夏（醋炒）9g，蚕沙 9g，赤小豆皮 9g。

【功效与适应证】清利湿热，宣通经络。治湿热痹证，症见寒战热炽，骨节烦痛，小便短赤，舌苔灰滞或黄腻。

【制用法】水煎服，日 1 剂，每次 100ml，每日 2 次口服。

2.补肾壮阳汤（林如高经验方）

【组成】熟地黄 15g，生麻黄 3g，白芥子 3g，炮姜 6g，杜仲 12g，狗脊 12g，肉桂 6g，菟丝子 12g，牛膝 9g，川续断 9g，丝瓜络 6g。

【功效与适应证】温通经络，补益肝肾。用于腰部损伤的中后期。
【制用法】水煎服，日1剂，每次100ml，每日2次口服。

（二）针灸疗法

在痛风周围取穴及循经取穴。耳针取压痛点。

（三）理筋疗法

选用点穴、舒筋、镇痛等手法，如有关节功能障碍者，运用活节展筋法，配用舒筋法。

（四）一般治疗

（1）低嘌呤饮食：虽然外源性嘌呤不是痛风发作的主要原因，但低嘌呤饮食7天后也会使血尿酸值降低，高嘌呤饮食可使血尿酸暂时增加，可诱发关节炎急性发作。

（2）严格忌酒：乙醇在体内产生乳酸，可降低尿酸的排出。

（3）多食碱性食物：如白菜、油菜、胡萝卜等，此类黄绿色蔬菜呈碱性，可使尿pH升高，促进尿液中尿酸溶解，增加尿酸排出量，防止形成尿酸性结石。

（4）休息：在痛风性关节炎急性期应注意休息，直至症状缓解或消失。

（5）避免使用抑制尿酸排泄的药物：如呋塞米、阿司匹林、维生素B_1及维生素B_{12}。

（6）积极治疗与痛风相关的疾病：如高血脂、高血压、冠心病及糖尿病，防止过度肥胖。

四、现代中医药研究

（一）病因病机的相关研究

痛风是尿酸排泄异常及嘌呤代谢紊乱导致的一种代谢性疾病，临床表现为高尿酸血症及尿酸盐结晶沉积在关节囊、滑膜、软骨、骨质和其他组织中所致的特征性反复发作的急性关节炎。主要表现为关节红、肿、热、痛。多有遗传因素和家族因素，好发于男性[1]，在发达国家成年人的患病率为1%～2%。由于人体尿酸生成过多和（或）排泄减少，体内血尿酸水平持续升高，导致针状尿酸盐结晶沉积在关节及周围组织和其他器官中引起炎症反应[2]。多见于跖趾关节，也可发生于其他较大关节。对于急性关节炎期的治疗，西医多采用非甾体抗炎药（如依托考昔等）以消炎止痛，但具有明显的胃肠道损害。近年来各种外治法及中药治疗在临床上的使用取得了很好的疗效，且无毒副作用，得到广大医患的认可。

（二）治疗方法的相关研究

徐基民[3]采用针刺治疗痛风性关节炎患者，选取病变局部压痛明显的3～5个穴位，并取病痛关节涉及的五腧穴，特别是荥穴、输穴和合穴，之后沿经脉循行路线按压以寻找其他敏感穴，结果针刺后患者感觉疼痛明显减轻。谢新群等[4]将60例急性痛风性关节炎患者随机分为围刺组（30例）和西药组（30例）。围刺组采用局部多针浅刺法为主，同时酌情选配4～5个远端腧穴，每日1次；西药组口服吲哚美辛及别嘌呤醇，每日3次。2组均以治疗15日为1个疗程。观察2组的临床疗效、血清尿酸变化及不良反应。结果：围刺组总有效率为93.3%，优于西药组的80.0%，差异有统计学意义（$P<0.01$）。徐西林等[5]将急性痛风性关节炎患者分为治疗组和对照组，对照组口服吲哚美辛肠溶片，治疗组对患者受累关节局部瘀阻比较明显

的络脉及阴陵泉、足三里、三阴交、筑宾、支沟、内庭、陷谷进行针刺，结果显示总有效率治疗组明显优于对照组，且未出现明显不良反应。

邱丽红等[6]采用乌头与制半夏、浙贝合用治疗痰浊阻滞型慢性痛风性关节炎33例，通过近远期疗效观察，疗效满意。唐春萍等[7]研究表明，痛风舒胶囊（由大黄、车前子、泽泻、川牛膝、防己组成）具有活血通经、利水渗湿、消肿止痛之功效，主要通过抑制前列腺素 E_2 的合成或释放而使局部炎症组织前列腺素水平下降，减少炎性细胞因子肿瘤坏死因子-α的生成以及抗脂质过氧化有关。卢晓郎等[8]研究表明，高剂量栀黄止痛散汤（酒大黄、栀子、乳香、白芷、赤小豆、没药、木香、姜黄、黄柏、赤芍、白蔹、萆薢、土茯苓）对大鼠痛风性关节炎的治疗作用同秋水仙碱作用相似，其机制与干预痛风性关节炎发病过程中的氧化应激及炎症反应有关，主要通过调控 Nrf-2/HO-1/NF-κB 通路来实现。段姮妃等[9]研究表明，加味黄芪桂枝五物汤（黄芪60g，白芍、鸡血藤各30g，桂枝、当归、川芎各20g，生姜、牛膝各15g，大枣8g）可以抑制 NLRP3 及 IL-33 的表达，减少血清中炎性因子的水平；且可以提高抑炎因子（TGF-β_1）的表达，共同抑制炎性反应的发生，在抗痛风性关节炎过程中发挥作用。

参 考 文 献

[1] 袁晓静，沈丕安，戴琪萍，等. 痛风性关节炎的中医治疗进展 [J]. 现代生物医学进展，2014，14（28）：5582-5585.

[2] 潘显阳，陶金辉，李向培. 痛风性关节炎发病的炎性机制研究进展 [J]. 安徽医科大学学报，2021，56（7）：1167-1171.

[3] 徐基民. 循经取五输穴为主针刺治疗足部痛风性关节炎21例 [J]. 中国针灸，2015，35（S1）：42-43.

[4] 谢新群，曹耀兴，李丰，等. 围刺法治疗急性痛风性关节炎疗效对比观察 [J]. 中国针灸，2009，29（5）：375-377.

[5] 徐西林，杨珺，张晓峰. 针灸治疗急性痛风性关节炎的临床疗效观察 [J]. 针灸临床杂志，2011，27（8）：17-18.

[6] 邱丽红，林柏洪，黄罡. 制乌头合制半夏、浙贝治疗痰浊阻滞型慢性痛风性关节炎33例 [J]. 福建中医药，2014，45（3）：43-44.

[7] 唐春萍，江涛，田伟，等. 痛风舒胶囊对痛风模型动物抗炎作用及机制的研究 [J]. 中草药，2007（8）：1225-1228.

[8] 卢晓郎，周一飞，余洋，等. 基于 Nrf-2/HO-1/NF-κB 通路探讨栀黄止痛散汤对急性痛风性关节炎大鼠的保护作用 [J]. 中国药师，2019，22（12）：2168-2172，2182.

[9] 段姮妃，段荔，谢招虎，等. 基于 TLRs 及其信号通路探讨清热通络方对大鼠急性痛风性关节炎的作用机制研究 [J]. 时珍国医国药，2019，30（11）：2610-2612.

第十六章　股骨头无菌性坏死

股骨头无菌性坏死又称股骨头缺血性坏死。以儿童和青壮年多见。本病类似古代医学文献所称髋骨部位的"骨痹""骨蚀"。1907 年阿克斯豪森（Axhausen）首先描述了股骨头无菌性坏死。发病年龄以儿童和青壮年多见，男多于女。

一、病因病机

祖国医学虽无此病名，但根据本病的发生、发展及证候特征来看，当属"痹证"范畴。痹证乃"风、寒、湿三气杂至，合而为痹"，它以皮肤、肌肉、关节等处的疼痛、重着、酸麻、强直为主要特点，与股骨头坏死的固定性疼痛、关节功能障碍、相关肌肉萎缩等表现相符合。一般因外伤、劳损、外邪毒素等所致，外邪损伤气血，则气机紊乱，瘀血内停，可见"瘀"是本病病机的核心，尽管病因不同，其病机则或因跌仆损伤，血行失度，积血内瘀不散；或因卫阳不固，感受外邪，邪阻血运，瘀而生痹。正如《内经》所云："恶血在内而不去，卒然喜怒不节，饮食不适，寒温不时，腠理闭而不通，其开而遇风寒，则血气凝结，与故邪相袭，则为寒痹"。肝肾亏损：肾虚而不能主骨，髓失所养，肝虚而不能藏血，营卫失调，气血不能温煦、濡养筋骨，致生本病。正虚邪侵：体质素虚，外伤或感受风、寒、湿邪，脉络闭塞，或嗜欲不节，饮酒过度，脉络张弛失调，血行受阻；或因素体虚弱，复感外伤；或体虚患病，用药不当等骨骼受累。气滞血瘀：气滞则血行不畅，血瘀也可致气行受阻，营卫失调，闭而不通，骨失所养。股骨头无菌性坏死与创伤、慢性劳损，较长时间使用激素或用量过大，长期过量饮酒，以及接触放射线等原因有关。但同样情况下存在着很大的个体差异。股骨头缺血性坏死是骨有生命成分（骨细胞、骨髓造血细胞和脂肪细胞）发生死亡所引起的病理过程，与多种疾病、某些药物和髋关节创伤（股骨颈骨折、外伤性髋关节脱位、髋臼骨折、转子间骨折等）有关，除创伤外，多与长期使用大剂量糖皮质激素或酗酒有关，也有少数患者找不到明确原因。激素性股骨头坏死与激素使用的时间、剂量有关，但量效、时效关系的个体差异很大。另外，在总剂量不变的情况下，大剂量冲击治疗比小剂量长期使用容易发生股骨头坏死。长期酗酒是引起本病的另一个常见原因，发病危险因素与每日乙醇摄入量及持续时间有关。其他与本病发病有关的因素包括减压病、血红蛋白疾病、强直性脊柱炎、类风湿关节炎、放射疗法以及胰腺疾病、高尿酸血症、动脉硬化等。

二、诊断与鉴别诊断

（一）临床表现

股骨头坏死的早期症状和体征均不明显，而后可出现疼痛、跛行、功能障碍。患者最早感觉髋周疼痛，间歇性发作或进行性加重，髋关节内旋受限，以后出现轻度跛行，髋关节屈曲受限，服用消炎止痛药则可减轻症状；后期以跛行为主，局部疼痛可因劳累、受凉而加重，但其程度与病情不成正比，髋关节功能明显受限，止痛药无明显效果。关于本病的诊断，首先要对其发病特点有足够的认识。若出现单髋或双髋疼痛，并有外伤，长期或短期大剂量使用激素类药物、止痛药，大量饮酒等有关致病因素病史者，都应引起足够的重视。检查中，股内收肌起点、腹股沟中点、缝匠肌起点、髋关节外侧大粗隆、臀中肌、臀上皮神经为常见压痛点；髋关节活动功能受限，以屈曲受限出现最早。

（二）诊断

股骨头坏死治疗成功率取决于能否在病变早期做出明确的诊断和恰当的治疗，特别是早期准确诊断，对股骨头坏死疾病的转归有决定性作用。股骨头缺血性坏死Ⅲ、Ⅳ期病变，症状明显，X线片骨破坏、头塌陷等骨坏死明确表现，一般诊断股骨头坏死不困难。股骨头坏死早期，如0～Ⅱ期容易误诊和漏诊。

目前，多数治疗方法对早期股骨头坏死的疗效较为满意，因此，早期诊断就成为诊治本病的关键。CT、MRI、同位素检查的运用，为早期诊断带来可能。

1. X线表现

普通X线检查虽然难以发现早期股骨头坏死，但仍是诊断中、晚期病人，确定病期，评价治疗效果的重要手段，也是最常用的检查方法。临床上可将X线表现分为四期：①Ⅰ期：软骨下溶解期。股骨头外形正常，仅在某些区域（如负重区）软骨下出现囊性变或"新月征"。②Ⅱ期：股骨头坏死期。头外形尚正常，在头的外方或外上方及中部可见密度增高区，周围有时出现硬化带。③Ⅲ期：股骨头塌陷期。头部出现阶梯状塌陷或双峰征，软骨下有细微骨折线，负重区变扁，并有周围骨质疏松现象。④Ⅳ期：股骨头脱位期。坏死区继续向内下方发展，头扁平、增生、肥大，可向外上方脱位，关节间隙狭窄，髋臼边缘增生硬化。

2. CT检查

正常股骨头表现外形光滑完整，骨小梁于股骨头中央稍粗，向股骨头周围呈放射状分支排列，称之为星状。骨坏死时可见星状结构周围星芒挤在一起或相互融合，晚期星状征消失，头外形改变、碎裂硬化等。

3. MRI检查

正常股骨头骨皮质为环行低信号，髓腔中因含脂肪组织而成高信号，而在髓腔中央的高信号区还可见有向表面放射分布的低信号，由粗到细，此为髓腔内正常骨小梁结构。股骨头坏死早期因脂肪细胞死亡、减少，于关节面下方可见一带状低信号，均匀一致，边界清楚，有时可延伸至股骨颈；随着病情的发展，股骨头内出现不规则的信号，坏死组织呈低信号，修复组织呈高信号。

（三）鉴别诊断

1. 髋关节结核

髋关节结核早期出现低热、盗汗等阴虚内热症状，髋部可见脓肿，X线可显示骨与关节面破坏。

2. 类风湿关节炎

类风湿关节炎关节出现晨僵；至少一个关节活动时疼痛或压痛；从一个关节肿胀到另一个关节肿胀应不超过3个月。关节往往呈对称性肿胀。在骨隆起部位或关节伸侧常有皮下结节。实验室检查红细胞沉降率加快，多数患者类风湿因子阳性。X线片显示，关节间隙病变早期因滑膜充血、水肿而变宽，以后变狭窄，骨质疏松，关节周围韧带可出现钙化。

3. 风湿性关节炎

风湿性关节炎关节出现红、肿、热、痛，疼痛呈游走性。实验室检查血清抗链球菌溶血素"O"可为阳性。X线片示骨结构改变不明显。

三、治疗

（一）中药疗法

1. 中药内治法

（1）气滞血瘀证：多有髋膝外伤史，髋关节前方或膝关节内侧疼痛，痛点固定，局部有肿胀瘀斑，压痛点明显、拒按，跛行，久坐久卧后疼痛加重，适当活动后减轻，髋旋转活动受限。舌暗或有瘀点，脉弦或沉涩。治宜行气止痛，活血祛瘀。方选桃红四物汤加减。

（2）风寒湿痹证：髋部疼痛，疼痛遇天气转变加剧，关节屈伸不利，伴麻木，喜热畏寒，舌质淡、苔薄白或腻，脉弦滑或弦紧。治宜疏风散寒化湿。方选逐痹汤加减。

（3）痰湿蕴结证：髋部沉重疼痛，痛处不移，屈伸不利，肌肤麻木，形体肥胖，苔腻，脉滑或濡缓。治宜行气活血，辅以祛湿化痰。方选加味二陈汤。

（4）肝肾亏虚证：髋痛隐隐，绵绵不休，关节强硬，伴心烦失眠、口渴咽干、面色潮红，舌红，脉细数。治宜行气活血，辅以补益肝肾、强筋壮骨。方选：偏阳虚者右归丸，偏阴虚者左归丸。

2. 中药外治法

（1）中药药浴法：基本方药为骨碎补、透骨草、伸筋草、莪术、丹参、川芎等。

（2）中药外洗法：基本方药为威灵仙、透骨草、钩藤、苏木、荆芥等，每日外洗1～2次。

（3）中药敷贴法：对于疼痛明显者，采用双柏散等以清营凉血、消肿止痛；活动不利者采用舒筋活络、温经散寒、活血通痹类药物；肝肾阳虚者，则采用补益肝肾、强筋壮骨兼以舒筋活血类药物。将制好的膏药贴于患处，每日1次，每次1帖。

常用经方与验方

1. 左归丸（《景岳全书》）

【组成】熟地黄24g，山药（炒）12g，枸杞12g，山黄肉12g，川牛膝（酒制）9g，菟丝子（制）12g，鹿角胶12g（烊化），龟胶12g（烊化）。

【功效与适应证】壮水之主，培左肾之元阴。

【制用法】水煎服，日1剂，每次100ml，每日2次口服。

2. 天池伤科验方

【组成1】全蝎5g，水蛭5g，当归20g，丹参15g，鸡血藤15g，白僵蚕10g，蜈蚣4条，牛膝15g，骨碎补15g，续断15g，生地黄20g，山药15g，三七3g，川芎15g，杜仲20g，薏苡仁15g，血竭1g。

【功效与适应证】活血行气，化瘀止痛。

【制用法】水煎服，日1剂，每次100ml，每日2次口服。

【组成2】当归15g，熟地黄15g，续断15g，鸡血藤15g，川牛膝15g，穿山龙15g，狗脊15g，淫羊藿20g，杜仲20g，骨碎补15g，地龙9g，全蝎6g，巴戟天15g，延胡索9g，生黄芪20g。

【功效与适应证】补肾益气，强筋壮骨。

【制用法】水煎服，日1剂，每次100ml，每日2次口服。

（二）牵引疗法

适用于Ⅰ、Ⅱ期患者，限制负重，或用牵引疗法以缓解髋关节周围软组织痉挛，减低关节内压力，若在下肢外展、内旋位牵引，还可以增加髋臼对股骨头的包容量。

（三）推拿疗法

推拿疗法对松解软组织、疏经活血止痛、增加关节活动度均有很好效果。操作时先从点、按、揉等轻手法开始，主要作用于髋周痛点及相应穴位，待充分放松得气后，可用较重手法作用于髋周肌肉及下肢，最后慢慢地活动髋关节，以增加活动度，并以牵抖、拍打手法结束治疗。

四、现代中医药研究

（一）病因病机的相关研究

中医中药在股骨头无菌性坏死的治疗方面发挥着独特的作用[1-2]。股骨头无菌性坏死在中医学中属于"骨痹""骨蚀""骨痿"等疾病范畴，《素问·长刺节论》指出："病在骨，骨重不可举，骨髓酸痛，寒气至，名骨痹。"《素问·痿论》云："肾气热，则腰背不举，骨枯而髓减，发为骨痿。"《灵枢·刺节真邪》认为："虚邪之入于身也深，寒与热相搏，久留则内着。寒胜其热，则骨疼肉枯内伤骨为骨蚀。"可见中医学对股骨头坏死这一疾病早有研究。股骨头坏死的发生是由于机体肝肾亏损，气血两虚，继而产生痰、湿、瘀等有形产物阻滞筋脉，最终导致气滞血瘀、气血亏虚股骨头失养而坏死[3]。先天肾气不足，后天失于濡养，以及外伤、劳累、失治、误治等均可成为股骨头坏死发生的病因，而究其根本是人体阴阳失衡，气血运行不畅所致[4]。经络不畅、瘀血不散，骨失于营血的滋润及肾虚精亏、髓腔空虚，骨失于肾精的濡养亦可成为本病发生的原因[5]，故在治疗本病时应注意活血化瘀与补肾强骨并重。另有学者指出先天气血亏虚、脾肾阳虚或气滞血瘀、水湿痰凝及后天失养、感受外邪均可成为本病病因[6]。从五脏入手分析其病因，股骨头坏死的发生与肾、肝、脾三脏尤为密切，肾主骨生髓，肾病则致骨髓失养，骨病筋伤；肝藏血主疏泄，且与肾同源，肝病可致气血运行不畅，骨因缺血而坏死；脾则为后天之本，脾病则气血生化无源，骨失濡养而病变[7]。总而言之股骨头坏死的中医病因不外乎"气滞血瘀""肝肾亏虚""正虚邪侵"几个方面。因此在股骨头坏死的治疗上应积极把握病因辨证治疗。

（二）治疗方法的相关研究

徐复朕等[8]应用由牛膝15g、鹿角胶10g、川芎19g、当归15g、赤芍10g、羌活10g、独活10g、防己30g、白芷10g、炒桃仁10g、淫羊藿10g、丹参15g、茯苓15g、甘草6g、全蝎10g、蜈蚣2条、醋山甲10g组成的启功散治疗缺血性股骨头坏死，通过其补益肝肾、舒筋活血的功效促进骨再生，增加骨密度，减少血小板聚集，稀释血液黏稠度，调节微循环，从而达到治疗股骨头缺血性坏死的目的。激素相当于中医的纯阳药物，过量则致阴液受损，骨骼失于滋养而致股骨头坏死。

温针是将艾绒在穴位上温灸、灼烧，借助其热力与药物作用协同调节脏腑经络，从而达到畅通气血、扶正祛邪作用。张岩等[9]研究发现，桃仁汤联合温针灸可有效改善中期股骨头缺血性坏死临床症状及血清转化生长因子-β（TGF-β）、骨形态生成蛋白（BMP）、血管内皮生长因子（VEGF）水平，降低疼痛，恢复关节功能，而且不良反应较小。

崔镇海等[10]选取髀关、居髎、环跳三穴，进针后予以平补平泻的手法使患者得气，再将居髎、环跳二穴连接电针进行治疗，因为其认为髀关、居髎、环跳三穴有疏经通络、补益肝肾、强筋壮骨之功效而电针治疗则可以改善循环并促进细胞代谢，故二者配合可从根本上治疗股骨头坏死。

中医药治疗股骨头坏死的方法多种多样，除上文所述的中药及针灸治疗外，更有外敷、按摩等特色治疗方法，但无论哪种方法治疗股骨头坏死都略显单一，因此有学者将多种治疗方法配合使用，综合治疗股骨头坏死，以期取得最佳疗效。

参 考 文 献

[1] 崔镇海，赵文海. 中医综合康复治疗股骨头无菌性坏死80例[J]. 中国医药指南，2016，14（34）：154-155.

[2] 赵文海，王占长. 刘柏龄教授诊治股骨头无菌性坏死的经验[J]. 长春中医药大学学报，1992，8（1）：3-4.

[3] 贾敏，江蓉星，肖鹏. 浅谈股骨头坏死的中医病因病机[J]. 内蒙古中医药，2013，32（24）：135-136.

[4] 王栓小，王志伟. 中医治疗股骨头坏死的探讨[J]. 中国中医药现代远程教育，2011，9（5）：122-123.

[5] 钟泽林. 中医治疗骨质疏松症致股骨头坏死及骨不连32例临床疗效观察[J]. 现代医药卫生，2013，29（7）：973-974.

[6] 董国华，邱红明. 邱红明治疗股骨头坏死经验[J]. 湖南中医杂志，2017，33（3）：34-36.

[7] 邓海军. 中医综合疗法治疗股骨头坏死的疗效分析[J]. 黑龙江中医药，2015，6：22-23.

[8] 徐复联，尹纪光. 启功散加减治疗早期股骨头缺血性坏死50例疗效观察[J]. 湖南中医杂志，2016，32（11）：73-74.

[9] 张岩，张志伟，叶宝飞. 桃仁汤联合温针灸对中期股骨头缺血性坏死患者的临床疗效[J]. 中成药，2020，42（10）：2820-2822.

[10] 崔镇海，赵文海. 电针治疗股骨头无菌性坏死的临床研究[J]. 中国医药指南，2016，14（31）：189-190.

第十七章　强直性脊柱炎

强直性脊柱炎是一种以累及中轴关节和肌腱韧带骨附着点的慢性炎症为主的全身性疾病，以炎性腰痛、外周关节炎、肌腱端炎等关节症状，前葡萄膜炎、虹膜炎，心血管、肺部等内脏表现以及骨质疏松等关节外症状为特点。目前公认本病属结缔组织血清阴性疾病，其特征是从骶髂关节开始，逐渐上行蔓延至脊柱关节，造成骨性强直畸形；偶有从髋关节开始，但很少波及四肢小关节。除心脏合并症、肾淀粉样变性以及颈椎病变导致骨折、脱位外，本病对患者的寿命无明显影响。

一、病因病机

肾虚督空：肾为先天之本，先天禀赋不足，素体阳虚，兼后天失于调养，或房事不节以及病后失养导致相火妄动，损及肾精，则外邪乘虚而入。肾藏精，主骨生髓，全身骨骼的生长均有赖于肾精的充盈。若肾精充盈，则骨髓充足，骨骼坚固有力，邪不能犯；若肾精不足，肾气亏虚，骨髓不能充盈，骨骼得不到充分的滋养，易致外邪侵入，正不胜邪，邪胜正衰，则出现骨痛、骨骼酸软无力等症状。《素问·骨空论》："督脉者，起于少腹，……，合少阴上股内后廉，贯脊属肾。"《难经·二十九难》云："督脉为病，脊强而厥。"督脉的循行部位为腰脊，而本病病变部位主要在腰脊，因此督脉失养在本病中也起重要作用，督脉总督一身之阳经，督脉空虚，阳气不足，脊柱失于阳气之濡养，则外邪乘虚侵袭督脉腰脊，致出现脊柱酸痛、僵直等表现。淫邪阻闭：六淫邪气侵袭机体，风性善行数变，寒性收引，热性燔灼，湿性黏着，滞留于经络、关节，导致气血运行不畅，津液不能布达，筋骨失于濡养，而致关节僵硬，活动不利，久则关节畸形，即"不通则痛""不荣则痛"。《素问·痹论》曰："风寒湿三气杂至，合而为痹，其风气胜者为行痹，寒气胜者为痛痹，湿气胜者为着痹也。"此外，跌仆损伤，导致气滞血瘀，脉络不通，亦可作为诱因，如《灵枢》云："若有所坠堕，恶血在内不去……血气凝结……则为寒痹"。风寒湿诸邪入侵机体，凝滞于筋骨关节，阻闭气血，致使肢节失去濡养，萎废变形。瘀血阻络素体肾精亏虚，六淫邪气侵犯机体，导致脏腑功能失调，经脉不通，气血运行不畅而成瘀血，痹阻于经络、筋骨、关节而致病。

现代医学中本病病因、发病机制尚未完全明确。但目前认为：强直性脊柱炎是在遗传基础上，兼受损伤、感染、某些炎症致病菌的侵害，导致异常的免疫反应而发。另外甲状旁腺疾病、铅中毒、局部化脓性感染、内分泌及代谢缺陷、过敏等，都可能是本病的诱发因素。

强直性脊柱炎早期病理变化，与类风湿关节炎很相似，二者都是以增殖性肉芽组织为特点的非特异性滑膜炎。不同于类风湿关节炎的是本病病变多始于骶髂关节，逐渐上犯腰、胸、颈椎的椎间盘、关节突间关节。肩、髋、肋椎、胸骨柄体等关节，大转子、坐骨结节、跟骨结节、耻骨联合也常被累及。约有 25%的患者同时累及膝、踝等周围关节。在晚期，与类风湿关节炎不同，强直性脊柱炎的滑膜肥厚和关节软骨面的腐蚀破坏较轻，很少发生骨质吸收和关节脱位，病变倾向于侵及韧带的附着处，致使骨质明显增生，关节囊和韧带的骨化突出，加之关节软骨面的钙化和骨化，极易发生关节骨性强直。

二、诊断与鉴别诊断

（一）临床表现

本病约有 80% 的患者发病隐渐；20% 的患者急骤发病，并有较高体温及明显的全身症状。

1. 疼痛与腰僵

初起，患者下腰、臀、髋部疼痛及活动不便（腰僵），阴雨天或劳累后加重，休息或遇热减轻。随后，由于病变的进展，出现持续性的腰僵和深部钝痛或刺痛，疼痛严重者可影响睡眠；有疲劳感。部分患者因骶髂关节病变刺激，出现反射性坐骨神经的症状。数月之后，疼痛和活动受限症状逐渐上行到胸椎、颈椎；少数女患者呈下行性发展。病变扩展到胸椎时，患者出现胸痛、胸部有束带样紧缩感，呼吸运动减弱或消失，有的患者出现肋间神经痛。发展到颈椎时，头颈转动出现困难，整个脊柱完全僵硬。

2. 畸形

在病变发展过程中，椎旁肌肉明显痉挛，由于屈肌较伸肌强和患者为了减轻疼痛而被迫处于脊柱前屈位，日久整个脊柱形成驼背畸形。早期此畸形久坐加重，平卧减轻；后期，由于脊柱周围韧带、纤维环、关节突间关节骨化，即使平卧畸形也不减轻。当脊柱及髋、膝关节强直于畸形位时，患者常卧床不起，生活难以自理；若强直于功能位，患者可以直立，利用身体转动、踝关节的活动而缓慢行走。

另外，本病患者遭受外伤，易造成颈椎骨折、脱位，导致四肢瘫痪，甚则危及生命。约有 20% 的患者，出现眼痛、视力减退等复发性虹膜炎。少数患者还出现膝、踝等处肿痛等。

3. 常见体征

（1）脊柱僵硬：早期可见平腰（腰前凸减小或消失）及腰部后伸活动受限；晚期可见腰椎后凸，各方向活动受限。当整个脊柱纤维性或骨性强直时，脊背呈板状，活动完全丧失；严重驼背畸形患者，站立时脸向地面，不能向前向上看，常需别人牵手引路，才敢行走。

（2）呼吸运动改变：胸椎受到病变侵犯时，胸廓扩张活动受限，甚至消失，导致患者呼吸运动减弱或困难。一般认为，胸部周径扩张度少于 3cm 者为阳性，提示胸廓扩张受限。

（3）骶髂关节炎体征：骶髂关节炎是诊断本病的主要依据。骨盆分离试验、骨盆挤压试验和床边试验阳性，是骶髂关节炎的可靠体征。

4. 实验室检查

强直性脊柱炎实验室检查多无特异性。早期病变活动时，80% 患者血沉增快，半数以上患者血清 C 反应蛋白增快，40% 的患者有轻度低色素性贫血。因此，临床表现、X 线检查不足以诊断本病时，血沉增快有一定的诊断参考价值。90% 以上患者的人类白细胞抗原 -B27（HLA-B27）阳性。

5. X 线检查

（1）骶髂关节改变：本病早期骶髂关节的 X 线片改变比腰椎更具有特点，更容易识别，这是诊断本病的主要依据之一。一般根据改变分 5 级：0 级为正常；Ⅰ级为可疑骶髂关节炎；Ⅱ级为骶髂关节边缘模糊，略有硬化和微小侵蚀改变，关节间隙轻度变窄；Ⅲ级为骶髂关节双侧硬化，关节边缘模糊不清，有侵蚀病变伴关节间隙消失；Ⅳ级为关节完全融合，呈强直状态，伴有或无残存的硬化。早期 X 线征还可有骶髂关节边缘骨皮质断裂，关节间隙略增宽，关节轮廓模糊，以后关节边缘呈现锯齿状，参差不齐，关节间隙变窄，关节区域浓淡不均。骶髂关节逐渐有骨小梁相互延伸，最后关节完全融合，关节腔消失。

（2）脊柱改变：病变发展到中晚期，X线检查可见：①韧带骨赘（即椎间盘纤维环骨化）形成，甚至呈竹节状脊柱融合；②方椎畸形；③普遍骨质疏松；④关节突关节腐蚀、狭窄、骨性强直；⑤椎旁韧带骨化，以黄韧带、棘间韧带和椎间纤维环的骨化最常见；⑥脊柱畸形，包括腰椎及颈椎前凸消失，甚至后凸；胸椎生理后凸加大。驼背畸形多发生在腰段以及上胸段；⑦椎弓和椎体的疲劳骨折及寰枢椎半脱位。

（3）髋、膝关节等改变：早期可见关节囊膨大、闭孔缩小及骨质疏松；中期可见关节间隙狭窄、关节面腐蚀破坏、髋臼外上缘和股骨头边缘骨质明显增生、髋臼内陷及骨盆变形；晚期可见关节间隙消失，骨小梁通过，骨性强直于各种畸形位。

（二）诊断

1. 临床标准

①腰和（或）脊柱、腹股沟、臀部或下肢酸痛不适，或不对称性外周寡关节炎，尤其是下肢寡关节炎，症状持续≥6周。②夜间痛或晨僵明显。③活动后缓解。④足跟痛或其他肌腱附着点病。⑤虹膜睫状体炎现在症或既往史。⑥强直性脊柱炎家族史或HLA-B27阳性。⑦非甾体抗炎药（NSAID）能迅速缓解症状。

2. 影像学或病理学标准

①双侧X线检查骶髂关节炎≥Ⅲ期。②双侧CT检查骶髂关节炎≥Ⅱ期。③CT检查骶髂关节炎不足Ⅱ级者，可行MRI检查。如表现软骨破坏、关节旁水肿和（或）广泛脂肪沉积，尤其动态增强检查关节或关节旁增强强度>20%，且增强斜率>10%/min者。④骶髂关节病，理学检查显示炎症者。符合临床标准第1项及其他各项中之3项，以及影像学、病理学标准之任何一项者，可诊断强直性脊柱炎。

（三）鉴别诊断

1. 腰骶关节劳损

慢性腰骶关节劳损为持续性、弥漫性腰痛，以腰骶部最重，脊椎活动不受限，X线无特殊改变。急性腰骶关节劳损，疼痛因活动而加重，休息后可缓解。

2. Forestier病（老年性关节强直性骨肥厚）

脊椎亦发生连续性骨赘，类似强直性脊柱炎的脊椎竹节样变，但骶髂关节正常，椎间小关节不受侵犯。

3. 结核性脊椎炎

临床症状如脊椎疼痛、压痛、僵硬、肌肉萎缩、驼背畸形、发热、血沉快等与强直性脊柱炎相似，但X线检查可资鉴别。结核性脊椎炎时，脊椎边缘模糊不清，椎间隙变窄，前楔形变，无韧带钙化，有时有脊椎旁结核脓疡阴影存在，骶髂关节为单侧受累。

4. 类风湿关节炎

现已确认强直性脊柱炎不是类风湿关节炎的一种特殊类型，两者有许多不同点可资鉴别。类风湿关节炎临床较多见，通常先侵犯手足小关节，且呈双侧对称性，骶髂关节一般不受累，如侵犯脊椎，多只侵犯颈椎，且无椎旁韧带钙化，有类风湿皮下结节，血清类风湿因子常阳性，HLA-B27抗原常阴性。

三、治疗

本病目前无根治良方。为了减轻疼痛、缩短病程、预防畸形、改善功能，应取得患者的积极配合，采用妥善的综合疗法。

（一）中药疗法

1. 中药内治法

中医学治疗本病以祛风、散寒、活血、通络、补肾、健骨为主，有一定疗效。

（1）早期：体质相对较好，脊柱活动尚可，骨关节无明显破坏，应以祛邪为主，兼以扶正。治则为祛风除湿、舒筋通络、活血定痛、滋补肝肾。

（2）中、晚期：体质相对较差，脊柱活动功能差甚至强直变形，骨关节已明显破坏，应以扶正为主，兼以祛邪。治则为补益肝肾、强筋壮骨、养血活血、祛风除湿、通络镇痛。

2. 中药外治法

可用如意金黄散、四黄消肿软膏、双柏膏等外敷。

常用经方与验方

1. 独活寄生汤（《备急千金要方》）

【组成】独活 6g，防风 6g，川芎 6g，牛膝 6g，桑寄生 18g，秦艽 12g，杜仲 12g，当归 12g，茯苓 12g，党参 12g，熟地黄 15g，白芍 10g，细辛 3g，甘草 3g，肉桂 2g。

【功效与适应证】益肝肾，补气血，祛风湿，止痹痛。治腰脊损伤后期，肝肾两亏，风湿痛及腿足屈伸不利者。

【制用法】水煎服，日 1 剂，每次 100ml，每日 2 次口服。

2. 补肾养血化瘀汤（王振中验方）

【组成】熟地黄 30g，鸡血藤 30g，白芍 15g，牛膝 15g，黄芪 15g，肉苁蓉 20g，盐杜仲 12g，当归 12g，淫羊藿 9g，红花 9g，金毛狗脊 9g，木香 3g。

【功效与适应证】壮阳补肾，养血化瘀，软坚止痛。常用于气血不足，肝肾虚亏者。

【制用法】水煎服，日 1 剂，每次 100ml，每日 2 次口服。

（二）推拿疗法

推拿具有舒筋活络、调和气血、滑利关节、除痹止痛、防止畸形等作用，具体操作方法如下：

1. 俯卧位

患者俯卧于床上，上胸部及大腿前分别放两个枕头，使前胸及腰部悬空，两上肢上举置于头前。术者站于其旁，于腰背部沿脊柱及两侧上下往返推，用手掌在背部沿脊柱按压，当患者呼气时下按，吸气时放松，然后用手指按法按压腰背膀胱经及秩边、环跳穴。

2. 仰卧位

患者取仰卧位，于髋部行滚法，拿捏大腿内侧肌肉，并被动活动髋关节。

3. 坐位

术者于后方在颈项两侧及肩胛部施滚法，并配合颈部屈伸旋转活动，用一指禅推颈椎两侧，拿捏风池及两侧斜方肌。然后患者上举上肢，双手指交叉放于枕后部，术者以膝部抵住患者背部，再以两手握住患者两肘部，做向后牵引及向前俯的扩胸俯仰动作（前俯时呼气，后仰时吸气），连续俯仰 5～8 次，最后令患者前屈，双手放于膝部，术者用时压法施于脊柱两侧，再直擦背部督脉及足太阳经，横擦骶部，以透热为度，结束手法。

此手法每次 20～30min，每日 1 次，注意手法宜轻柔和缓，禁用腰部旋转及斜扳手法。

（三）针灸疗法

循督脉及膀胱经取穴：大椎、水沟、身柱、陶道、腰俞、肾俞、命门、腰阳关、八髎、华佗夹脊穴、阿是穴。配穴：环跳、悬钟、承山、委中、秩边、阳陵泉、足三里。深刺留针，或兼用温针、电针、梅花针。有发热者，只针不灸。

四、现代中医药研究

（一）病因病机的相关研究

强直性脊柱炎是指在多种综合因素的影响下，椎间盘纤维环及附近结缔组织等出现了纤维化的改变，多呈上行性发展，逐渐累及脊柱、中轴骨骼和四肢大关节，最后出现脊柱的纤维强直和骨性强直为病变特点的慢性炎症性疾病[1]。晚期强直性脊柱炎患者的 X 线平片可显示受累关节有"显著竹节样改变"[2]。而且强直性脊柱炎属于慢性全身性疾病，随着疾病的发展还会影响到其他脏器功能，如中耳炎、虹膜炎、心脏病变等，甚至会出现肾脏损害、淀粉样病变情况[3]。疾病发生主要见于青少年，发病高峰为 20～30 岁，男性发病率高于女性，本病患病率在我国为 0.3%～0.4%[4]。发病原因较多，常见因素有遗传、内分泌紊乱、代谢功能障碍、免疫、变态反应等[5]。就目前的医疗水平而言，没有根治该病的理想办法，中医因其创伤小、痛苦少、副作用少等优点，成为近年来治疗的一个新方向、新思路[6]。

（二）治疗方法的相关研究

中药汤剂治疗遵循着中医"急则治其标，缓则治其本""治病求本""辨证施治"的原则[6]。周淑蓓等[7]通过整理研究朱良春教授医案总结了其运用经方"培补肾阳汤"（仙茅 10g，紫河车 6g，淫羊藿 15g，枸杞子 10g，淮山药 15g，甘草 5g）治疗强直性脊柱炎的临床经验。朱良春教授认为该病系由于先天禀赋不足，致肾督亏虚，风寒湿热之邪乘虚侵袭，深入骨骱脊髓，痰浊瘀血逐渐形成，经脉凝滞不通，终致脊柱疼痛，出现龟背畸形。

王迪等[8]采用腹针配合补肾强督祛寒汤治疗。腹针基本穴位选中脘、下脘、气海、关元、中极、双气穴、双大横；合并骶髂关节痛加双气旁、双滑肉门、双外陵；合并颈椎、胸椎病变加双商曲、双滑肉门、双外陵、双天枢。直刺 1 寸，不求气至、不催气，留针 30min。结果减小了症状量化评分 BASDAI、BASFI、枕墙距，提高了胸廓活动度、脊柱活动度、Schöber 试验结果，降低了强直性脊柱炎活动性指标血沉、C 反应蛋白水平，取得较满意的临床效果。

参 考 文 献

[1] 娄玉岭，娄多峰，冯承德，等. 风湿病学 [M]. 北京：人民卫生出版社，2001：2265-2267.

[2] 罗韵，高维旭. 强直性脊柱炎的药物治疗进展 [J]. 中国乡村医药，2021，28（14）：69，79-80.

[3] 赵治友，邹亚军. 强直性脊柱炎中医辨证分型与风湿活动指标的相关性研究 [J]. 中国中医药科技，2017，（3）：29.

[4] 缪鸿石. 康复医学理论与实践 [M]. 上海：上海科学技术出版社，2000：1610.

[5] 王来福，侯芳丽，谢河秋. 甘草附子汤与针灸联合艾瑞昔布治疗强直性脊柱炎临床研究 [J]. 新中医，

2020，52（7）：27-29.

[6] 辛大伟，张灿，汤样华，等. 强直性脊柱炎的中医治疗进展 [J]. 中外医学研究，2020，18（7）：181-183.

[7] 周淑蓓，郑福增，展俊平. 国医大师朱良春运用培补肾阳汤治疗强直性脊柱炎临床经验 [J]. 时珍国医国药，2020，31（4）：966-967.

[8] 王迪，陈润祥. 腹针配合补肾强督祛寒汤治疗肾虚督寒型强直性脊柱炎 31 例临床观察 [J]. 风湿病与关节炎，2021，10（7）：11-14.

第十八章　骨性关节炎

骨性关节炎是一种慢性关节疾病，又称增生性关节炎、肥大性关节炎、老年性关节炎、骨关节病、软骨软化性关节病等。它的主要病变是关节软骨的退行性变和继发性骨质增生。它可继发于创伤性关节炎、畸形性关节炎。

本病多在中年以后发生。好发于负重大，活动多的关节，如脊柱、膝、髋等处。

一、病因病机

中医学认为本病的发生与肝肾亏损有关。肝藏血，血养筋，故肝之合筋也。肾主储藏精气，骨髓生于精气，故肾之合骨也。诸筋者，皆属于节，筋能约束骨节。由于中年以后肝肾亏损，肝虚则血不养筋，筋不能维持骨节之张弛，关节失滑利，肾虚而髓减，致使筋骨均失所养。慢性劳损过度劳累，日积月累，筋骨受损，营卫失调，气血受阻，经脉凝滞，筋骨失养，致生本病。

原发性骨性关节炎的发生，是因为随着人的年龄增长，关节软骨变得脆弱，软骨因承受不均压力而出现破坏，加上关节过多的活动，易发生骨性关节炎，下肢关节和脊柱的腰椎多见。继发性骨性关节炎，可因创伤、畸形和疾病造成软骨的损害，日久导致本病。关节软骨由于年龄增长、创伤、畸形等，软骨磨损，软骨下骨显露，呈象牙样骨，在关节缘形成厚的软骨圈，通过软骨内化骨，形成骨赘；关节囊产生纤维变性和增厚，限制关节的活动，关节周围的肌肉因疼痛而产生保护性痉挛，使关节活动进一步受到限制，增加了退行性变进程，关节发生纤维性强直。

二、诊断与鉴别诊断

（一）临床表现

1. 主要症状

本病主要症状为关节疼痛，早期为钝性，以后逐渐加重，可出现典型的"休息痛"与"晨僵"，患者会感到静止时疼痛，即关节处于一定的位置过久，或在清晨起床时，感到关节疼痛与僵硬；稍活动后疼痛减轻；如活动过多，因关节摩擦又产生疼痛。颈椎发生本病时，可有颈项疼痛不适，或上肢放射性疼痛，腰椎发生本病时，腰部疼痛不适，常伴有下肢放射性疼痛。体格检查时可见患病关节肿胀，肌肉萎缩，关节主动或被动活动时可有软骨摩擦音，有不同程度的关节活动受限和其周围的肌肉痉挛。①肝肾亏损：本病中属肾阳虚者，面色无华，精神疲倦，气短少力，腰膝酸软，手足不温，小便频多，舌淡苔薄，脉沉细而弱。②肝肾阴虚者，心烦失眠，口燥咽干，面色泛红，五心烦热，耳鸣耳聋，小便短赤，舌红苔少，脉细弱而数。慢性劳损：早期可出现气血虚弱之证，精神萎靡，神情倦怠，面色苍白，少气懒言。后期可出现肝肾不足之证。

2. 实验室检查

①血常规、血沉、黏蛋白、类风湿因子、尿常规检查等一般在正常范围。伴有滑膜炎者可出现 C 反应蛋白和血沉轻度升高。②滑液检查：关节内滑液增多，色泽、透明度正常。白细胞数可增多，其中主要为淋巴细胞、巨噬细胞和滑膜细胞；蛋白量正常或稍增多；铜、镁明显增高，锌、钙高于正常，锰、铁元素含量低于正常。镜检无细菌或结晶，可见到软骨碎片和纤维，从碎片的数目可粗略估计软骨退化程度。

3. X 线检查

关节边缘有骨赘形成，关节间隙变窄，软骨下骨有硬化和囊腔形成。到晚期关节面凹凸不平，骨端变形，边缘有骨质增生，关节内可有游离体。脊椎发生骨性关节炎时，椎间隙变窄，椎体边缘变尖，可见唇形骨质增生。

（二）诊断

1）初起多见腰腿、腰脊、膝关节等隐隐作痛，屈伸、俯仰、转侧不利，轻微活动稍缓解，气候变化加重，反复缠绵不愈。

2）起病隐袭，发病缓慢，多见中老年。

3）关节局部可有轻度肿胀，活动时关节可有咯喇声或摩擦声。严重者可见肌肉萎缩，关节畸形，腰弯背驼。

4）X 线片：关节面不规则，关节间隙狭窄，软骨下骨质硬化，以及边缘唇样改变，骨赘形成。

5）查血沉、抗 "O"、黏蛋白、类风湿因子等与风湿病、类风湿关节炎鉴别。

（三）鉴别诊断

1. 骨关节结核

早期出现低热、盗汗等阴虚内热症状，患部可见脓肿，X 线可显示骨关节破坏。

2. 风湿性关节炎

典型表现为游走性的多关节炎，常呈对称性，关节局部可出现红肿热痛，但不化脓，炎症消退，关节功能恢复，不遗留关节强直畸形，皮肤可有环形红斑和皮下结节。风湿性心脏病是最严重的并发症。

3. 类风湿关节炎

类风湿关节炎常为多关节发病，而且累及手足小关节，逐渐出现关节僵硬、肿胀、畸形。血清类风湿因子阳性。

三、治疗

（一）中药疗法

1. 中药内治法

（1）肝肾亏虚证：多见于中老年人，腰脊或关节隐隐作痛，时作时止，不能久立远行，久则痛不已，遇劳痛甚，休息后疼痛减轻，腰膝酸软，神疲乏力，舌淡、苔薄白，脉沉细无力。治以补益肝肾，通络止痛，方用补肾壮筋汤加减。

（2）瘀血阻滞证：腰脊或骨节疼痛固定不移，痛如锥刺，局部压痛明显而拒按，俯仰转侧困难，关节活动不利，舌紫暗或有瘀斑、苔薄，脉弦涩。治以活血化瘀，消肿镇痛，方用身痛逐瘀汤加减。

（3）风寒湿痹证：腰脊或骨节冷痛，或重着，或兼有风寒。活动受限，关节肿胀或积液，舌淡、苔薄白腻，脉浮缓或濡细。治以祛风散寒除湿，温经通络镇痛，方用蠲痹汤或独活寄生汤加减。

2. 中药外治法

多用祛风散寒、活血通络药以缓解症状。可用海桐皮汤或五加皮汤局部热敷、熏洗，也可局部外贴狗皮膏、麝香壮骨膏等。

常用经方与验方

1. 身痛逐瘀汤（《医林改错》）

【组成】秦艽9g，川芎9g，桃仁6g，红花6g，甘草3g，羌活9g，没药9g，五灵脂9g，香附9g，牛膝9g，地龙9g，当归15g。

【功效与适应证】活血行气，祛瘀通络，通痹止痛。主治气血痹阻经络所致的肩、腰、腿或周身疼痛，经久不愈。

【制用法】水煎服，日1剂，每次100ml，每日2次口服。忌生冷油腻，孕妇忌服。

2. 天池伤科验方

【组成】熟地黄3份，肉苁蓉2份，鹿衔草2份，骨碎补2份，淫羊藿2份，鸡血藤2份，莱菔子1份，煎制成流浸膏，加蜜，泛丸。每丸重2.5g。

【功效与适应证】补肝益肾，通经活络，强筋健骨。

【制用法】每日2~3次，每次2丸。感冒及其他原因引起发热者忌服。

（二）推拿疗法

运用天池伤科"四步八法"。第一步：顺筋（理筋放松法），患者取仰卧或坐位，患膝暴露。①筋肉放松法：术者先以点、按、揉等法施于膝关节周围软组织。②肌腱揉按法：术者以一手拇指及示指依次将患膝髌骨向内上缘及外上缘或向外下缘及内下缘固定，另一手拇指指腹揉按股四头肌腱、髌韧带、内外侧副韧带。③弹拨法：术者用拇指及其余4指依次由上至下、由外向内、由内向外弹拨髌骨周围筋肉，继而取俯卧位，弹拨腘窝后肌腱及韧带，反复操作数次。第二步：拿髌（调整髌骨法）：患者取仰卧位。④髌周按摸法：术者以双手的拇指指腹自髌骨上股四头肌向下按压及施摸法至髌骨下髌韧带，连续数次。⑤髌骨拨理法：术者用拇指由下而上、从内上向外下做分推及拨理髌骨数遍，手掌自下而上，由轻到重揉髌骨两侧，反复操作数遍后；拇指在痛点处推揉、分拨，并顺纤维方向推理肌筋数遍。第三步：调膝：患者取仰卧位。⑥按压屈伸关节法：术者一手按压膝关节，一手握住踝部并向上提拉，使膝关节过伸，达最大限度后轻微震颤数次；然后患者取俯卧位，一手放在大腿后侧固定，另一手握住踝部屈曲膝关节，达最大限度后停滞数秒；反复屈曲膝关节数次。⑦提拉环转法：术者一手四指平放按压在患肢腘窝部，另一手握住踝关节，向上提拉同时旋转小腿，反复操作5~6次。第四步：点穴：患者取仰卧位。⑧指穴法：术者以拇指采用点揉结合的方法，依次取风市、膝眼、血海、梁丘、阳陵泉、阴陵泉、委中、承山等穴位，反复操作数次。行手法治疗30min后，患者卧床休息30min，汗后避风冷，预防感冒，2周为1个疗程。

（三）针灸疗法

患部就近取穴或远侧循经取穴或远侧全息对应取穴。针灸能宣通经络，温针则温通经脉气血，皆能祛痹镇痛。

四、现代中医药研究

（一）病因病机的相关研究

膝骨性关节炎多以膝关节周围疼痛、酸麻、沉重、僵硬，甚至关节伸屈不利为主要临床表现属于中医"膝痹病"范畴，分为气滞血瘀证、风寒湿痹证、肝肾亏虚证、湿热蕴结证[1]。《素问·痹论》："痹在于骨则重，在于脉则血涩而不流，在于筋则屈不伸。"然《中藏经》记载："骨痹者，乃嗜欲不节，伤于肾也。"若肾中精气充足，骨髓得以化生，则骨骼得以濡养，肢体活动自如，骨骼坚硬、身强有力。若肾中精血逐渐衰退、亏虚，筋骨失养，加之劳伤或六淫之邪侵袭，必致气血运行失常，经络受阻，而出现肾虚骨损、血瘀痹阻的致病因素。赵文海等总结肾虚骨损与血瘀痹阻是致病的根本因素，总结出益肾壮骨、活血除痹治则[2]。《素问·脉要精微论》云："夫膝者筋之府，屈伸不能，行则偻附，筋将惫矣。"肝主筋，筋的滋养来源于肝，肝血亏虚、血不荣筋则筋惫；膝为筋之府，筋病易致膝痹，故膝关节疼痛屈伸不能。从肝论治膝骨性关节炎的临床研究中，膝骨性关节炎各个分型均与肝有密切联系，以补肝、疏肝、清肝为基本大法。从肝论治膝骨性关节炎，对精准治疗、提高疗效有积极意义[3]。

（二）治疗方法的相关研究

针灸在膝骨性关节炎中的应用：针灸治疗能通过降低骨性关节炎相关细胞因子的含量，改变异常的下肢生物力学，延缓膝关节软骨的破坏，改善膝关节功能，从而延缓膝骨性关节炎的进展，起到治疗作用[4-6]。郑美等[7]用 WOMAC 评分及 VAS 评分作为观察指标，研究毫火针及常规针刺在治疗膝骨性关节炎上的差异，发现毫火针和常规针刺对膝骨性关节炎的治疗均有效，但总体疗效毫火针更佳。有学者研究发现，温针灸有降低兔膝骨性关节炎炎症水平的作用，其机制可能是通过调节关节软骨中肿瘤坏死因子-α（TNF-α）、基质金属蛋白酶-3（MMP-3）含量[8]。柏文婕等[9]研究认为艾灸有补肾通络，调和营卫，使气血运行更加流畅，平衡膝关节周围韧带组织相互牵拉的作用，进而改善并恢复膝关节的功能。武永利等[10]研究回医针砂马准灸对兔膝骨性关节炎模型软骨细胞 c-Jun 氨基末端激酶（JNK）信号通路中 JNK1、JNK2 的表达的影响，发现它能够激活 JNK 信号通路，使 JNK1、JNK2 表达的下降。针刺对膝骨性关节炎患者膝关节生物力学异常的改善也有很大作用。另外，有报道指出温针灸与现代康复技术联合应用可以改变患者单足支撑期、足底压力峰值等步态参数，能很好地提高膝骨性关节炎患者的膝关节功能[11]。有研究认为，膝关节肌力下降与患者膝关节的疼痛、活动受限所引起肌肉废用性的萎缩及肌肉保护性的抑制有关，肌力下降又进一步引起患膝关节失稳[12-14]。针灸对膝骨性关节炎患者下肢肌力的增加也有帮助作用，沈海等[15]认为针刺疗法可以提高患肢肌肉力量及患者的身体平衡协调能力，提高早中期膝骨性关节炎患者下肢运动功能。

中药治疗膝骨性关节炎方面主要有内服与外用两种，内服主要是服用一些活血通络、补益肝肾等作用的中药，外用有中药离子导入、中药熏洗等，具有安全性高等优点，且疗效满意。其作用主要依靠下调软骨寡聚蛋白（COMP）、MMP-3 水平，升高转化生长因子-β（TGF-β）、成纤维细胞生长因子-2（FGF-2）、胰岛素样生长因子-1（IGF-1）含量水平，以及调整骨性关节炎相关信号通路、蛋白质表达、激素水平等来改善临床症状。刘昌艺等[16]发现，运用中药治疗退行性膝骨性关节炎，可有效缓解相关症状体征，促进关节功能恢复，改善日常生活质量，下调 COMP 和 MMP-3 水平。陈戴荣等[17]研究发现补肾活血中药方联合温针灸能提高膝骨性关节炎疗效，升高 TGF-β、FGF-2、IGF-1 含量水平，改善临床症状。

推拿手法是治疗膝骨性关节炎常用的治疗手段，它有减轻疼痛程度、降低血清相关疼痛因子水平、改善膝关节功能等作用[18]，且单纯推拿疗法与口服西药比较疗效相当[19]，在股四头肌力方面作用明显优于口服美洛昔康分散片[20]。田强等[21]将腰椎脊柱推拿与膝关节局部推拿治疗膝骨性关节炎做对比，发现两种方法治疗膝骨性关节炎均有效，腰椎脊柱推拿治疗膝骨性关节炎优于膝关节局部推拿，提示腰膝同治可以提高本病疗效。

骨性关节炎目前治疗多以延缓病程发展、缓解患者临床症状为目的，可以有药物、针灸、理疗、手术等多种选择。其中多发于膝关节的骨性关节炎治疗方法多元化，但更应注意个体化，结合患者自身情况，如年龄、性别、体重、自身危险因素、病变程度、合并疾病情况等选择合适的治疗方案。

参 考 文 献

[1] 中国中西医结合学会骨伤科专业委员会. 膝骨关节炎中西医结合诊疗指南 [J]. 中华医学杂志，2018，98（45）：3653-3658.

[2] 赵长伟，刘浪，安璐，等. 赵文海从肾论治膝骨性关节炎 [J]. 长春中医药大学学报，2021，3：527-529.

[3] 陆嘉柯，陈佳俊，张小宁，等. 从肝论治膝骨性关节炎研究进展 [J]. 浙江中医杂志，2022，1：74-75.

[4] 张永亮，宓轶群，刚嘉鸿，等. 细胞因子与针灸治疗膝骨关节炎：实验与应用 [J]. 中国组织工程研究，2014，18（24）：3906-3911.

[5] 周景辉，吴耀持，谢艳艳，等. 针灸治疗膝骨关节炎的应用效果及机制 [J]. 中国组织工程研究，2013（28）：5255-5260.

[6] 王芴斌，谢雪榕，侯美金，等. 电针对膝关节骨性关节炎患者登梯活动时下肢动力学影响的临床研究 [J]. 中国针灸，2017，37（10）：1027-1034.

[7] 郑美，洪昆达，陈水金，等. 毫火针治疗膝骨性关节炎疗效观察 [J]. 中国中医药现代远程教育，2016，5：103-106.

[8] 岳萍，高亮，陈默，等. 温针灸对膝骨性关节炎兔行为学及关节软骨肿瘤坏死因子-α、基质金属蛋白酶-3含量的影响 [J]. 针刺研究，2016，41（3）：235-239.

[9] 柏文婕，邹卓诚. 艾灸温通疗法治疗膝关节骨性关节炎的疗效观察 [J]. 时珍国医国药，2015，26（2）：397-400.

[10] 武永利，马晓秀，刘娣，等. 针砂马准灸对兔膝骨关节炎软骨组织中 JNK 信号通路表达的影响 [J]. 辽宁中医杂志，2017，44（6）：1133-1135.

[11] 付海燕，徐向青，高学生，等. 温针灸结合现代康复技术治疗膝骨性关节炎步态分析 [J]. 中医药导报，2018，24（20）：79-81.

[12] 王建华. 关节失稳与应力集中在膝关节骨关节炎发病过程中的作用 [J]. 中华老年骨科与康复电子杂志，2017，3（4）：252-256.

[13] 郭燕梅，王秋华，朱才兴，等. 膝骨关节炎患者伸肌肌力与疼痛和功能状况的关系 [J]. 中国康复理论与实践，2010，16（1）：25-26.

[14] MESSIER S P，LOESER R F，HOOVER J L，et al. Osteoarthritis of the knee: effects on gait, strength, and fle Xibility [J]. Archives of Physical Medicine & Rehabilitation, 1992, 73（1）: 29-36.

[15] 沈海, 何春江, 罗小兵, 等. 髋膝联合针刺疗法对早中期膝骨关节炎患者下肢运动功能的影响 [J]. 中医正骨, 2018, 30 (12): 4-8.

[16] 刘昌艺, 罗家良, 陈超, 等. 祛风通络益肾中药治疗退行性膝骨性关节炎肾虚血瘀证疗效及对血清COMP、MMP-3 水平的影响 [J]. 现代中西医结合杂志, 2017, 26 (13): 1382-1385.

[17] 陈戴荣, 郑义雄, 陈敏庄. 补肾活血方联合温针灸治疗膝骨性关节炎疗效及对血清细胞因子的影响 [J]. 陕西中医, 2017, 38 (11): 1554-1555.

[18] 赵丰, 李勇涛, 宋李华, 等. 推拿手法联合中药熏洗对老年膝骨性关节炎疼痛及疼痛因子的影响 [J]. 中医药导报, 2018, 24 (8): 91-94.

[19] 王旭, 陈智凤, 冯学烽. 单纯推拿疗法对膝骨关节炎患者生存质量改善效果研究及机制分析 [J]. 山西医药杂志, 2016, 45 (19): 2252-2254.

[20] 邓宝锋, 王莹, 杨冠峰. 中医推拿治疗膝骨关节炎临床研究 [J]. 国际中医中药杂志, 2017, 39 (6): 512-515.

[21] 田强, 赵家友, 郭汝松, 等. 腰部脊柱推拿治疗膝关节骨性关节炎 30 例 [J]. 实用医学杂志, 2016, 32 (6): 1010-1012.

第十九章　骨质疏松症

骨质疏松症是以骨量减少、骨的脆性增加以及易于发生骨折为特征的全身性骨骼疾病。本病属中医"痿证"范畴，病变在骨，其本在肾，《素问·痿论》云："肾主身之骨髓……肾气热，则腰脊不举，骨枯而髓减，发为骨痿。"

一、病因病机

祖国医学认为本病的发生、发展与"肾气"密切相关，《素问·逆调论》曰："肾不生，则髓不能满。"《素问·六节藏象论》曰："肾者，主蛰，封藏之本，精之处也，其华在发，其充在骨。"《素问·上古天真论》曰："丈夫……七八肝气衰，筋不能动，天癸竭，精少，肾脏衰，形体皆极。"人体衰老肝肾虚弱，肾藏精，主骨生髓的功能减退，髓不养骨而发生骨质疏松症。

《理虚元鉴·治虚有三本》云："脾归百骸之母，肾为性命之根，治肺治肾治脾，治虚之道毕矣。"李杲说："大抵脾胃虚弱，阳气不能生长……则骨乏无力，令人骨髓空虚，足不能履地。"如长期饮食不节，损伤脾胃，日久脾胃失调，气血生化之源不足，内不能调和于五脏六腑，外不能营养气卫经脉，加上病人年老体衰，肢体少动，缺乏阳光照射，酿成骨质疏松症。因此，骨质疏松的病因病机可归纳为以下几个方面。肾虚精亏：肾阳虚衰，不能充骨生髓，致使骨松不健；肾阴亏损，精失所藏，不能养髓。脾气亏虚：腰背疼痛，肢体倦怠，纳少脘胀，形体虚胖，肌肉消瘦，面色萎黄或㿠白，少气懒言，大便溏泄，舌淡苔白，脉缓弱。正虚邪侵：正虚而卫外不固，外邪乘虚而入，气血痹阻，骨失所养，髓虚骨疏。先天不足：肾为先天之本，先天禀赋不足，致使肾脏素虚，骨失所养，不能充骨生髓。

骨质疏松症是由多种原因引起的骨骼的系统性、代谢性骨病之一，其病因和发病机制比较复杂，可概括为内分泌因素、营养因素、物理因素、遗传因素的异常，以及与某些药物因素的影响有关。这些因素导致骨质疏松症的机制可为：肠对钙的吸收减少；肾脏对钙的排泄增多，回吸收减少；或是破骨细胞数量增多且其活性增强，溶骨过程占优势，或是成骨细胞的活性减弱，骨基质形成减少。这样，骨代谢处于负平衡，骨基质和骨钙含量均减少。骨质疏松症的主要病理变化是骨基质和骨矿物质含量减少，由于骨量减少，钙化过程基本正常，骨变脆而易发生骨折。

骨质疏松症可分为三类：一类为原发性骨质疏松症，它是随着年龄增长而发生的一种生理性退行性病变；二类为继发性骨质疏松症，它是由其他疾病或药物等因素诱发的骨质疏松症；三类为特发性骨质疏松症，多见于8～14岁的青少年，多数有家族遗传史，女性多于男性。原发性骨质疏松症可分为两型：I型为绝经后骨质疏松症，为高转换型骨质疏松症；II型为老年骨质疏松症，属低转换型，一般发生在65岁以上的老年人。

二、诊断与鉴别诊断

（一）临床表现

疼痛是骨质疏松症最常见、最主要的症状。其原因主要是骨转换过快，骨吸收增加。在骨吸收过程中，由于骨小梁的破坏、消失，骨膜下的皮质骨破坏引起全身骨痛，以腰背痛最多见。另外，受外力压迫或非外伤性脊椎椎体压缩性骨折，椎骨楔形变、鱼椎样变形也可引起腰背痛。骨质疏松症患者躯干活动时腰背肌经常处于紧张状态，导致肌肉疲劳，肌痉挛，从而产生肌肉及肌膜性腰背痛。身长缩短、驼背也是骨质疏松症的重要临床体征。由于松质骨容易发生骨质疏松改变。脊椎椎体几乎全部由松质骨组成，而脊椎是身体的支柱，负重量大，因此容易产生以上体征。除驼背外，有的患者还出现脊柱后侧凸、鸡胸等胸廓畸形。骨质疏松症患者受轻微的外力就易发生骨折。其骨折发生的特点是在扭转身体、持重物、跌坐等日常活动中，即使没有较大的外力作用也发生骨折，骨折发生的部位比较固定，好发部位为胸腰段椎体、桡骨远端、股骨上段、踝关节等。骨质疏松症发生胸、腰椎椎体压缩性骨折后导致脊椎后凸、胸廓畸形，可引起呼吸系统功能障碍，肺活量和最大换气量减少，小叶型肺气肿发病率增加，胸廓严重畸形。骨密度的测定成为诊断的主要手段，其他如病史调查、生化检验等也可为诊断及鉴别诊断提供依据。

（二）诊断

1）全身骨痛或腰背痛，畸形和骨折。

2）X线平片：主要表现为骨密度减低，骨小梁减少、变细、分支消失，脊椎骨小梁以水平方向的吸收较快，进而纵行骨小梁也被吸收，残留的骨小梁稀疏排列呈栅状。

3）实验室检查：骨质疏松症伴有骨折的患者，血清钙低于无骨折者，而血清磷高于无骨折者。如伴有软骨病，血磷、血钙偏低，碱性磷酸酶增高。尿磷、尿钙检查一般无异常发现。尿羟脯氨酸增高，其排出量与骨吸收率呈正相关。

4）双能X线骨密度：可检测腰椎、股骨近端、前臂、跟骨等部位。骨密度减少两个标准差以上。

我国原发性骨质疏松症诊断标准为，其骨密度值与当地同性别的峰值骨密度相比：减少1%～12%为基本正常；减少13%～24%为骨量减少；减少25%以上为骨质疏松症；减少37%以上为严重骨质疏松症。

（三）鉴别诊断

1. 骨质软化症

其特点为骨质钙化不良，骨样组织增加，骨质软化，因而脊椎、骨盆及下肢长骨可能产生各种压力畸形和不全骨折，骨骼的自发性疼痛、压痛出现较早并且广泛，以腰痛和下肢疼痛为甚。全身肌肉多无力，少数患者可发生手足抽搐。X线片可见：骨质广泛疏松；压力畸形如驼背、脊柱侧弯、髋内翻、膝内翻、膝外翻、长骨弯曲；假骨折线（称 Milkman 线或 kooser 线）；横骨小梁消失，纵骨小梁纤细，骨皮质变薄；不发生骨膜下骨皮质吸收。实验室检查：血钙、磷降低而碱性磷酸酶则升高。

2. 多发性骨髓瘤

临床表现主要为贫血、骨痛、肾功能不全、出血、关节痛、骨痛和骨骼病变。由于骨髓瘤细胞在骨髓腔内无限增生，分泌破骨细胞活动因子，促使骨质吸收，引起弥漫性骨质疏松或局限性骨质破坏，因此骨骼疼痛是早期主要症状，开始时骨痛轻微，随病情发展而逐渐加重。骨骼病变多见于脊椎、颅骨、锁骨、肋骨、骨盆、肱骨及股骨近端。

常见的疼痛部位在腰背部，其次是胸廓和肢体。骨质破坏处可引起病理性骨折，多发生于肋骨下胸椎和上腰椎，如多处肋骨及脊椎骨折可引起胸廓和脊柱畸形。X线片可见脊柱、肋骨和骨盆等处弥漫性骨质疏松；溶骨病变常见于颅骨、骨盆、脊椎、股骨、肱骨头、肋骨。可出现单发，也可出现多发，呈圆形、边缘清楚如钻凿状的骨质缺损阴影；病理性骨折，以肋骨和脊柱最为常见，脊椎可呈压缩性骨折。实验室检查：骨髓象呈增生性反应，骨髓中出现大量骨髓瘤细胞，此为最主要的诊断依据，一般应超过 10%，且形态异常；高球蛋白血症，主要为"M"成分球蛋白血症或凝溶蛋白尿的表现。

3. 原发性甲状旁腺功能亢进症

原发性甲状旁腺功能亢进症是由于甲状旁腺腺瘤、增生或腺癌所引起的甲状旁腺激素分泌过多的疾病，发病年龄以 20～50 岁较多见，女性多于男性。临床表现为高血钙、低血磷症；如消化系统症状可见胃纳不佳、腹胀、恶心、呕吐、便秘等；肌肉可出现四肢肌肉松弛，张力减退；泌尿系统可出现尿中钙、磷排泄增多，尿结石发生率高，患者多尿、口渴、多饮；骨骼系统症状有骨痛，背部、脊椎、胸肋骨、髋部、四肢伴有压痛。逐渐出现下肢不能支持重量，行走困难。病久后出现骨骼畸形，身长缩短。可有病理性骨折。X线片可见骨膜下皮质吸收、脱钙；弥漫性骨质疏松，骨囊性变。全身性骨骼如骨盆、颅骨、脊柱或长短骨等处的脱钙、骨折、畸形等改变。指骨内侧骨膜下皮质吸收、颅骨斑点状脱钙，牙槽骨板吸收和骨囊肿形成为本病的好发病变。实验室检查：本病患者早期血钙大多增高，平均在 2.2～2.7mmol/L 以上，对诊断很有意义；血磷多数低于 1.0mmol/L；甲状旁腺激素（PTH）明显高于正常值；尿钙增多。

4. 成骨不全症

本病有家族遗传史，高达 50%。由于周身骨胶原组织缺乏，成骨细胞数量不足，软骨成骨过程正常，钙化正常。致使钙化软骨不能形成骨质，因此骨皮质较薄，骨质脆弱。由于该病患者的巩膜变薄，透明度增加，使脉络膜色素外露而出现蓝巩膜；因听骨硬化，不能传达音波，而出现耳聋。

三、治疗

（一）中药疗法

1. 肾虚精亏证

肾阳虚者可出现腰背疼痛，腿膝酸软，受轻微外力或未觉明显外力可出现胸、腰椎压缩骨折。驼背弯腰，身高变矮。畏寒喜暖，小便频多且夜尿多。肾阴虚者除有腰背疼痛，腿膝酸软，易发生骨折等症外，常有手足心热，咽干舌燥。治以补肾填精。肾阴虚者，方用左归丸加减。肾阳虚者，方用右归丸加减。

2. 脾气亏虚证

腰背疼痛，肢体倦怠，纳少脘胀，形体虚胖，肌肉消瘦，面色萎黄或㿠白，少气懒言，大便溏泄，舌淡苔白，脉缓弱。治以益气健脾，方用参苓白术散加减。

3. 正虚邪侵证

骨痛，腰背疼痛，腿膝酸软，易发生骨折，由其他疾病继发或药物因素诱发本病的，兼有原发疾病症状和诱发本病药物的并发症。治以扶正固本。方用鹿角胶丸，方中虎骨改用代用品。治疗须考虑继发疾病的病因，审因而治。

4. 先天不足证

青少年期以背部下端、髋部和足部的隐痛开始，逐渐出现行走困难。常见膝、踝关节痛和下肢骨折。胸腰段脊柱后凸，鸡胸。头到耻骨与耻骨到足跟的比小于 1.0，身高变矮，长骨畸形，跛行。最终胸廓变形可影响心脏功能和呼吸。成人期以腰背疼痛为主，脊椎椎体压缩性骨折，楔形椎、鱼椎样变形，轻者累及 1～2 个椎体，重者累及整个脊椎椎体。日久则脊椎缩短。除脊椎椎体外，肋骨、耻骨、坐骨骨折也可发生。治以填精养血、助阳益气。方用龟鹿二仙胶汤。

常用经方与验方

1. 参苓白术散（《太平惠民和剂局方》）

【组成】白扁豆 12g，党参 12g，白术 12g，茯苓 12g，炙甘草 6g，怀山药 12g，莲子肉 10g，薏苡仁 10g，桔梗 6g，砂仁 5g，大枣 4 枚。

【功效与适应证】补气健脾渗湿。治气血受损，脾失健运者。

【制用法】水煎服，日 1 剂，每次 100ml，每日 2 次口服。

2. 龟鹿二仙胶汤（《兰台轨范》）

【组成】鹿角 6g，龟甲 9g，枸杞子 9g，人参 6g。

【功效与适应证】填精养血，助阳益气。治气阴两虚，精血亏虚所致腰膝酸软。

【制用法】水煎服，日 1 剂，每次 100ml，每日 2 次口服。

3. 天池伤科验方

【组成】熟地黄 25g，鹿角霜 20g，杜仲 15g，补骨脂 15g，龙骨 25g，牡蛎 50g，没药 50g，乳香 15g，甘草 10g。

【功效与适应证】补肾健脾，强筋壮骨。

【制用法】水煎服，日 1 剂，每次 100ml，每日 2 次口服。

（二）针灸疗法

1. 针刺治疗

取肾俞、脾俞、足三里、太白、太溪等穴，用补法，每日 1 次，10 日为 1 个疗程，可以使骨质疏松症患者的肾虚衰老症状得到缓解，腰背痛和骨痛临床症状改善。

2. 灸法

取大椎、大杼、足三里、脾俞、肾俞、命门、神阙、中脘、关元等穴。每日灸一组穴，每穴灸 5 壮，15 日为 1 个疗程。

（三）其他疗法

1. 调整生活方式

应采用富含钙、低盐和适量蛋白质的均衡膳食。注意适当户外活动，进行有助于骨健康的体育锻炼和康复治疗。避免嗜烟、酗酒和慎用影响骨代谢的药物等。采取防止跌倒的各种措施：如注意是否有增加跌倒危险的疾病和药物，加强自身和环境的保护措施（包括各种关节保护器）等。

2. 骨健康基本补充剂

①钙剂：用于治疗骨质疏松症时，应与其他药物联合使用，目前尚无充分证据表明单纯补钙可以替代其他抗骨质疏松药物治疗。②维生素 D：成年人推荐剂量为 200U，每日 5μg，老年人推荐剂量为 400~800U，每日 10~20μg。

四、现代中医药研究

（一）病因病机的相关研究

骨质疏松症是由多种原因引起的全身性骨病，其病理特点为单位体积内骨组织量减少，骨微观结构被破坏，骨密度变小，骨皮质变薄、海绵骨骨小梁数目减少，骨髓腔增宽。其临床症状特点多有疼痛，为全身性和多发性，症状时轻时重，临床症状为腰背肢体疼痛，身体畸形，病理骨折，或伴有原发病表现。中医古籍中无此病名，但有与骨质疏松症表现相似的记载。骨质疏松症属于中医"骨痿""骨痹""腰痛""骨枯""骨极""骨折""绝经前后诸症""虚劳"的范畴。随着人们的生活水平大大提高，人类寿命得到延长，人口的老龄化日趋严峻，从而骨质疏松症的发病率及其所引起的骨折等并发症的发生率也明显增加，在一项调查中，89%的骨质疏松症患者存在背痛的症状，其中45%的患者描述疼痛为"严重的""痛苦的"或"折磨的"，疼痛持续5年以上的患者比例高达43%[1]。在中国大陆地区，40岁以上人群发病率约为20%[2]。

现代医学认为原发性骨质疏松症形成的因素有内分泌因素、遗传因素、营养因素、物理因素、衰老、废用因素以及药物及疾病等因素。严重者会发生骨折，其中脊柱及腕部骨折最常见，甚至危害了老年人的身体健康，增高了老年人的病死率和致残率。目前，治疗本病尚无特效药物，且长期服用西药容易给患者带来许多副作用，而中医药治疗骨质疏松症，因其副作用小，价格低廉，适于长期用药等优点，已越来越多地受到医学界的广泛关注。研究中药治疗骨质疏松症，对防止骨质疏松症的发生，并提高骨质疏松症的治疗水平具有重要作用。中药离子导入是通过直流电使药物离子透入病变局部，从而获得药物和穴位刺激双重疗效的一种治疗方法。该方法的优势在于可直接作用于局部，避免了胃肠道代谢和肝脏代谢中的首过效应，使药效直达病患所在，相较于口服药物吸收率更高，从而药物利用率也就更高，疗效迅速，患者感觉舒适，用药安全，费用低廉，操作简单，从而提高患者治疗的依从性。因此，有学者将中西药结合应用，不仅迅速改善症状，而且可延缓病程发展，取得优良疗效。现代中医学者总结认为骨质疏松症的发病机制是以"虚"为本，以"瘀"为标，"多虚多瘀"为病理病机[2]。中医在治疗原发性骨质疏松症时，以补肾健脾为主，同时针对其兼证加以活血化瘀、行气止痛，从而达到标本兼治之效。研究发现直流电中药穴位离子导入治疗原发性骨质疏松症疗效显著。全方配伍以活血化瘀、补肾壮骨方药为主，使骨质疏松症之全身酸痛尤以腰背疼痛症状得到缓解。用直流电中药穴位离子导入治疗原发性骨质疏松症，取得良好效果，值得临床推广应用。

骨质疏松症是一种慢性疾病，呈渐进式发展。在病情较轻的阶段时可无明显症状，随着病情的加重可表现为腰背疼痛、身体短缩、驼背、骨折、胸廓畸形等症状。骨质疏松症引发的骨折等并发症严重影响老年人的生活质量，也是致残致死的主要原因之一。现代医家参考世界卫生组织的标准，并结合我国国情，以种族、性别、地区的峰值骨量（均值为 M）为依据，制定的诊断骨量减少及骨质疏松症的标准为：骨密度低于峰值骨量1个标准差为正常；骨密度低于峰值骨量1~2.5个标准差为骨量减少；骨密度低于峰值骨量2.5个标准差以上为骨质疏松症。

T值符合骨质疏松诊断同时伴有一处或多处骨折为严重的骨质疏松症[3-4]。骨密度测定是骨质疏松症诊断的金标准。

（二）治疗方法的相关研究

近年来，许多学者在临床中认识到脾、胃的重要作用[5]，主张在补肾的同时，也必须重视调理脾胃，研究健脾在对抗骨质疏松方面的作用，齐振熙等[6]运用补肾健脾法，佐以活血，方用坚骨汤（熟地黄、淫羊藿、巴戟天、肉苁蓉、杜仲、菟丝子、黄芪、白术等）对47例老年性骨质疏松患者进行治疗，并以补肾活血法为主，方用坚骨汤去白术、黄芪、茯苓等治疗55例作为对照组，如果3个疗程临床症状消失或明显好转，X线检查显示骨密度增加为有效，结果治疗组有效率和对照组有效率分别是89%、69%，证明补脾益气法在治疗骨质疏松症方面是有效的。刘萍英[7]以补肾健骨，调节骨的代谢平衡为治疗原则，给予黄芪、丹参、淫羊藿、木香、桃仁、杜仲、熟地黄等具有填骨生髓、补肾壮骨的药物治疗，有效地促进激素恢复平衡，防止因激素紊乱而导致血钙含量紊乱，有效地缓解骨代谢紊乱，使骨密度增加。杨永奇[8]以补肾填精生髓汤（熟地黄12g，炙鳖甲、龟板各9g，盐黄柏10g，太子参、白术、茯苓、山药各10g，山茱萸5g，怀牛膝12g，金毛狗脊、杜仲各10g，猪脊髓1条）治疗原发性骨质疏松症，疗程为2个月。结果：有效率治疗组为94.23%，对照组为64.58%，治疗组治疗后的骨密度（BMD）测量高于治疗前，差异有统计学意义（$P<0.05$）。周俊娣等[9]以左归丸合桃红四物汤加减方（熟地黄15g，鹿胶10g，枸杞15g，杜仲15g，山萸肉12g，红花10g，赤芍15g，川芎12g，黄芪20g，当归12g，续断15g）治疗原发性骨质疏松症40例，疗程6个月，结果治疗组总有效率92.5%，治疗组治疗后疗效与对照组比较有统计学差异（$P<0.05$），BMD显著升高（$P<0.05$）。

余文浩[10]以仙灵骨葆治疗骨质疏松症104例，结果治疗4周后显效70例，有效32例，无效2例。刘美芳等[11]研究仙灵骨葆胶囊治疗绝经后女性骨质疏松症的疗效，对治疗前后患者的临床症状和体征、碱性磷酸酶（ALP）、血钙（Ca）、血磷（P）的血清代谢指标进行观察，并与对照组（用维生素D和钙片治疗）进行比较，治疗1个月，结果显示仙灵骨葆胶囊总有效率为97.05%，明显高于对照组（21%），骨密度升高也明显高于对照组（$P<0.01$）。王国辉等[12]将65例原发性骨质疏松症患者随机分为中药组和西药组，中药组应用壮骨通络宝治疗，西药组应用维生素D_2加钙片治疗；结果：中药组有效率92.5%，骨密度（0.79±0.15）g/cm²，西药组有效率65.0%，骨密度（0.70±0.09）g/cm²，中药组上述指标均明显高于西药组。结论：壮骨通络宝治疗原发性骨质疏松症疗效确切。何保玉等[13]以金天格胶囊治疗原发性骨质疏松症30例，结论：金天格胶囊能有效促进骨生长，缓解疼痛，是老年性骨质疏松症的有效药物。

盛莉等[14]立足于补血滋阴、益精填髓，通过熟地黄抗氧化、延缓衰老、增强免疫的功能，运用单位熟地黄抑制去卵巢大鼠的骨吸收，减缓骨含量的流失，减少骨质疏松症的发病概率。陈华庭等[15]通过黄芪总黄酮提取物对维甲酸所致大鼠骨质疏松的影响的研究得出黄芪中含有的总黄酮具有增强机体中骨骼质量，增加骨密度的作用，并对生殖器官损伤具有一定的预防和治疗作用。

庞勇等[16]探讨针灸治疗原发性骨质疏松症的临床疗效，采用针灸悬钟、足三里、阳陵泉等穴，结论证明针灸能够改善骨质疏松症患者的临床症状。李丰等[17]用热敏点灸治疗原发性骨质疏松症60例，总有效率为86.7%，优于对照组（$P<0.05$）。廖方容等[18]用艾灸带脉治疗老年性骨质疏松症30例，治疗组6个月后复查，与治疗前差异有显著性意义。

马荣连等[19]探讨推拿疗法治疗绝经后骨质疏松症脾肾两虚型的临床疗效，观测骨密度（BMD）及衰老症状的情况，选取绝经后骨质疏松症患者 43 例，3 个月为 1 个疗程，共治疗 2 个疗程，观察治疗前和治疗后第 2~4 腰椎骨密度及其他项衰老症状积分的变化情况，结果 2 组腰椎骨密度均有上升，无明显差异，结论表明：推拿疗法对绝经后骨质疏松症妇女脾肾两虚型的骨密度及相关的衰老症状均有明显改善。木荣华等[20]观察温肾补脾汤配合推拿治疗老年性骨质疏松症的临床疗效；选取老年骨质疏松症 150 例，治疗组用温肾健脾汤配合推拿治疗，对照组患者服用维生素 AD 丸与钙尔奇 D 片进行治疗，结果表明：两组跟骨骨密度改善率分别为治疗组 87.77%，对照组 41.67%，腰背痛明显缓解率分别为治疗组 83.33%，对照组 45.00%。结论：老年性骨质疏松症多以阳虚为主，兼阴阳俱虚，用温肾健脾汤配合推拿疗法能效缓解骨质疏松症的临床症状，使骨密度值增加。

骨质疏松症目前治疗多以延缓病程发展、缓解患者临床症状为目的，可以有药物、针灸、理疗等多种选择。其治疗方法多元化，但更应注意个体化，结合患者自身情况，如年龄、性别、体重、自身危险因素、病变程度、合并疾病情况等选择合适的治疗方案。中西医结合治疗的临床效果良好，但治疗方案的确定有待于进一步标准化。

参 考 文 献

[1] COMPSTON J E, MCCLUNG M R, LESLIE W D. Osteoporosis [J]. The Lancet, 2019, 393 (10169): 364-376.

[2] 白玫. 从《内经》看骨质疏松症的中医发病机制 [J]. 北京中医药，2010，8：606-607.

[3] 张萍，原源，李晓玉，等. 不同性别老年髋部骨折患者骨密度 T 值及骨代谢状况分析 [J]. 中华老年医学杂志，2020 (1): 57-61.

[4] 马海珍，祝华，陈娟，等. 腰椎间盘突出对绝经后妇女骨密度的影响分析 [J]. 中国骨质疏松杂志，2017，23 (11): 1420-1424.

[5] 周龙云，黄桂成，陈旭青，等. 基于生命四时调理脾胃探析骨质疏松症"治未病"理念 [J]. 中国骨质疏松杂志，2016，22 (9): 1174-1177.

[6] 齐振熙. 辨证治疗绝经后骨质疏松症 [J]. 中国中医骨伤科，1998，3：30-31.

[7] 刘萍英. 骨质疏松症的中医诊断和治疗 [J]. 中外健康文摘，2011，8 (9): 419.

[8] 杨永奇. 补肾填精生髓汤治疗原发性骨质疏松症临床研究 [J]. 中医学报，2011，12：1515-1516.

[9] 周俊娣，付成华. 左归丸合桃红四物汤加减方治疗原发性骨质疏松症 40 例疗效观察 [J]. 西部医学，2011，11：2218-2219.

[10] 余文浩. 仙灵骨葆治疗 104 例骨质疏松症临床观察 [J]. 中国现代药物应用，2007，6：28-29.

[11] 刘美芳，杨锋，曾莉娟. 仙灵骨葆胶囊治疗绝经后女性骨质疏松症的疗效观察 [J]. 云南中医中药杂志，2021，42 (6): 37-40.

[12] 王国辉，韦绪性. 壮骨通络宝治疗原发性骨质疏松症临床观察 [J]. 中医学报，2011，8：999-1000.

[13] 何保玉，滕涛，刘宝戈，等. 金天格胶囊治疗原发性骨质疏松症的临床疗效观察 [J]. 中国骨质疏松杂志，2015，2：168-174.

[14] 盛莉，邢国胜，王毅，等. 熟地对去卵巢大鼠骨代谢生化指标及骨密度的影响 [J]. 中国骨质疏松杂志，2006，5：496-498.

[15] 陈华庭，王虎，郑蔷，等. 黄芪总黄酮提取物对维甲酸所致大鼠骨质疏松的影响 [J]. 中国药师，2005，8 (11): 895-897.

[16] 庞勇，赵利华，龙泽宁，等. 针灸治疗原发性骨质疏松症的临床研究 [J]. 上海针灸杂志，2008，27 (12): 15-16.

[17] 李丰，何忠锅，涂国卿，等. 热敏点灸治疗原发性骨质疏松症及对患者 BMD、S-AKP、U-Ca/Cr 的影响 [J]. 中国针灸，2011，3：223-226.

[18] 廖方容，李运方，王志军. 艾灸带脉治疗老年性骨质疏松症 30 例 [J]. 中国民间疗法，2011，9：12-13.

[19] 马荣连，吴云川，徐小梅. 推拿对脾肾两虚型绝经后骨质疏松症妇女骨密度及衰老症状的影响 [J]. 实用老年医学，2009，1：39-41.

[20] 木荣华，全晓彬，张纯武. 温肾补脾法合推拿治疗老年性骨质疏松症 [J]. 浙江中西医结合杂志，2005，9：535-537.

第二十章 骨肿瘤

骨肿瘤是指发生于骨及骨的附属组织的肿瘤,包括原发性肿瘤、继发性肿瘤及瘤样病变等。骨肿瘤来源于骨基本组织和骨附属组织,骨基本组织指软骨、骨、骨膜、髓腔纤维组织等;骨附属组织指骨内的神经、血管、骨髓等。骨肿瘤虽有良性或恶性之分,但并非截然分开,有些肿瘤表现为良性与恶性之间的中间型性质,故有"相对恶性"与"低度恶性"之称谓。一般为单发,也有多发者,如骨软骨瘤、软骨瘤、骨髓瘤等。

一、病因病机

祖国医学在骨肿瘤方面早有记载,如殷墟甲骨文就有"瘤"之病名。春秋战国时期的典籍《灵枢·刺节真邪》曰:"有所结,气归之,津液留之,邪气中之,凝结日以易甚,连以聚居,为昔瘤,以手按之坚。有所结,深中骨,气因于骨,骨与气并,日以益大,则为骨疽。"隋代巢元方《诸病源候论》称骨肿瘤为"石痈""石疽"。该书石痈候载:"石痈者,亦是寒气客于肌肉,折于血气,结聚而成。其肿结确实,至牢有根,核皮相亲,不甚热,微痛,热时自歇。此寒多热少,硬如石,故谓之石痈也。"石疽候载:"此由寒气客于经络,与血气相搏,血涩结而成疽也。其毒偏多,则气结聚而皮厚,状如痤疖,坚如石,故谓之石疽也。"描述了骨肿瘤的发生、发展、性质和局部症状。唐代孙思邈《备急千金要方》记述了七种肿瘤,骨肿瘤为其中之一。宋代东轩居士《卫济宝书·痈疽五发》对恶性肿瘤的诊治方法有精辟的见解,曰:"癌疾初发者,却无头绪,只是肉热痛,过一七或二七,忽然紫赤微肿,渐不疼痛,迤逦软熟紫赤色,只是不破,宜下大车螯散取之,然后服排脓、败毒、托里、内补等散,破后用麝香膏贴之,五积丸散疏风和气,次服余药。"明代薛己《外科枢要·卷三》说:"若伤肾气,不能荣骨而为肿者,其自骨肿起,按之坚硬,名曰骨瘤。"对肾虚者主张用地黄丸同补中益气汤治疗。清代吴谦《医宗金鉴·外科心法要诀·瘿瘤》曰:"瘤者,随气留住,故有是名也。多外因六邪,荣卫气血凝郁;内因七情,忧恚怒气,湿痰瘀滞,山岚水气而成。皆不痛痒……形色紫黑,坚硬如石,疙瘩叠起,推之不移,昂昂坚贴于骨者,名骨瘤。……骨瘤尤宜补肾敌坚,行瘀利窍,调元肾气丸主之。"对于恶性肿瘤认为:"皆为逆证,不可轻用刀针决破,以致出血不止,立见危殆。"说明祖国医学对骨肿瘤早已有所认识,骨肿瘤的命名常与来源部位、构成肿瘤的主要细胞联系起来。骨肿瘤虽不是常见骨疾病,但恶性骨肿瘤对人体生命危害极大,值得重视。本病发生主要有以下几方面原因。正虚邪侵:体质强弱与本病的发生、发展、预后有着密切关系。正虚体弱,腠理不密,脏腑脆弱,脏腑功能失常,气虚血亏,气血不和,气血壅塞,结聚成瘤。气滞血瘀:气血瘀滞,经络阻隔,蕴结日久,骨与气并,日以增大,凝结成块。肾虚精亏:先天禀赋不足,髓不养骨,或秉承遗传,易生骨肿瘤;女子七七,任脉虚,男子八八,天癸竭,肾虚精亏,营卫失调,气血不和,肾气精血俱衰,不以荣骨,骨瘤乃发。

人体本身的内因是骨肿瘤发生的一个重要原因,如某些胚性细胞错置,未能正常发育,长期保持静止状态,一旦受到某些因素刺激,便迅速生长,形成骨肿瘤。有些骨肿瘤的发生与损伤有关;有些与感染有关;人体长期接受大量放射性物质亦可滋生本病。

良性骨肿瘤有骨母细胞瘤、骨巨细胞瘤、骨软骨瘤、软骨瘤、骨化性纤维瘤等。恶性骨肿瘤又可分为原发性骨肿瘤、继发性骨肿瘤与转移性骨肿瘤三种，原发性骨肿瘤是指由局部组织长出的恶性骨肿瘤，以骨肉瘤、软骨肉瘤、尤因肉瘤常见；继发性骨肿瘤由良性骨肿瘤转变而来，如软骨瘤、骨软骨瘤、成骨细胞瘤等均可恶变为肉瘤；转移性骨肿瘤则是由其他组织或器官的恶性肿瘤经血液循环、淋巴系统转移至骨骼的后果。

二、诊断与鉴别诊断

（一）临床表现

1. 症状与体征

骨肿瘤的诊断需详细询问病史，了解局部和全身症状，进行体格检查，掌握有关体征，同时通过 X 线检查、实验室检查、病理组织检查，全面分析病情资料，做出诊断。

骨肿瘤无论良性或恶性，早期全身症状一般不明显。良性骨肿瘤主要表现在局部症状，脉、舌多无明显变化。恶性骨肿瘤后期出现全身衰弱，食欲不振，形体消瘦，精神萎靡，神疲乏力，面色苍白，甚至出现形如枯槁，脉沉细而虚，气血两虚者舌淡苔薄，阴虚火旺者舌红无苔，气滞血瘀者舌紫苔黄。

发病部位，多数骨肿瘤有各自的好发部位，如骨肉瘤好发于长骨干骺端，而且多见于股骨下端及胫骨上端；尤因肉瘤好发于长骨干骺部、骨干部及骨盆；骨巨细胞瘤好发于四肢长骨的骨端，而且发生于股骨的远端多于近端，发生于胫骨的近端多于远端；骨转移性肿瘤发生在骨盆最多。发病部位也是诊断肿瘤的一个重要方面。

发病年龄对骨肿瘤诊断也有参考价值，如尤因肉瘤发病年龄在 20 岁以内者占 90% 以上；骨肉瘤发病年龄在 10～20 岁者占 47.5%，20～30 岁占 28.7%，说明该病以青少年多见。

病程对诊断骨肿瘤属良性还是恶性有重要参考价值，一般良性骨肿瘤发病病程长，进展速度慢；恶性骨肿瘤发病病程短，进展速度快。

疼痛于大多数良性肿瘤不明显，疼痛于恶性骨肿瘤是最早的症状，开始较轻，尚有间歇，随着病情的发展，呈进行性加剧，且难以忍受，大多数恶性肿瘤夜间疼痛加剧，有时可沿周围神经走向出现放射性疼痛。

检查时应注意肿物的部位、大小、硬度、活动度、边界是否清楚，有无搏动感。良性骨肿瘤肿块一般呈膨胀性、硬度如骨样、边界清楚、无活动度；恶性肿瘤的骨外形一般不膨胀，周围软组织可见肿胀，肿块硬度不如良性骨肿瘤，边界不清楚，有些血管丰富的恶性骨肿瘤晚期当骨质有破坏时可扪及搏动，有时还能听到血管杂音，肿块推之不活动。

骨肿瘤早期一般无明显的功能障碍，良性骨肿瘤晚期，有些出现病理骨折或发生恶性变后可有功能障碍，接近关节的骨肿瘤随着肿瘤发展可出现功能障碍，恶性骨肿瘤发展迅速，会不同程度地出现功能障碍。

2. 实验室检查

良性骨肿瘤患者的血尿检查、骨科体格检查一般都正常。恶性骨肿瘤可出现红细胞沉降率加快，晚期大多数出现贫血。骨髓瘤患者约 40%～60% 可有本周（Bence-Jones）蛋白尿，骨髓穿刺都可见到骨髓瘤细胞，其数量超过 5%～10%，当数量超过 20% 时，并见异型浆细胞，和浆细胞呈小团状。骨肉瘤、成骨性转移瘤因形成大量新生骨，所以碱性磷酸酶数值增高。

3. 影像检查

（1）X 线检查：对诊断骨肿瘤是一项重要手段，检查结果是诊断的重要依据，一般来说良性骨肿瘤的阴影比较规则，密度均匀，外围边界整齐，轮廓比较清楚，骨膜无反应性阴影，软组织内也无阴影，溶骨型骨皮质的变薄和膨胀征象是良性骨肿瘤的一个特征；恶性骨肿瘤阴影多不规则，密度不均匀，边界不整齐，轮廓不清楚，骨皮质呈不规则破坏，无膨胀征象，多有骨膜反应，骨膜反应是恶性骨肿瘤的一个特征，可表现为 Codman 三角阴影或葱皮样阴影和放射状阴影，软组织有肿胀阴影。同位素骨扫描虽然不能确诊良、恶性肿瘤，但它可发现多发病灶，并且比 X 线片早发现病灶，有助于早期诊断。

（2）CT 和 MRI 检查：是临床使用最多的立体影像技术，是对 X 线片的重要补充。前者对骨肿瘤、后者对软组织肿瘤分辨率很强，可以提供不同视角的轴位、冠状位、矢状位和一些特殊位置的检查。还有强化、抑脂、不同的显像窗和序列等的应用，为确定诊断、非手术治疗效果的评估、手术方案的制定、手术后的复查等提供重要依据。笔者提出的软组织肉瘤的屏障切除原则、术前对肿瘤位置的判定、屏障结构的位置等，都依赖于局部高质量的 CT 和 MRI。但当前过度使用的问题需要重视。坚决反对不问青红皂白，先行 MRI 检查的做法。复发的肿瘤，根据不同的部位应该以选择CT或强化CT为好。术后复查的MRI，由于逐层软组织的术后改变，影像多不清，缺乏参考性。有金属假体和内固定后材料的，术后多采用 X 线片和 B 超复查。

4. 病理组织检查

（1）闭合活检：以各种取材针穿刺获取瘤组织的方法。优点：①以最小的创伤获取诊断材料；②方便；③经济；④易开展。适于肿物直径 3cm 以上而深在，特别是对于那些纤维组织较少，细胞成分较多的类型，成功率更高。多种枪式活检针可以选择。

（2）开放活检：指经过手术获取组织进行病理学检查的方法。包括切开活检（切取肿瘤表层组织）、切除活检（瘤体完整切除）、咬取活检（开放破溃肿瘤）等。

（二）诊断

临床表现、影像学、病理相结合作为骨肿瘤的病理诊断依据，此外，不同的生物学行为可能表现为不同部位出现相同的病理性大转变，如四肢端发生分化良好的肿瘤性软骨会诊断为软骨瘤，若在躯干位置则考虑为恶性的软骨肉瘤等。

（三）鉴别诊断

1. 先天性发育异常引起的骨病变

先天性发育异常引起的骨病变，也有肿块形成，但当骨骺线闭合以后，肿块不再发展。

2. 内分泌紊乱引起的骨病变

如甲状旁腺功能亢进，表现为多发性骨囊样变，需与骨巨细胞瘤、骨囊肿等相区别，前者血清钙高、磷低，血清碱性磷酸酶高。

3. 原因不明的骨病变

如畸形性骨炎，是多发的骨骼变形疾病，骨小梁呈镶嵌结构，颅骨肥厚，头颅增大，受累骨干不规则肥厚，血清碱性磷酸酶明显增高。

4. 感染性骨疾病

如化脓性骨髓炎，表现为高热，白细胞增多等急性感染症候，血培养常阳性，脓肿可破溃流出死骨，脓液可培养出致病菌。骨关节结核早期出现低热、盗汗等阴虚内热症状，局部可出现寒性脓肿，X 线片可见骨关节面破坏。

5. 外伤引起的病变

如骨化性肌炎，主要表现为受伤骨骼周围的肌腱、韧带钙化，关节功能受限，骨骼除日久废用性骨质疏松外，无其他明显改变；疲劳骨折，有过度的局部劳累史，局部疼痛但不剧烈，X线拍片显示骨折线，骨折端多有硬化，骨质其他方面无变化。

三、治疗

（一）中药疗法

中医治疗肿瘤，不但重视局部，更重视整体，主要是调动机体内在因素与肿瘤作斗争。按"治病必求其本"的原则辨证施治。从人体和肿瘤来说，正气是"本"，肿瘤是"标"。从病因与症状而言，病因是"本"，症状是"标"。辨证施治，标本兼顾，扶正必须祛邪，祛邪亦须扶正。临证时应根据具体情况采用先攻后补，先补后攻，或攻补兼施。如肿瘤早期，正气充实，应综合各种抗癌疗法，以攻为主，攻中兼补，同时抓紧手术，彻底切除，提高治愈率。肿瘤中期，正盛邪实，或肿瘤切除者，则应攻补兼施，或以补为主，目的是调动机体内在因素，增强患者的抗病能力，控制肿瘤细胞生长或消除术后残留的癌细胞，达到治疗目的。肿瘤晚期，多属正虚邪实，故应先补后攻，增强患者体质，提高抗病能力，延长患者的生命。

临床实践证明，中药黄芪、灵芝、人参、党参、女贞子、山慈菇、半枝莲、白花蛇舌草、水蛭、蜈蚣等，对各类骨肿瘤有一定疗效。

1. 瘀阻邪实证

肢体肿痛，胸胁刺痛，脘腹胀痛，痛有定处，肿块坚硬，大便干，小便涩，舌紫有瘀斑，脉沉弦。治则：活血化瘀，攻下软坚。方药：抵当丸、大黄䗪虫丸。

2. 毒热炽盛证

发热身痛，口干舌燥，头痛，大便干结，小便黄赤，局部红肿，灼热压痛，舌苔黄，脉弦数。治则：清热解毒。方药：黄连解毒汤或清营汤加减。

3. 肝肾亏虚证

头晕目眩，耳鸣，腰脊酸软，肢体无力，步履艰难，遗精、阳痿或月经不调，舌红少苔，脉细数。治则：补益肝肾。方药：调元肾气丸，或六味地黄丸加补中益气汤。

4. 气血不足证

久病体虚，精气耗伤，心慌气短，腰酸腿软，面色苍白，头晕目眩，舌淡少苔，脉沉细。治则：补益气血。方药：当归鸡血藤汤，补益消癌汤加减。

5. 癥瘕积聚证

肿块坚硬难化，疼痛不适，纳差腹胀，舌暗苔腻，脉滑。治则：消癥祛瘕，软坚散结。方药：大车螯散加减。

常用经方与验方

1. 黄连解毒汤（《外台秘要》）

【组成】黄连 9g，黄芩 6g，黄柏 6g，栀子 9g。

【功效与适应证】泻火解毒。治创伤感染，附骨痈疽等。

【制用法】水煎服，日 1 剂，每次 100ml，每日 2 次口服。

2. 补益消癌汤（验方）

【组成】黄芪 30g，人参、金银花、陈皮、地榆、贯众、蒲公英、大蓟、小蓟各 9g，龙眼肉、生地黄、杜仲各 15g，三七 6g（冲服）。

【功效与适应证】养血止血，清热消癥。主治肺癌、结肠癌、宫颈癌、膀胱癌等。
【制用法】水煎服，日1剂，每次100ml，每日2次口服。

3.当归鸡血藤汤（验方）

【组成】当归15g，熟地黄15g，桂圆肉6g，白芍9g，丹参9g，鸡血藤15g。

【功效与适应证】益气养血。主治骨伤患者后期气血虚弱；肿瘤经化疗或放疗期间有白细胞及血小板减少者。

【制用法】水煎服，日1剂，每次100ml，每日2次口服。

4.天池伤科验方

【组成】熟地黄25g，鹿角霜20g，杜仲15g，补骨脂15g，龙骨25g，牡蛎25g，没药15g，乳香15g，甘草10g，炮附子12g，山茱萸12g，山药12g，茯苓12g，牡丹皮12g，牛膝12g，泽泻12g，田七9g，肉桂3g。

【功效与适应证】补肝肾，益精髓，和营止痛。主治肿瘤骨转移周身疼痛者。

【制用法】水煎服，日1剂，每次100ml，每日2次口服。

（二）手术治疗

骨肿瘤的手术切除是常用的手段，不论良、恶性肿瘤，手术时均需遵循一定的原则，其一，切除时要有适当的界限，否则残余肿瘤细胞会复发。其二，手术中必须严格无瘤操作，否则会造成肿瘤细胞的种植，这也是造成复发的重要原因。

（三）化学疗法

对于常见的骨原发肿瘤，治疗的总体方案归结为以手术为主导，放化疗为辅助的综合治疗，患者的生存率较前大大提高，复发率明显降低，功能评定显著改善。阿霉素、顺铂和甲氨蝶呤的临床应用，使骨肉瘤的存活率有了很大提高。但这一疗法对身体的整体状况有较大的损害（药物的副作用），而且化疗的抑瘤作用对一定比例的患者并不明显。故开发廉价有效、副作用低的抗癌药物依然是一个十分艰巨的任务。

（四）放射疗法

放射疗法主要作为恶性软组织肉瘤切除后的辅助疗法，对于某些特殊部位肿瘤无法施行手术者，可作为一种缓解症状甚至控制肿瘤的方法。

（五）介入疗法

介入疗法既是肿瘤姑息治疗，又是保肢手术的辅助治疗。其分为血管内介入和非血管介入。非血管介入是指经皮穿刺行肿瘤消融术，血管内介入包括动脉内灌注化疗和动脉栓塞。介入疗法不仅有利于肿瘤组织的缩小，而且能够减少术中肿瘤组织的出血。

四、现代中医药研究

（一）病因病机的相关研究

中医对骨肿瘤的认识最早可追溯到殷商时期，甲骨文就记载有"瘤"的病名，《备急千金要方》中将肿瘤分成瘿瘤、骨瘤、脂瘤、石瘤、肉瘤、脓瘤、血瘤和息瘤八类，首次提出"骨瘤""肉瘤"之病名。

巢元方《诸病源候论·痈疽病诸候》曰："石痈者，亦是寒气客于肌肉，折于血气，结聚而成……此寒多热少，硬如石，故谓之。"寒邪伤人无外乎外感和内伤，久居阴暗潮湿之所、涉水冒雨，或素体阳虚、体内寒凝，导致寒邪乘虚而入侵袭人体，流注经络，留滞骨骼或肌肉，使此处气血得寒而凝，而四周温煦之气血又无法到达，长此以往致使气血凝滞，积而不散，聚瘀成瘤。寒邪致病患者多疼痛剧烈，瘤体肿大坚硬，畏寒肢冷，昼轻夜重或阴雨天加重等。

陈实功《外科正宗·瘿瘤论》阐述"骨瘤"病因："肾主骨，恣欲伤肾，肾火郁遏，骨无荣养而为肿曰骨瘤。"又论"多骨疽者，由疮溃久不收口，乃气血不能营运至此，骨无荣养所致，细骨由毒气结聚化成，大骨由受胎时精血交错而结"。肾主骨，肾所藏之精包括先天之精和后天之精。由于先天禀赋不足，或后天劳倦过度，或久病伤肾，或房劳过度、恣意妄为，均可致肾气虚损，无以荣养、护卫骨骼，而"邪之所凑，其气必虚"，故毒邪凑骨，久则成瘤。肾虚致病患者多素体纤瘦羸弱，疲倦不堪，肿瘤肿痛不著。

《证治准绳》："瘤者，留也。随气凝滞，皆因脏腑受伤，气血乖违，当求其属而治其本。"清代吴谦《医宗金鉴·外科心法要诀·瘿瘤》："瘤者，随气留住，故有是名也。多外因六邪，荣卫气血凝郁；内因七情，忧恚怒气，湿痰瘀滞，山岚水气而成，皆不痛痒……形色紫黑，坚硬如石，疙瘩叠起，推之不移，昂昂坚贴于骨者，名骨瘤。"外伤跌仆后，脉中气血溢出脉外，离经气血聚集于骨骼或肌肉，瘀血内停；或肝气郁结，导致此处气血凝滞，运行不畅，久则瘀滞互结，血脉痹阻，积聚成瘤。气血凝滞致病，青少年居多，多以外伤后或大力撞击后局部起初疼痛不甚，之后日益加重，逐渐肿胀明显、疼痛剧烈。

宋代《太平圣惠方》里描述"石痈"的症状为"热毒气盛，肿硬疼痛，口干烦闷"。体内痰湿、气滞郁久可化热，而毒邪常与热等邪互结，导致热毒积聚，侵骨蚀肌。热毒积聚致病，肿瘤红肿热痛，皮温高、皮色红，疼痛拒按，多大便秘结、口舌生疮、心烦口渴等[1]。

随着人们对中医药抗肿瘤疗效认识的肯定，对其研究也越来越深入和广泛。沈吉云等[2]综述了中药抗肿瘤作用机制的研究进展主要表现在诱导细胞分化、促进细胞凋亡、抗信息传递、逆转多药耐药、抗侵袭转移、杀伤肿瘤细胞及调节生物反应等。中医药治疗肿瘤具有"带瘤生存"的特点，强调的是患者的主观感受，缩瘤效果弱于手术及放、化疗，但能减毒增效、改善症状、提高生活质量和延长生存时间且副作用小。临床实践证明中医药在骨肿瘤的治疗中起着重要作用，显示了较好的疗效，尤宜于不适合手术、放疗、化疗和晚期体弱的患者。

（二）治疗方法的相关研究

《黄帝内经》载："正气存内，邪不可干""邪之所凑，其气必虚"。正气亏虚，是引起恶性肿瘤的主要原因，近年来研究发现，中医药对于骨肿瘤的治疗有着确切的有效性，许京华[3]等通过对健脾补肾中药对恶性骨肿瘤化疗后骨髓抑制患者外周血象变化研究发现，对于恶性骨肿瘤化疗后骨髓抑制患者，在采用重组人粒细胞集落刺激因子皮下注射治疗的基础上，应用健脾补肾中药口服治疗，可以增加外周血液中白细胞计数、血红蛋白含量及血小板计数，减轻骨髓抑制程度，有利于改善临床症状、提高生活质量，其疗效优于单纯采用重组人粒细胞集落刺激因子皮下注射治疗。苏旭春等[4]将骨瘤胶囊和核素 ^{89}Sr 二者联合应用治疗骨转移瘤，观察结果显示联合治疗组的骨质修复作用、止痛总有效率及生存质量提高稳定率均明显高于对照组，骨髓毒性则明显低于对照组，说明中药骨瘤胶囊与放射性核素 ^{89}Sr 内照射治疗相结合能增强疗效，减低毒副反应，提高患者生存质量，是一种疗效确切的联合治疗方法。

《灵枢·刺节真邪》："虚邪之入于身也深，寒与热相搏，久留而内著，寒胜其热，则骨疼肉枯。"由此处亦可推断，癌的形成为阴，为寒，阳动阴静，寒胜热则骨痛。《景岳全书·传忠录·阴阳》："天地阴阳之道，本贵和平，则气令调而万物生，此造化生成之理也。然阳为生之本，阴实死之基。"这里所谓"阴实"，可引申为我们说的"癌"。后溪穴为手太阳小肠经的输穴，也是八脉交会穴之一，通督脉。针刺后溪穴确有镇痛作用，且可推测后溪穴可缓解骨转移癌痛[5]。姚宪宝等[6]发现，温针灸联合神经阻滞治疗肿瘤骨转移疼痛患者能抑制神经肽 Y（NPY）与前列腺素 E_2（PGE_2）的释放，改善负性情绪，降低不良反应的发生，持续缓解疼痛状况，从而提高患者的生活质量。王磊等[7]采用针灸对多发性骨髓瘤患者化疗相关周围神经病变进行干预，研究发现，患者症状改善与神经传导功能之间存在正相关，提示针灸或许可加速神经再生。

骨转移癌疼痛是恶性肿瘤晚期并发症之一，是目前临床治疗的重点和难点。李菁等[8]采用通络止痛外敷散联合唑来膦酸治疗不同部位骨转移癌疼痛患者，与对照组比较，通络止痛外敷散联合唑来膦酸组患者在改善 NRS 评分、KPS 生活质量评分方面疗效更优；在降低血清碱性磷酸酶（ALP）水平方面也优于对照组患者。这表明通络止痛外敷散联合唑来膦酸可以改善癌痛患者的疼痛，提高癌痛患者的生活质量。张学哲等[9]运用中药金黄散外用联合针刺治疗骨转移癌痛，分析其有效性及对生活质量的影响，发现中药金黄散外用联合针刺治疗在缓解骨转移疼痛、缓解 24 小时内最轻骨转移疼痛、减少暴发痛，改善血β-内啡肽、P 物质水平及生活质量等方面具有优势。

参 考 文 献

[1] 姜洋. 古代中医辨证论治骨肿瘤探析 [J]. 中国中医基础医学杂志，2018，24（10）：1357-1359.

[2] 沈吉云，燕忠生. 中药抗肿瘤作用机理研究进展 [J]. 中医杂志，2000，41（7）：437.

[3] 许京华，李东升，李记天. 健脾补肾中药对恶性骨肿瘤化疗后骨髓抑制患者外周血象的影响 [J]. 中医正骨，2021，4：38-43，50.

[4] 苏旭春，王永林，杨雪艳. 骨瘤胶囊联合核素 ^{89}Sr 治疗骨转移瘤临床分析 [J]. 第一军医大学学报，2005，25（9）：1164-1165.

[5] 权婧宜，梁诗敏，李敏. 基于古代文献探讨后溪穴治疗骨转移癌痛的理论 [J]. 时珍国医国药，2021，4：935-937.

[6] 姚宪宝，吴群，蔡毅. 温针灸联合神经阻滞治疗对肿瘤骨转移疼痛患者生活质量与情绪状态的影响 [J]. 时珍国医国药，2021，5：1173-1175.

[7] 王磊，徐晓度，姚利娟，等. 针灸对多发性骨髓瘤患者化疗相关周围神经病变的干预效果 [J]. 实用临床医药杂志，2022，2：28-30.

[8] 李菁，雷华娟，刘秀芝，等. 通络止痛外敷散联合唑来膦酸治疗骨转移癌疼痛的疗效观察 [J]. 中医药导报，2019，13：50-52，65.

[9] 张学哲，王文萍，王宁，等. 中药金黄散外用联合针刺治疗中重度骨转移癌痛临床研究 [J]. 辽宁中医药大学学报，2021，5：178-182.